Martin Kreutzer | Simon Weisdorf

RICHTIG ESSEN

BEI ARTHROSE, RHEUMA UND GICHT

Martin Kreutzer | Simon Weisdorf

RICHTIG ESSEN BEI ARTHROSE, RHEUMA UND GICHT

Die Anti-Entzündungs-Ernährung für starke Gelenke

riva

INHALT

VORWORT

In den vergangenen Jahren haben viele Menschen ihre Einstellung zur Ernährung verändert. Statt sich aufs Kalorienzählen und Abnehmen zu konzentrieren, heißt es jetzt: Iss dich gesund! Besonders viel Aufmerksamkeit hat in diesem Zusammenhang die antiinflammatorische, also die entzündungshemmende Ernährung geweckt. Sie setzt in die Tat um, was bahnbrechende Forschungsergebnisse ans Licht brachten, nämlich dass man durch die Ernährung und andere Lebensstilmaßnahmen den eigenen Körper bei der Bekämpfung einer Vielzahl von Krankheiten und Leiden tatkräftig unterstützen kann. Dies gilt speziell für Erkrankungen, denen chronische Entzündungen zugrunde liegen und die wiederum zu Folgekrankheiten wie Depressionen, Demenz, Schlaganfall oder Typ-2-Diabetes führen können – und nicht zuletzt zu Gelenkschmerzen aufgrund von Sportverletzungen oder rheumatischen Erkrankungen.

Das Buch, das Sie hier in Händen halten, geht einen großen Schritt weiter als alle bekannten Publikationen zum Thema antiinflammatorische Kost. Denn wir haben hier all die Erfahrungen, die wir in unterschiedlichen Welten sammeln konnten – der eine bei der Arbeit mit entzündungsgeplagten Klienten, der andere bei der Entwicklung von gesundheitsfördernden Rezepten – miteinander verschmolzen. Dieses Buch richtet sich an Menschen, die täglich oder zeitweise mit Gelenkschmerzen zu kämpfen haben. Wir versorgen Sie mit dem nötigen Rüstzeug, um die schmerzauslösenden Entzündungen in Ihrem Körper zu lindern und wieder zu einem besseren Leben zu finden.

Wir möchten Ihnen mit diesem Buch ein tieferes Verständnis dafür vermitteln, wie Kost und Körper ein gemeinsames Bollwerk gegen Entzündungen bilden können, und Ihnen ganz konkrete Werkzeuge an die Hand geben, die Ihnen beim Kampf gegen die inneren Brandherde helfen. Denn eines ist sicher: Was Sie essen, hat entscheidenden Einfluss auf die Widerstandskraft und Stärke Ihres Körpers. Das zeigen sowohl unsere zahlreichen Klientenerfahrungen als auch viele Studien. Wir empfehlen Ihnen daher wärmstens, dieser neuen, erweiterten Version der antiinflammatorischen Ernährung und Lebensweise eine reelle Chance zu geben. Denn dann werden Sie mit großer Wahrscheinlichkeit am eigenen Leib erfahren, welche wunderbaren Heilkräfte in ihr schlummern.

Weil es beim Essen aber nicht nur um Gesundheit, sondern auch um Genuss gehen sollte, stellen wir Ihnen in diesem Buch eine Vielzahl inspirierender, leckerer Gerichte vor, die aus leicht erhältlichen Zutaten mit großer antientzündlicher Wirkung bestehen. Sie werden überrascht sein, wie viele der Zutaten Sie in gewöhnlichen Supermärkten finden können und wie schnell der Einkauf für unsere Rezeptideen deshalb erledigt ist.

Auch die Zubereitungszeit ist auf ein Minimum reduziert. Das war uns wichtig, denn Sie sollen sich nicht nur an den schönen Fotos erfreuen, sondern auch – weil die Zubereitung spielend leicht zwischen Arbeit, Sport und Familienleben Platz findet – direkt zum Kochlöffel greifen. Nur wenn Sie die gelernte Theorie in die Praxis umsetzen und eine antiinflammatorische Lebensweise annehmen, können Sie wirklich etwas bewirken. Ihre Gelenke werden es Ihnen danken!

Wir wünschen Ihnen viel Erfolg auf Ihrem Weg zu einem gesünderen Leben.

MARTIN KREUTZER UND SIMON WEISDORF

Kapitel 1

SCHWACHPUNKT GELENKE

von Martin Kreutzer

»Aber ich bin doch erst 40!«, empörte sich eine meiner Klientinnen. Nach jahrelangen Hüftschmerzen, die ihre geliebten Laufeinheiten und irgendwann sogar einfachste Yogaübungen zu einer schmerzhaften Angelegenheit hatten werden lassen, hatte sie einen Arzt aufgesucht. Bisher war sie immer davon ausgegangen, dass die Ursache durchs Laufen bedingte Verhärtungen waren, die schon wieder abklingen würden. Doch ein Röntgenbild brachte die unbequeme Wahrheit ans Licht: Sie litt an Arthrose.

»Arthrose? Haben das nicht nur alte Menschen?« Leider nicht, denn obwohl sich die Krankheit meist erst im Alter entwickelt, können sich auch Menschen unter 50 nicht auf der sicheren Seite fühlen. Man nennt die Beschwerden nur nicht beim Namen – entweder weil man damit noch nicht beim Arzt war oder weil man Arthrose so sehr mit Altern assoziiert, dass man die Diagnose lieber verdrängt und auf Erklärungen ausweicht, die nicht ganz so chronisch und endgültig klingen.

»Ich habe Knieprobleme, weil ich früher so viel Handball gespielt habe.« – »Meine Hüfte schmerzt wegen des harten Trainings der letzten Monate.« – »Ich habe zu viel am Computer gesessen, deswegen tut mir der Rücken weh.« All das klingt doch deutlich weniger nach »Altersbeschwerden«.

Fakt ist aber leider, dass rheumatische Erkrankungen wie Arthrose oder Arthritis auch unter jüngeren Menschen verbreitet sind. Die 35-jährige Frau, die Handball spielte, bis Kinder und Karriere (und Knieprobleme) sie mit Ende 20 zum Aufhören zwangen, kann ebenso darunter leiden wie ein 55-Jähriger, der sich beim Physiotherapeuten regelmäßig wegen seiner Rückenprobleme behandeln lässt, durch die die Arbeit am Schreibtisch zur Schmerzenshölle geworden ist.

Für die Weltgesundheitsorganisation (WHO) ist Rheuma der Überbegriff für Erkrankungen, die am Bewegungsapparat auftreten und fast immer mit Schmerz und häufig mit Bewegungseinschränkungen einhergehen. Rheuma ist weit verbreitet. So leidet bei den 40-Jährigen jeder zweite Deutsche unter Arthrose, bei den über 60-Jährigen sind gut die Hälfte der Frauen und ein Drittel der Männer betroffen.

Auch wenn es schwerfällt, dies zu akzeptieren: Jeder von uns muss sich früher oder später – am besten früher – mit dem Thema Gelenkbeschwerden auseinandersetzen. Denn je früher man beginnt, gewisse Kurskorrekturen am Lebensstil vorzunehmen, desto länger können die meisten durch Verschleiß oder Entzündungen bedingten Erkrankungen hinausgezögert werden.

Ganz nebenbei lindert man dabei auch Beschwerden, die zwar keine Rheumaerkrankung darstellen, aber viel mit ihr gemeinsam haben, beispielsweise Überlastungsschäden aufgrund von sportlichen Aktivitäten oder Schmerzen wegen einer konstant schlechten Körperhaltung

Gelenkerkrankungen in Zahlen

- Etwa 10 Millionen Deutsche haben eine behandlungsbedürftige chronische Erkrankung des Stütz- und Bewegungsapparates.
- Der Anteil von Menschen mit Arthrose, der häufigsten Gelenkerkrankung, liegt in Deutschland bei 15 bis 25 Prozent.
- Bei Rheuma zeigt sich ein Geschlechterunterschied. Während 90 Prozent der Gichtpatienten Männer sind, sind 75 Prozent der Patienten mit rheumatoider Arthritis Frauen.
- Rheuma betrifft nicht nur ältere Menschen. An Psoriasis-Arthritis und Gicht leiden meist Patienten zwischen 30 und 50 Jahren. Rheumatoide Arthritis wird gemeinhin im Alter zwischen 40 und 60 Jahren diagnostiziert, während Arthrose sogar bei Menschen ab 30 auftreten kann, insbesondere als Spätfolge von Sportverletzungen aus der Jugend.

Die wichtigsten Gelenke und ihre Probleme

Ein Gelenk ist die Verbindung zwischen zwei oder mehreren Knochen. Gelenke finden sich überall in unserem Körper, doch oft schenken wir ihnen erst Aufmerksamkeit, wenn sie zu schmerzen beginnen und wir uns nicht mehr wie gewohnt bewegen können.

FINGER

FUNKTION:
Fingergelenke sind klein und zart. Erkranken sie, verlieren wir feinmotorische Fähigkeiten, wie sie etwa beim Stricken oder Klavierspielen gefordert sind. Das Greifen von Dingen wird ebenfalls schwierig.

TYPISCHE PROBLEME:
Verstauchungen oder Überdehnungen können die Gelenkkapseln schädigen und Rheuma auslösen. Auch jahrelanger Verschleiß kann zu Arthrose, Arthritis oder Gicht führen.

SCHULTERN

FUNKTION:
Schulterprobleme erschweren den Alltag. Der Arm kann beim An- und Ausziehen nicht mehr über den Kopf gehoben werden, und das Heben eines Gegenstands löst Schmerzen aus.

TYPISCHE PROBLEME:
Überlastungsschäden, die die Schulter schädigen und das Risiko einer Arthrose oder Arthritis erhöhen. Leistungsschwimmer, Handwerker und Menschen, die ihre Schultern stark beanspruchen, sind besonders gefährdet.

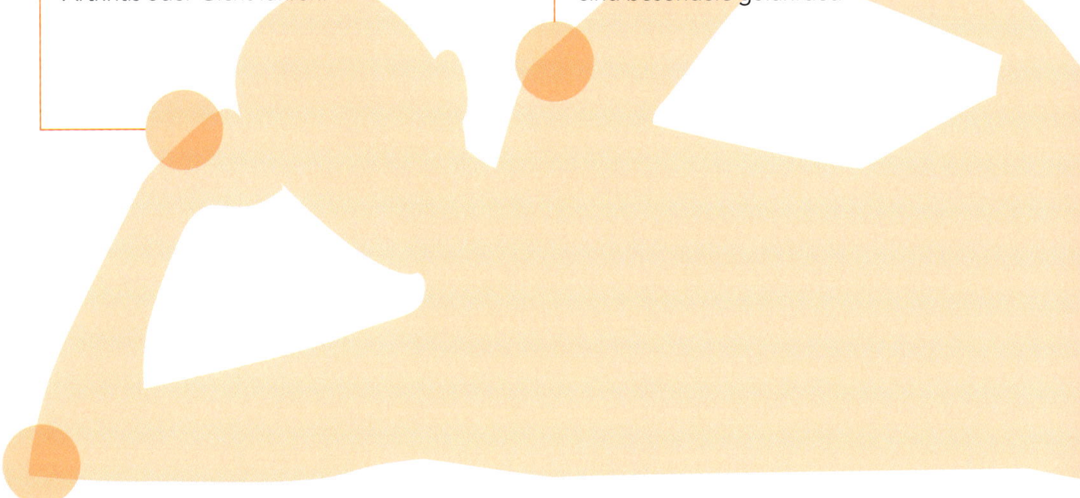

ELLBOGEN

FUNKTION:
Sei es beim Kochen, Basteln oder Kratzen im Nacken – stets wird dabei das Ellbogengelenk gebeugt und gestreckt. Das zarte Gelenk reagiert jedoch empfindlich auf Überbelastung.

TYPISCHE PROBLEME:
Während es beim Handwerker eher zum Verschleiß der Gelenke kommt, treten bei Menschen, die viel am PC arbeiten, häufig Schäden am Sehnenansatz auf. Beides kann zu Arthrose führen. Der Ellbogen kann zudem an rheumatoider Arthritis erkranken, die den Knorpel zerstört.

HÜFTE

FUNKTION:
Beim Aufstehen, Hinsetzen, Gehen und Laufen – immer ist die Hüfte involviert. Normalerweise kann sich der Oberschenkelknochen im Kugelgelenk in alle Richtungen bewegen. Durch Rheuma wird diese Mobilität eingeschränkt.

TYPISCHE PROBLEME:
Arthrose aufgrund von alters-, arbeits- oder sportbedingtem Verschleiß.

KNIE

FUNKTION:
Das Kniegelenk ist das größte und komplizierteste Gelenk unseres Körpers und steuert die Bewegung des Unterschenkels. Bei Kniebeschwerden wird das Hinsetzen schwierig und unsere Beweglichkeit ist eingeschränkt.

TYPISCHE PROBLEME:
Rheuma durch jahrelangen Verschleiß der Knorpelscheiben. Aufgrund von Sportverletzungen kann es zu einer Schädigung der Bänder und Knorpelscheiben kommen, was ebenfalls Knieprobleme verursacht.

FUSSGELENK

FUNKTION:
Gemeinsam mit Knien und Hüften spielen die Fußgelenke bei Ihrer Mobilität eine Schlüsselrolle. Fußgelenke sind aktiv, wenn Sie in die Hocke gehen, einen Schritt machen oder versuchen, das Gleichgewicht zu halten.

TYPISCHE PROBLEME:
Verstauchungen und Brüche können zu Rheuma führen. Rheumatoide Arthritis kann jedoch auch ohne Vorschädigung entstehen.

GROSSER ZEH

FUNKTION:
Die Zehen spielen in unserem Alltag vielleicht keine so wichtige Rolle wie unsere Finger, doch sie sind für unsere Stabilität beim Gehen und bei anderen Bewegungen von zentraler Bedeutung.

TYPISCHE PROBLEME:
Zehen, insbesondere der große Zeh, können an Gicht erkranken. Spitze oder hochhackige Schuhe verschleißen das Gelenk, und durch Brüche werden Gelenkkapseln oder andere Gelenkteile beschädigt.

WAS BEDEUTET RHEUMA?

Laut Robert Koch-Institut sind es Gelenkbeschwerden und -schmerzen, die Menschen weltweit am häufigsten in ihren Alltagsaktivitäten einschränken. Das kann ich nur bestätigen, denn in meiner Praxis begegne ich fast täglich Menschen, die über Schmerzen im Bewegungsapparat klagen. Die Ursachen sind vielfältig, es gibt nämlich insgesamt mehr als 200 verschiedene Muskel-, Skelett- und rheumatische Erkrankungen, die allesamt Gelenkschmerzen und eine eingeschränkte Beweglichkeit mit sich führen. Am häufigsten kommen Arthrose, Gicht, rheumatoide Arthritis und diverse Rückenprobleme vor.

In diesem Buch konzentriere ich mich allerdings nur auf rheumatische Erkrankungen, die sich meiner Erfahrung nach durch Ernährung, Bewegung und andere wichtige Lebensstilmaßnahmen lindern lassen. Zwar verschwinden die Beschwerden nicht unbedingt, doch die Symptome werden abgemildert und Sie erhalten wieder mehr Lebensqualität.

Ich will Ihnen jedoch nichts vormachen: Wer die Diagnose Rheuma erhalten hat, muss mit gewissen Einschränkungen leben. In diesem Buch möchte ich Ihnen allerdings zeigen, wie Sie Ihre Beschwerden so weit lindern können, dass Sie sie so wenig wie möglich spüren.

Stellen Sie sich Ihre Gelenkerkrankung wie einen Drachen vor, der in Ihrem Inneren friedlich schlummert. Wenn Sie ihn schlafen lassen und keine Konfrontation suchen, ist alles gut. Doch wehe, Sie wecken ihn auf! Dann beginnt er, Feuer zu speien und Ihnen das Leben zur Hölle zu machen. So in etwa pflege ich meinen Klienten ihre Krankheit zu erklären und sie auf diese Weise zu einer antiinflammatorischen Ernährung zu bewegen.

Meine Erfahrung als professioneller Ernährungs- und Lebensstilberater zeigt, dass man durch die richtige Kost bei bestimmten Rheumaerkrankungen große Effekte erzielen kann. Diese Erkrankungen möchte ich Ihnen auf den folgenden Seiten gern näher vorstellen; es handelt sich um Arthrose, rheumatoide Arthritis, Psoriasis-Arthritis und Gicht. Aber auch wenn Sie unter einer anderen Gelenkerkrankung leiden, kann Ihnen mein Buch nützlich sein. Denn eine entzündungshemmende Ernährung stärkt jeden Menschen und macht ihn gesünder. Und ein starkes Fundament mit einem intakten Immunsystem ist die Grundvoraussetzung für die Bekämpfung jeder Art von Gelenkbeschwerden.

Grundsätzlich gilt, dass jede Gelenkerkrankung, die eine Entzündung hervorruft, durch Verhaltens- und Ernährungskorrekturen gelindert werden kann, auch Morbus Bechterew (eine Entzündungskrankheit der Rückenwirbel), und Psoriasis Arthritis (durch eine Hautkrankheit verursachte Gelenkschmerzen).

Da der Großteil der hier vorgestellten Maßnahmen das Immunsystem und die allgemeine Widerstandskraft des Körpers stärken, werden Sie vermutlich auch an anderer Stelle Verbesserungen spüren: Cholesterinspiegel und Blutdruck sinken, eventuelle Ekzeme verheilen, und Sie fühlen sich generell fitter.

Das Beste an der antiinflammatorischen Lebensweise ist aber: Sie führt zu einem generell gesünderen Lebensstil, der Ihnen viel Energie schenkt, das Wohlbefinden steigert und Ihren Körper allgemein stärkt und vor Krankheiten schützt.

ARTHROSE

Arthrose ist die häufigste rheumatische Erkrankung in Deutschland. Das Robert Koch-Institut spricht von 20 bis 25 Prozent Betroffenen, doch die »Dunkelziffer« liegt vermutlich viel höher, da nicht jeder wegen seiner Beschwerden einen Arzt aufsucht. Man kann hier also durchaus von einer Volkskrankheit sprechen. Das bedeutet allerdings nicht, dass man sich ihr fügen muss. Arthrose entsteht, wenn die Knorpelschicht eines Gelenks zerstört wird und die Knochen irgendwann direkt aneinanderreiben. Symptome sind schmerzende, steife Gelenke, die oft, aber nicht immer, bei Bewegungen knirschen und scheuern.

Zwar kann Arthrose in allen Gelenken auftreten, meist sind jedoch Hüfte, Knie, Finger und Zehen betroffen. Es handelt sich um eine chronische, sogenannte degenerative Gelenkkrankheit, die mit der Zeit fortschreitet – es sei denn, Sie lernen, den bösen Drachen in sich durch eine entzündungshemmende Kost zu zähmen.

Studien haben gezeigt, dass eine andauernde physische (Über-)Belastung der Gelenke das Risiko einer Arthroseerkrankung erhöht. Sportler leiden daher oft unter Arthrose in den Knien, Landwirte hingegen in der Hüfte. Generell gilt aber, dass durch jahrelange Belastung eines Gelenks bei jedermann die Gefahr steigt, an Arthrose zu erkranken.

In diesem Zusammenhang muss ich an die Teppichknüpferinnen denken, die ich vor 30 oder 40 Jahren auf einem Urlaub in Tunesien beobachtete. Ihre Finger waren aufgrund der Arthrose schon ganz verkrümmt und entstellt.

Allerdings entsteht Arthrose nicht nur durch Verschleiß. Auch eine genetische Veranlagung, belastendes Übergewicht, eine schwache Stützmuskulatur aufgrund von Bewegungsarmut und alte Sportverletzungen können eine gewisse Rolle spielen. Deshalb sind von Arthrose nicht nur passionierte Sportler und körperlich hart arbeitende Menschen betroffen, sondern auch eingefleischte Couch-Potatoes.

RHEUMATOIDE ARTHRITIS

Rheumatoide Arthritis ist eine entzündliche Erkrankung der Gelenke. Es handelt sich um eine Autoimmunkrankheit, die auftritt, wenn das Immunsystem gesunde Zellen in den Gelenken als Fremdkörper wahrnimmt und Antikörper aussendet, um diese zu bekämpfen. Die Folge sind geschwollene, heiße, schmerzende Gelenke. Noch ist unklar, was die Ursache für die Immunreaktion ist, vermutlich spielt aber die Vererbung eine Rolle. Manche Forscher geben auch einen allgemein ungesunden Lebensstil (einschließlich Ernährung), Rauchen und sogar Viren als mögliche Verursacher an.

Glücklicherweise lassen sich die Beschwerden jedoch durch eine antientzündliche Kost abschwächen. Deshalb kann jede antiinflammatorische Maßnahme in Ihrem Alltag kleine Wunder bewirken.

PSORIASIS-ARTHRITIS

Nah mit der rheumatoiden Arthritis verwandt ist die Psoriasis-Arthritis. Die entzündliche Gelenkerkrankung tritt oft in Zusammenhang mit einer Schuppenflechte (Psoriasis) auf. Etwa ein Drittel der Patienten, die an Schuppenflechte leiden, entwickeln auch eine Arthritis – meist in Zehen und Fingern. Hier handelt es sich ebenfalls um eine Autoimmunkrankheit, bei der Veränderungen des Immunsystems eine Entzündung der Gelenke verursachen, die durch antientzündliche Maßnahmen gelindert werden kann.

GICHT

Gicht ist ebenso wie die rheumatoide Arthritis eine entzündliche Krankheit und wird durch eine erhöhte Ablagerung von Harnsäurekris-

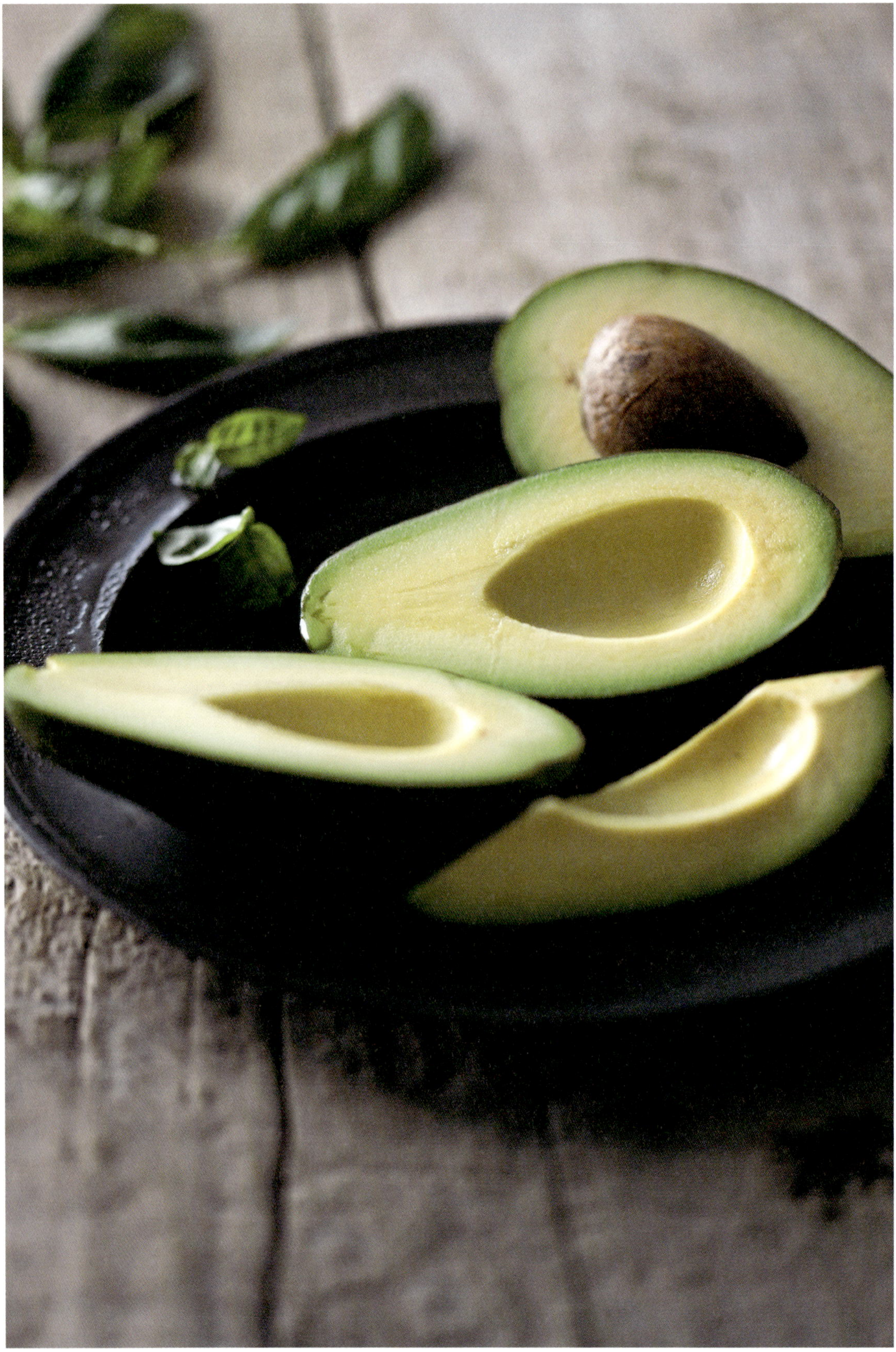

tallen im Körper ausgelöst. Symptome sind anfallartige starke Schmerzen und Schwellungen in den Gelenken. Meist treten sie am Großzehengrundgelenk auf, doch auch Knöchel, Knie, Handgelenke und Finger können betroffen sein. Vier von fünf Gichtpatienten sind Männer.

Wie heftig die Gicht zuschlägt, ist individuell sehr verschieden, Fakt ist jedoch, dass sie neben Schmerzanfällen auch langfristige Folgen wie Gelenkschäden, Diabetes Typ 2, Herz-Kreislauf-Erkrankungen und Nierenprobleme verursachen kann. Die Krankheit sollte also ernst genommen werden.

Die Ursachen für eine Gichterkrankung sind vielfältig. Vor 20 Jahren hatte ich beim Mountainbike-Fahren regelmäßig Schmerzen in der Lendenwirbelgegend. Ich suchte einen Arzt auf, der bei mir einen erhöhten Harnsäurespiegel und damit auch ein erhöhtes Risiko für eine Gichterkrankung feststellte. Der Arzt riet mir, weniger Fleisch zu essen, was als Rat erst einmal gar nicht so dumm war. Dennoch griff das Ganze etwas zu kurz.

Wie Sie im weiteren Verlauf des Buches erfahren werden, kann man durch eine entzündungshemmende Lebensweise tatsächlich sehr viel bewirken. Allerdings gehen antiinflammatorische Maßnahmen weit über simplen Fleischverzicht hinaus. Eines möchte ich an dieser Stelle übrigens noch einschieben: Wer sich jetzt verwundert fragt, warum mein Arzt damals eine Verbindung zwischen Lendenwirbelproblemen und Harnsäurespiegel zog, dem kann ich nur sagen: Mir ist es selbst ein Rätsel.

Kapitel 2

ESSEN ALS KUR FÜR DIE GELENKE

von Martin Kreutzer

Einer der Hauptbereiche, auf den Sie sich konzentrieren sollten, wenn Sie etwas gegen Ihre schmerzenden Gelenke tun möchten, ist Ihre Ernährung. Ähnlich wie bei einer Fahrradkette, die nicht mehr rund läuft und hakt, wenn sie nicht regelmäßig geölt wird, verhält es sich auch mit Ihren Gelenken. Die richtige Ernährung wirkt hier wie eine regelrechte Gelenkschmiere! Das ist aber noch nicht alles. Eine vernachlässigte Fahrradkette wirkt sich nach und nach auch auf andere Bereiche des Fahrrads aus und führt zu immer größeren Problemen und immer teureren Reparaturen. Wird die Kette jedoch ab und zu gereinigt und geölt, können Sie mit Ihrem Rad noch Tausende von Kilometern zurücklegen. Das Ziel der Ernährungsstrategie, die ich Ihnen in diesem Buch vorstelle, ist also, Ihre Gelenke so zu schmieren, dass unnötiger Verschleiß vermieden wird und der Schaden sich nicht im restlichen Körper ausbreitet.

Eine optimale Ernährung kann zwar nicht die Medikamente ersetzen, die Ihnen Ihr Arzt vielleicht gegen Ihre heftigen Gelenkbeschwerden verschrieben hat. Doch sie kann derartige Schmerzen und auch Beschwerden aufgrund eines Überlastungsschadens lindern sowie eine Verschlechterung Ihres Zustands verlangsamen, Ihren Medikamentenbedarf reduzieren und Ihnen zu einem allgemein besseren Leben verhelfen.

»Aber kann denn die Ernährung bei Gelenkproblemen wirklich etwas bewirken? Oder sind das alles nur leere Versprechungen?«, werde ich häufig von skeptischen Zuhörern gefragt, wenn ich Vorträge zum Thema halte.

Darauf gebe ich immer eine zweigeteilte Antwort. Denn meine Erkenntnisse fußen zum einen auf den Erfahrungen meiner Klienten und zum anderen auf gründlicher wissenschaftlicher Forschung. Lassen Sie mich zunächst mit den Klientenerfahrungen beginnen, die der Hauptgrund für mich gewesen sind, dieses Buch zu schreiben.

Vor ein paar Jahren konsultierte mich ein Malermeister, der jahrelang unter Überlastungsschmerzen in den Ellbogen und Schultern gelitten hatte. Nach nur acht Tagen mit antientzündlicher Kost waren seine Symptome verschwunden. Er war danach sogar wieder in der Lage, Decken zu streichen, was schon einige Jahre nicht mehr möglich gewesen war.

Ein anderer Klient mit extremer Gicht in den Fingern hatte schon nach drei Wochen mit antiinflammatorischer Ernährung keine Schmerzen mehr.

Und dann war da noch ein früherer Klient, der mir nach dem Besuch einer meiner Vorträge schrieb: »Nachdem ich nur drei Tage Fischöl in großen Mengen eingenommen habe, bin ich meine laufbedingten Schmerzen los.«

Kurz bevor ich das Manuskript für dieses Buch abgegeben habe, lernte ich ein Ehepaar kennen, das an meinem Vortrag über entzündungshemmende Kost teilgenommen hatte und mir freudig erzählte, dass mein Rat, Ingwer zu essen, Gold wert gewesen war. Der Mann, ein begeisterter Läufer, war seine Knieprobleme losgeworden, und die Frau hatte die Freude am Stricken wiedergefunden, weil sich die Schmerzen und die

Steifheit in ihren Fingern gelegt hatten. Interessanterweise berichtete sie, dass sie es in den Händen spüren konnte, wenn sie ein paar Tage nicht genug Ingwer gegessen hatte!

Jeder Wissenschaftler wird zu Recht monieren, dass diese individuellen Erfahrungen keinerlei empirische Aussagekraft haben. Ich teile sie Ihnen aber dennoch mit, um Ihnen zu zeigen, welch ungeheure Kraft eine antiinflammatorische Lebensweise entwickeln kann.

GUTE CHANCEN AUF MERKBARE LINDERUNG

Die Erfahrungen, die ich gemacht habe, werden zudem von belastbaren wissenschaftlichen Studien untermauert. Denn selbstverständlich gründen die Ratschläge, die ich meinen Klienten tagtäglich erteile, nicht nur auf reiner Intuition oder irgendeinem x-beliebigen Wochenendkurs in alternativer Ernährung. Sie werden von Forschungsergebnissen gestützt, durch die immer deutlicher wird, welch große Rolle das Essen und unser allgemeiner Lebensstil für die Gesundheit und vor allem für unsere Gelenke spielen.

Wenn man sich die wissenschaftlichen Arbeiten insbesondere im Bereich Rheuma und Ernährung anschaut, bestätigen diese meine Auffassung von der Heilkraft der entzündungshemmenden Kost. Es wird in diesem Bereich kräftig geforscht, und die Ergebnisse sprechen eine klare Sprache. Deshalb wage ich guten Gewissens zu behaupten, dass die Ernährung bei den zuvor genannten Gelenkerkrankungen merkbare Linderung verschaffen kann.

Die japanische TOMORROW-Studie ergab zum Beispiel, dass eine vermehrte Zufuhr von einfach ungesättigten Fettsäuren (MUFA), die sich zuhauf in der mediterranen Küche finden, die Symptome einer rheumatoiden Arthritis merkbar reduzieren kann. Darüber erfahren Sie im Buch später noch mehr.

Eine andere Studie kommt zu dem Schluss, dass man arthrose- oder arthritisbedingte Knieschmerzen lindern kann, wenn man in der Ernährung ein Gleichgewicht zwischen den verschiedenen Fettsäuren beachtet. Gestützt wird dies von einer Übersichtsarbeit über Fischöl, die zeigt, dass eine tägliche Dosis von mehreren Gramm Omega-3-Fettsäuren eine therapeutische Wirkung haben kann.

Dann gibt es noch eine finnische Studie, in der Patienten, die schon sieben Jahre unter Rheuma gelitten hatten, über einen längeren Zeitraum einem antiinflammatorischen Diätplan folgten. Zusätzlich nahmen die Teilnehmer Antioxidantien, Fischöl und Probiotika als Supplemente ein. Im Anschluss an die Studie füllten die Teilnehmer einen Fragebogen aus, der ergab, dass fast 85 Prozent der Probanden einen moderaten bis starken Rückgang ihrer Gelenkprobleme verzeichneten.

Darüber hinaus können Lebensmittel, die Milchsäurebakterien enthalten, Beschwerden bei rheumatoider Arthritis lindern. Und ein vermehrter Verzehr von Obst, Gemüse und Vollkornprodukten sowie eine Reduktion von Alkohol und Fruktose können unter anderem Gichtsymptome abmildern.

Dies sind nur einzelne Beispiele für die Forschung in diesem Bereich; im weiteren Verlauf des Buches werde ich hier noch in die Tiefe gehen. Zunächst möchte ich Ihnen aber ein paar konkrete Maßnahmen vorstellen, die Sie bereits jetzt in Ihre Ernährung einfließen lassen können, bevor Sie richtig in Theorie und Praxis dieses Buchs eingestiegen sind.

Gesunder Tauschhandel mal fünf

1. **MAKRELE STATT AUFSCHNITT**
   Wurst ist als Brotbelag zwar sehr beliebt, sie kann die Entzündungen im Körper aber weiter befeuern. Eine Dose Makrelenfilets in Tomatensoße enthält dagegen reichlich gesunde Omega-3-Fettsäuren, die entzündungshemmend wirken.

2. **SPITZKOHL STATT EISBERGSALAT**
   Gegen Eisbergsalat ist im Grunde nichts einzuwenden, im Gegensatz zum Spitzkohl und allen anderen Kohlsorten enthält er aber nur winzige Mengen an immunstärkenden Substanzen. Es lohnt sich also, Blattsalate durch Brokkoli, Spitzkohl, Blumenkohl oder Grünkohl zu ersetzen, denn diese unterstützen das Immunsystem und damit auch unsere Gelenke.

3. **PROBIOTIKA STATT NORMALEM JOGHURT**
   Verwenden Sie anstelle von gezuckertem, aromatisiertem Joghurt lieber probiotischen Joghurt, Kefir oder andere gesäuerte Milchprodukte. Die in ihnen enthaltenen probiotischen Kulturen stärken Darm, Immunsystem und Gelenke.

4. **VOLLKORNBROT STATT WEISSBROT**
   Jedes Mal wenn Sie ein Weißmehl- durch ein Vollkornprodukt ersetzen, nehmen Sie dadurch die dreifache Menge an Ballaststoffen zu sich, die für die Funktion des Magen-Darm-Trakts von entscheidender Bedeutung sind. Ein starker Darm stellt für eindringende Viren, Bakterien und andere Fremdstoffe die erste Barriere dar. Dadurch entlastet er das Immunsystem, was wiederum Ihren Gelenken zugutekommt.

5. **INGWERSHOT STATT ORANGENSAFT**
   Während Säfte in erster Linie viel Zucker enthalten, versorgen uns Ingwershots mit den nachweislich entzündungshemmend wirkenden Gingerolen.

WAS IST ANTIINFLAMMATORISCHE KOST?

Für Menschen mit Rheuma oder Überlastungsschäden ist es essenziell, die den Beschwerden zugrunde liegende Entzündung zu bekämpfen. Die Betroffenen sollten sich daher über den Zusammenhang zwischen Entzündung und Ernährung bewusst sein. Auf den vorangegangenen Seiten ist der Begriff »antiinflammatorisch« bereits mehrmals gefallen, doch da er eine so zentrale Rolle spielt, möchte ich ihn nun etwas näher erläutern.

Das Wort antiinflammatorisch leitet sich ab von der altgriechischen Vorsilbe »anti« (gegen) und dem lateinischen Substantiv »inflammatio« (Entzündung = eine Schutzreaktion des Körpers, durch die eine schädliche Substanz eingekapselt, abgeschwächt oder abgestoßen werden soll) und bedeutet nichts anderes als »entzündungshemmend«. In diesem Buch verwenden wir den Begriff in Verbindung mit Nahrungsmitteln, Sport, Schlaf und Lebensstilmaßnahmen, die dem Körper bei der Bekämpfung von Entzündungen helfen. Wenn Sie zum Beispiel bestimmte Lebensmittel in der richtigen Menge verzehren und andere Lebensmittel, die Entzündungen fördern können, weglassen, wirkt dies antiinflammatorisch. Nahrungsmittel und andere Faktoren, die Entzündungen hervorrufen oder fördern, bezeichnet man hingegen als »proinflammatorisch«.

Eine Entzündung wird meist als bösartiges Phänomen betrachtet, das mit allen Mitteln bekämpft werden muss. Dabei ist eine Entzündung im Grunde eine wertvolle Waffe des Immunsystems zur Bekämpfung von beispielsweise Infektionen – und somit überlebenswichtig.

Sobald der Körper von Fremdstoffen geschädigt oder angegriffen wird, tritt das Immunsystem in Aktion. Es sendet weiße Blutkörperchen an die betroffene Stelle und bildet proinflammatorische Zytokine, die Entzündungen verursachen. Zytokine sind körpereigene Proteine, die der Signalübertragung zwischen den Zellen dienen und unter anderem die Immunfunktion regulieren. Sie greifen zum Beispiel eindringende Viren und Bakterien an oder bilden an Körperstellen, die verletzt, infiziert oder überlastet sind, eine wärmende Hülle.

Im Falle von Rheuma oder Überlastungsschäden findet dieser Kampf in und an Ihren Gelenken statt und zeigt sich durch Wärme, Schwellung, Druckgefühl und sogar Schmerzen – was im Anfangsstadium noch hilfreich und angemessen ist. Zum einen hat das Gelenk durch die Wärme und die Flüssigkeitsansammlung optimale Bedingungen für die Reparatur. Zum anderen wird das Gelenk stabilisiert, und es werden Schmerzsignale ans Gehirn gesendet, die dazu führen, dass Sie das Verhalten, das zu den Problemen geführt hat, einstellen. Im Falle einer Verstauchung am Fuß ist dieses Reaktionsmuster und damit das Schonen des Gelenks absolut sinnvoll. Bei chronischen Erkrankungen sieht die Sache jedoch anders aus. Der Verschleiß des Gelenks verschwindet ja nicht einfach wieder, und das Risiko, dass die Entzündung sich dauerhaft als Schwellung zeigt und Sie unter Bewegungseinschränkungen und Schmerzen leiden müssen, ist groß. Auch eine Entzündung, die ohne Ursache entsteht, beispielsweise bei Autoimmunkrankheiten, bei denen der Körper sich selbst angreift, ist kontraproduktiv.

Ihr Lebensstil hat jedoch großen Einfluss auf das Ausmaß der Entzündung in Ihren Gelenken. Ist Ihre Muskulatur schwach ausgeprägt und Sie bewegen sich zu einseitig oder vielleicht sogar falsch, fördert dies die Entzündung. Das Gleiche gilt, wenn Sie Ihre Gelenke mit vielen überschüssigen Kilos belasten oder Dinge essen und trinken, die proinflammatorisch wirken.

Eine Entzündung wird chronisch, wenn Sie Ihren Körper Belastungen aussetzen, die Entzündungen verursachen, und diese Entzündungen durch eine proinflammatorische Kost und Lebensweise weiter befeuern. Mit der Zeit kann dies zu ernsthaften Problemen und nicht nur zu

Rheumatismus, sondern auch zu Diabetes Typ 2, Herz-Kreislauf-Erkrankungen, Magen-Darm-Problemen und einer Reihe weiterer Beschwerden führen.

ERSTE SYMPTOME BEI ENTZÜNDUNGEN

Bevor Sie eine ernsthafte Erkrankung entwickeln, wird Ihr Körper Ihnen allerdings Warnsignale senden. Diese Zeichen, die sich als Hautirritationen, unerklärliche Müdigkeit, schlechte Regeneration nach dem Sport, erhöhter Cholesterinspiegel oder Verdauungsstörungen zeigen können, sollten Sie ernst nehmen. Der Übergang von einem gesunden Körper zu einer versteckten Entzündung und weiter bis zu einer chronischen Erkrankung ist fließend, und es ist daher wichtig, Symptome so früh wie möglich zu behandeln.

Studien haben gezeigt, dass fast alle Lebensstilkrankheiten einer Entzündung entspringen oder eine Entzündung auslösen. Dies zeigt sich sehr deutlich beim Typ-2-Diabetes, wo eine chronische Entzündung auf lange Sicht zur Zerstörung von Nervenbahnen und sogar zu Amputationen führen kann.

Auch ein extrem erhöhter Cholesterinspiegel, der irgendwann eine Arterienverkalkung verursachen kann, ist Folge einer Entzündung. Die Gefäßinnenwand ist so entzündet, dass der Körper den Cholesterinspiegel erhöht, um einen Schutzpanzer rund um den entzündeten Bereich anzulegen. Als Sofortmaßnahme ist dies vielleicht sinnvoll, doch auf Dauer führt es zu verengten Blutbahnen und dann vielleicht zum Schlaganfall.

Was für ein Glück, dass wir durch einen antiinflammatorischen Lebensstil in den Lauf der Dinge eingreifen und mit großer Wahrscheinlichkeit derartige Krankheiten vermeiden oder zumindest eindämmen können!

NUTZEN SIE DIE HEILKRAFT DES ESSENS

Bis vor wenigen Jahren war die antiinflammatorische Ernährung kaum bekannt. Inzwischen ist das Interesse – insbesondere bei Rheumapatienten – stark angewachsen, und ich hoffe, durch dieses Buch das Bewusstsein für die großen Vorteile eines antiinflammatorischen Lebensstils noch weiter schärfen zu können.

Wenn ich Vorträge zum Thema halte, werde ich immer wieder mit der Frage konfrontiert: »Ist antiinflammatorische Kost nicht einfach nur alter Wein in neuen Schläuchen und nichts anderes als gesunde, ausgewogene Ernährung?« Die Antwort lautet: Nein! Entzündungshemmende Kost geht weit über das hinaus, was beispielsweise die Deutsche Gesellschaft für Ernährung empfiehlt. Es handelt sich vielmehr um eine umfassende Ernährungslehre, die maßgeschneidert ist für alle, die unter Entzündungen leiden. Diese inneren Brandherde lassen unser Immunsystem auf Hochtouren laufen, sie entziehen dem Körper Energie und können das Risiko für Überlastungsschäden steigern sowie zu Gelenkerkrankungen, einem erhöhten Cholesterinspiegel, Ekzemen, Asthma und einer Vielzahl anderer Symptome führen, die Zeichen einer Überlastung unseres Immunsystems sind.

Zahlreiche wissenschaftliche Untersuchungen belegen, dass gewisse Nahrungsmittel entzündungshemmend oder -lindernd wirken können. Voraussetzung für einen Heileffekt sind jedoch die richtige Dosis und oft auch das richtige Timing. Hier unterscheidet sich die antiinflammatorische Kost also markant von einer »normalen« Ernährung. Bei einer entzündungshemmenden Kost wählen Sie ganz bewusst immunstärkende Zutaten aus und nehmen sie in klinischen Dosen ein, um einen therapeutischen Effekt zu erzielen.

Ich möchte Ihnen gern ein konkretes Beispiel geben. Fisch schmeckt gut und weist viele wertvolle Inhaltsstoffe auf. In der antientzündlichen Kost ist besonders sein Anteil an Omega-3-Fettsäuren von Interesse, denn diese Fette stärken nachweislich das Immunsystem und lassen Entzündungen abklingen. Dies geschieht allerdings nur, wenn man Fisch oder Fischöl in großen Mengen zu sich nimmt. Rheumaforscher empfehlen die Zufuhr von 3 bis 6 Gramm Omega-3-Fettsäuren täglich, um eine antiinflammatorische Wirkung zu erzielen. Offizielle Ernährungsrichtlinien raten hingegen zu einem wöchentlichen Verzehr von etwa 200 Gramm fettreichem Fisch, was einer durchschnittlichen Aufnahme von nur 1 Gramm Omega-3-Fettsäuren pro Tag entspricht. Die Deutsche Gesellschaft für Ernährung empfiehlt sogar nur 140 Gramm fettreichen Fisch pro Woche und kam im Zuge einer Verzehrsstudie zu dem Schluss, dass die Deutschen im Schnitt sogar noch weniger essen.[1] Diese offiziellen Empfehlungen fallen deutlich zu gering aus, um Entzündungen bei rheumatoider Arthritis zu bekämpfen. Um eine maximal entzündungshemmende Wirkung zu erzielen, fordere ich meine Klienten deshalb zur Einnahme ausgewählter Lebensmittel in klinisch relevanten Mengen auf.

Wenn ich auf meine Klienten zugeschnittene Ernährungspläne erstelle, versuche ich ihnen stets auch die Bedeutung der jeweiligen Lebensmittel bewusst zu machen. Fisch ist eine wichtige Zutat, doch zu einer antiinflammatorischen Lebensweise gehören auch nährstoffreiches Gemüse, gesundes Obst, wertvolle Nüsse, ausgewählte Öle und vieles mehr. Nicht zu vergessen unterstützende Lebensstilelemente wie Sport, gesunder Schlaf und Stressregulierung.

Wenn Sie in jede Mahlzeit gesunde, antiinflammatorische Lebensmittel integrieren, tun Sie Ihrem aufgrund der Gelenkentzündungen überlasteten Immunsystem etwas Gutes. Entzündungshemmendes Essen ist übrigens durchaus familientauglich und weder teuer noch schwer zuzubereiten.

Meine Klienten sind sehr unterschiedlich, kommen aus allen Schichten. Es gibt Singles ohne jegliches Interesse am Kochen, und es gibt Gastronomen, die für jedes Restaurant eine Bereicherung wären – um nur zwei Extreme zu nennen. Für alle aber gilt: Wir erreichen unser Ziel, indem wir erforderliche Änderungen im Speiseplan vornehmen und dabei stets die individuellen Gegebenheiten berücksichtigen. Und das klappt. Immer.

In den meisten Fällen reichen kleine Anpassungen aus; beispielsweise ersetzt man das morgendliche Müsli mit gezuckertem Joghurt durch Skyr, Beeren und Mandeln. Das Brot wird nicht mehr mit Wurst, sondern mit Makrelenfilets belegt, und die Zutatenliste der Mayonnaise wird dahingehend gecheckt, ob sie antiinflammatorisches Rapsöl oder proinflammatorisches Sonnenblumenöl enthält.

Aufgrund meiner Erfahrungen kann ich Ihnen im Brustton der Überzeugung versichern, dass eine entzündungshemmende Kost wirklich für jeden geeignet ist. Das heißt aber nicht, dass eine Ernährungsumstellung kinderleicht ist oder dass man dafür einfach nur zwei, drei Ratschläge beherzigen muss. Eine Ernährungsoptimierung stellt auch eine Herausforderung dar, und damit Sie dafür bestens gerüstet sind, erhalten Sie in den folgenden Kapiteln alle Informationen, die Sie dazu brauchen.

Wie groß die Umstellung sein wird, hängt sowohl von Ihren aktuellen Gewohnheiten als auch von der Schwere Ihres Leidens ab. Jemand, der nur leichte Gelenkprobleme hat, braucht weniger Anpassungen vorzunehmen als jemand, dessen Beschwerden die Lebensqualität bereits stark einschränken.

DAS IMMUNSYSTEM STÄRKEN IN DREI SCHRITTEN

Ein starkes Immunsystem ist Ihr Fels in der Brandung. Daher ist es wichtig, dem Immunsystem konstant gute Bedingungen zu verschaffen, was man in Bezug auf die Ernährung grundsätzlich auf drei verschiedene Arten tun kann:

1. Vermeiden Sie proinflammatorische Speisen und Getränke und trinken Sie keine größeren Mengen Alkohol, denn dieser vergiftet Körperzellen und verursacht Entzündungen.

2. Stärken Sie Ihr Immunsystem bestmöglich durch Speisen, die der Darmflora guttun, denn dadurch sind Sie weniger anfällig für Entzündungen. Verwenden Sie Fette, die das Immunsystem stimulieren.

3. Schützen Sie sich durch den Verzehr von Obst und Gemüse konsequent vor Schäden, die durch Umweltverschmutzung, Giftstoffe (z. B. Pestizide im Essen) oder psychischen Stress entstehen. Die enthaltenen Pflanzenstoffe wirken wie ein Filter und bewahren Ihre Zellen vor Schädigungen.

Für eine optimale entzündungshemmende Ernährung, wie ich sie in diesem Buch vorstelle, ist es wichtig, jedes einzelne Element zu beleuchten. Ich habe das Thema daher in eine Reihe von Schlüsselkategorien unterteilt, die jeweils eine bestimmte Gattung von rheumalindernden Speisen und Maßnahmen repräsentieren. Diese sind nicht in Stein gemeißelt, vielmehr gibt es auch andere Rohwaren mit ähnlichen Vorzügen.

Meine jahrelange Erfahrung hat mich allerdings gelehrt: Wer die empfohlenen Nahrungsmittel in den täglichen Speiseplan integriert, kann ihr Nährstoffpotenzial fast komplett ausschöpfen – auch ohne gleich die gesamte Ernährung einem festen Plan folgen zu lassen.

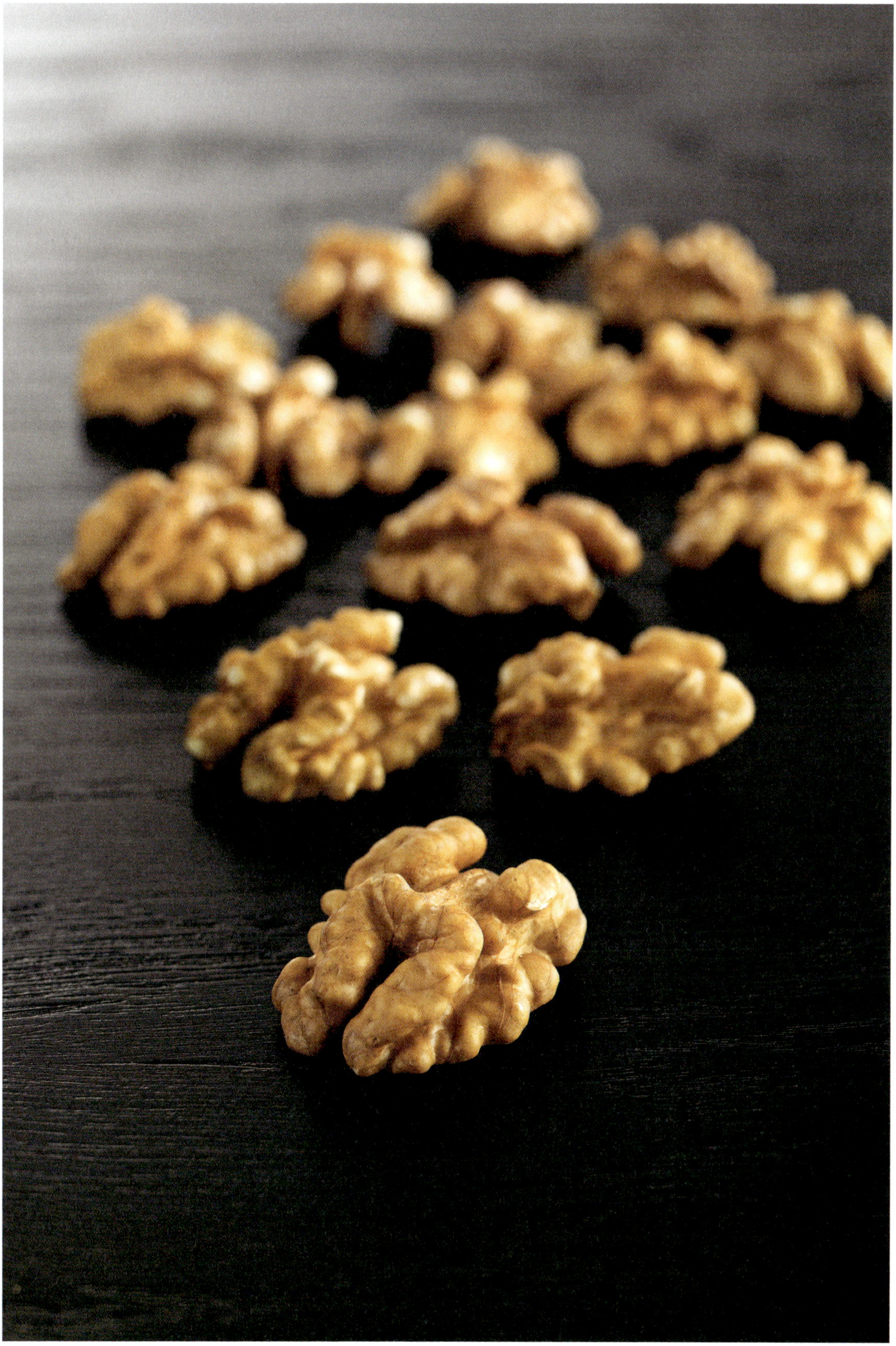

Kapitel 3

DIE TOP-LEBENSMITTEL GEGEN RHEUMA

von Martin Kreutzer

Manche Lebensmittel sind wahre Kraftprotze und haben bei der Behandlung von entzündlichen Gelenkerkrankungen ein riesiges Potenzial. Sie sind keine Allheilmittel, doch im Gegensatz zu vielen anderen Nahrungsmitteln hat hier jeder einzelne Bissen einen eindeutigen Mehrwert. Zum Begriff Superfood habe ich persönlich allerdings ein eher ambivalentes Verhältnis, denn auch wenn diese Lebensmittel sehr gesund sind, können sie eine ausgewogene Ernährung mit all ihren verschiedenen Nuancen nicht ersetzen.

Isst man diese Superfoods zum Beispiel nur, um auszugleichen, dass man es in anderen Bereichen schleifen lässt, kann das schnell nach hinten losgehen. Denn auch wenn der Gedanke an ein Wunderkraut, das alle Gelenkbeschwerden einfach so hinwegzaubert, schön ist – die Wirklichkeit sieht leider anders aus. Nur durch den Verzehr von verschiedenen Nährstoffen, die sich positiv auf den gesamten Körper auswirken, kann man eine maximale Wirkung erzielen.

Ähnliches gilt für Nahrungsergänzungsmittel. Ich habe nichts gegen derartige Supplemente, im Gegenteil. Wenn man seine Ernährung auf die Bekämpfung seiner Gelenkerkrankung ausrichten möchte, können sie durchaus hilfreich sein. Man sollte sie jedoch mit Umsicht genießen, weil sie Wirkstoffe in sehr konzentrierter Form enthalten. Schnell lässt man sich dazu hinreißen, zum Beispiel die Menge der eingenommenen Vitamintabletten zu erhöhen, doch das kann im schlimmsten Fall den gegenteiligen Effekt erzielen und nicht gesund, sondern krank machen. Laut der Deutschen Gesellschaft für Ernährung ist eine Zufuhr von Supplementen entweder wirkungslos oder kann in großen Mengen gar gefährlich sein.[2]

Die von mir empfohlenen Mengen bleiben daher immer in einem Maß, das für jeden geeignet ist. Hier besteht also kein Grund zur Sorge. Behalten Sie einfach immer im Hinterkopf, dass bei Supplementen ein »Mehr« nicht unbedingt besser ist, und versteifen Sie sich auch nicht auf die von mir empfohlenen Lebensmittel. Zwar sind sowohl die Supplemente als auch die vorgestellten Rohwaren in einer entzündungshemmenden Kost wichtig, sie sind aber dennoch nur ein Teilelement eines umfassenden Ernährungs- und Lebensstilplans.

Im Folgenden möchte ich Ihnen nun die Lebensmittel und Nährstoffe vorstellen, die das Fundament für eine antiinflammatorische Ernährung bilden und Ihren Schmerzen den Kampf ansagen.

OMEGA-3-FETTSÄUREN *AUS MEER UND GARTEN*

Spitzenreiter bei der Bekämpfung von Gelenkerkrankungen sind ohne Zweifel die Omega-3-Fettsäuren. Sie scheinen die geschundenen Gelenke regelrecht zu schmieren und geben ihnen ihre Mobilität zurück. Und das ist keinesfalls nur ein Placeboeffekt.

Laut einer neueren Ausgabe des Internetmagazins *Nutrition* konnten Wissenschaftler nachweisen, dass Omega-3-Fettsäuren in hohen Dosen rheumatoide Arthritis tatsächlich lindern können. Auch verschiedene andere Studien bestätigen dies. Empfohlen wird eine Menge ab 3 Gramm aufwärts pro Tag über einen Zeitraum von mindestens zwölf Wochen. In Bezug auf die Menge teile ich diese Erfahrung, doch meiner Meinung nach tritt ein Effekt in vielen Fällen schon deutlich früher ein. Viele meiner Klienten berichten schon nach wenigen Tagen von einer Linderung – in den Omega-3-Fettsäuren steckt also eine außerordentliche Kraft.

Wenn Sie aufgrund von Gelenkproblemen zum Beispiel große Mengen Fischöl verzehren, kann sich dies nebenbei auch bei zahlreichen anderen gesundheitlichen Problemen positiv auswirken.

Neuere Untersuchungen ergaben, dass Fischöl zum Beispiel dem Gehirn guttut und die Denkleistung sowie das Gedächtnis verbessern kann. Insbesondere für ältere Menschen ist das interessant. Darüber hinaus habe ich festgestellt, dass ein guter Schuss Fischöl auch stimmungsaufhellend wirken kann.

Schon seit Langem ist bekannt, dass Omega-3-Fettsäuren vor Herz-Kreislauf-Erkrankungen schützen, Krebs vorbeugen, das Risiko von Diabetes senken und die Gesundheit generell verbessern können.

In einer der weltweit renommiertesten Ernährungszeitschriften werden Forschungsergebnisse zitiert, nach denen die Einnahme von Omega-3-Fettsäuren in großen Mengen die Blutgefäße elastischer macht und somit das Schlaganfallrisiko minimiert.

OMEGA-3 IST NICHT GLEICH OMEGA-3

Omega-3-Fettsäuren werden häufig mit Fischöl gleichgesetzt, doch das ist so nicht ganz richtig. Die gesunden Fettsäuren finden sich auch in vielen anderen Nahrungsmitteln aus der Tier- und Pflanzenwelt. Weil die im Fischöl enthaltenen Omega-3-Fettsäuren jedoch anders aufgebaut sind als diejenigen aus beispielsweise Leinsamen, spielt Fischöl in Bezug auf die antiinflammatorische Wirkung eine größere Rolle.

Die Bezeichnung Omega-3 umfasst eine Gruppe verschiedener Fettsäuren, die sich hinsichtlich ihrer chemischen Struktur und Wirkung im Körper unterscheiden. Fisch enthält zwei unterschiedliche Omega-3-Fettsäuren: Eicosapentaensäure und Docosahexaensäure, auch EPA und DHA genannt. Pflanzen enthalten Alpha-Linolensäure (ALA), die in ihrer Wirkung EPA und DHA allerdings deutlich unterlegen ist. Für Veganer besteht jedoch die Möglichkeit, auf Algenöl auszuweichen, das sowohl EPA als auch DHA enthält.

Der Großteil der vorliegenden Forschungsergebnisse basiert auf Untersuchungen, in denen die Probanden Fischöl in Form von Kapseln, Tran oder fettem Fisch zu sich nahmen. Pflanzliche Omega-3-Quellen wurden bei Studien selten eingesetzt, da sie nur einen Bruchteil der in Fischöl enthaltenen Kraft aufweisen. Pflanzliche Fettsäuren spielen in

Bezug auf Gelenkerkrankungen nur eine kleine Rolle, sie besitzen für unseren Körper aber dennoch unverzichtbare gesundheitliche Eigenschaften.

Studien ergaben, dass eine großzügige Zufuhr von ALA den Anteil an schädlichem LDL-Cholesterin sinken ließ. Zudem ist Alpha-Linolensäure für die Funktion der Netzhaut des Auges wichtig. Andere Untersuchungen zeigten, dass ALA bei der Prostaglandin-Bildung ein wichtiger Baustein ist. Prostaglandine sind wertvolle Botenstoffe für das Immunsystem und sorgen dafür, dass das Immunsystem auf eindringende Bakterien, Viren oder andere Fremdstoffe, die den Körper schwächen und Gelenkbeschwerden verstärken können, schnell und wirksam reagieren kann.

Darüber hinaus ist der Körper in der Lage, Alpha-Linolensäure in die wertvollen Fettsäuren DHA und EPA umzuwandeln. Auf diese Weise wirkt sie indirekt doch noch entzündungshemmend. Da allerdings durchschnittlich nur 10 Prozent der Alpha-Linolensäure in EPA oder DHA umgewandelt werden, halten sich meine Klienten vornehmlich an Fisch als Omega-3-Quelle.

EPA und DHA sind echter Balsam für Ihre Gelenke. Wie gesagt kann Ihr Körper sie aus ALA selbst herstellen, man findet sie jedoch auch in maritimen Nahrungsmitteln – insbesondere fetter Fisch schwimmt im wahrsten Sinne des Wortes in ihnen. Sie bewirken unter anderen eine Entspannung der Arterien und senken den Anteil an schädlichen Fetten in Ihrem Blut. Bei der Entwicklung des Gehirns spielt vor allem DHA als zentraler Baustein eine große Rolle. EPA wiederum unterbindet den DHA-Verlust in den Zellmembranen, indem es das Enzym PLA2 hemmt und somit indirekt auch dem Gehirn hilft.

Doch zurück zu Ihren Gelenkschmerzen – diesen kleinen Ausflug habe ich nur unternommen, um Ihnen die Einnahme von Fischöl noch schmackhafter zu machen. Was EPA und DHA in Bezug auf Gelenkprobleme so interessant macht, ist ihre Bedeutung bei der Bildung antiinflammatorischer Prostaglandine. Kurz gesagt fördern die Fettsäuren die körpereigene Produktion entzündungshemmender Stoffe und verhindern dadurch die Entstehung von Gelenkschmerzen. Genial.

DER PERFEKTE COCKTAIL

Wer eine solide Wirkung erzielen möchte, muss also reichlich fetten Fisch essen. In den zuvor genannten Studien spricht man von durchschnittlich 3 bis 6 Gramm Omega-3-Fettsäuren pro Tag, ich hingegen empfehle, die Menge ans Körpergewicht anzupassen, und zwar 1 Gramm Omega-3-Fettsäuren (EPA/DHA) pro 25 Kilogramm Körpergewicht. Eine Person von 50 Kilo müsste also 2 Gramm und eine 125 Kilo schwere Person 5 Gramm zu sich nehmen.

Das erscheint zunächst vielleicht nicht viel, es bedeutet aber, dass Sie im Laufe der Woche ziemlich viel fettreichen Fisch essen müssen: zwei bis drei Portionen à 200 bis 300 Gramm. Sie können die Menge allerdings auch auf mehrere einzelne Mahlzeiten verteilen und beispielsweise an einem Tag Makrele als Brotbelag essen und an einem anderen Tag abends eine Forelle aus dem Ofen genießen.

Lassen Sie sich nicht allzu sehr von Berichten über Schwermetalle im Fisch erschrecken. Zum einen ist die Belastung in den Fischen, die beispielsweise in Nord- und Ostsee gefangen werden, relativ klein und laut Umweltbundesamt seit mehreren Jahrzehnten bereits rückläufig.[3] Zum anderen ist der Gewinn durch die Omega-3-Fettsäuren so groß, dass ein eventueller geringer Schwermetallgehalt verschmerzt werden kann. Forscher der Johns Hopkins University in Baltimore geben in einem wissenschaftlichen Artikel zum Beispiel an, dass der positive Effekt für das Herz durch die Einnahme großer Mengen Omega-3-Fettsäuren das Risiko durch Schwermetalle mehr als aufwiegt. Darüber hinaus weist Fisch neben Omega-3-Fettsäuren noch viele andere gesundheitsfördernde Inhaltsstoffe auf.

Leider ergaben Analysen (u. a. vom dänischen Verbrauchermagazin *Tænk*), dass auch Makrelen Schwermetalle enthalten. Zwar liegt die Menge unter den Grenzwerten, doch einfach darüber hinweggehen sollte man nicht. Ich persönlich konzentriere mich zwar lieber auf die Vorzüge der Makrele, statt sie für ihre Nachteile zu fürchten. Ich bin aber auch froh, dass es Alternativen wie unbelasteten Biolachs und andere Biowaren gibt. Das Niedersächsische Landesamt für Verbraucherschutz und Lebensmittelsicherheit kommt darüber hinaus zu dem Schluss, dass schnellwüchsige Speisefische wie Kabeljau, Seelachs, Seehecht und Hering gering belastet sind.[4]

Klienten, die die Wirkung großer Dosen Omega-3-Fettsäuren testen möchten, lege ich ans Herz, einen Teil der Fettsäuren in Form von Fischöl zu sich zu nehmen. Denn im Hinblick auf die entzündungshemmende Wirkung spricht nichts dagegen, Fischölkapseln oder flüssiges Fischöl als Ergänzung oder Alternative zu Fischmahlzeiten einzusetzen. Der Vorteil ist, dass Sie nicht nahezu täglich Fisch essen müssen und Sie sich bei hochwertigen Produkten zudem sicher sein können, dass keine Schadstoffe enthalten sind.

Ich habe natürlich auch Klienten, die in der Kantine essen oder beim Abendessen auf ihre Familie Rücksicht nehmen müssen und die daher Schwierigkeiten haben, die empfohlenen Mengen einzuhalten. Diesen Menschen rate ich, genau aufzuschreiben, wie viel fetten Fisch sie innerhalb einer Woche tatsächlich verzehren. Je nach Körpergewicht und Fischart sollte die Einnahme pro Tag bei 75 bis 125 Gramm liegen. Pro 25 Gramm, die unter dieser Grenze liegen, empfehle ich die Einnahme von 1 Gramm Omega-3-Fettsäuren in Form eines Supplements, entweder als Tran/Fischöl – hier entspricht ein Teelöffel meist 1 Gramm

Omega-3 – oder als Kapseln – hier sind die Mengen je nach Präparat unterschiedlich, lesen Sie daher den Beipackzettel.

OMEGA-3 VS. OMEGA-6: FAST WIE YIN UND YANG

Wie neuere Untersuchungen ergaben, hängt der Effekt der Omega-3-Fettsäuren aber nicht nur von der zugeführten Menge, sondern auch vom Verhältnis zwischen Omega-3- und Omega-6-Fettsäuren im Körper ab.

Die zugrunde liegenden biochemischen Prozesse sind kompliziert, daher möchte ich Sie lieber mit ausführlichen Erklärungen verschonen. Kurz gesagt ist das richtige Verhältnis zwischen Omega-3- und Omega-6-Fettsäuren ausschlaggebend. Zahlreiche Studien konnten belegen, dass die Selbstheilungskräfte des Körpers nachlassen, wenn man zu viele Omega-6-Fettsäuren zu sich nimmt. Zwar ist eine gewisse Dosis dieser Fettsäuren, die in den meisten Pflanzenölen vorkommen, lebenswichtig. Doch ein Überschuss wirkt kontraproduktiv. Ausgeglichen werden kann dies zum einen, indem man die Zufuhr von Omega-6-Fettsäuren reduziert, und zum anderen, indem man die Menge an Omega-3-Fettsäuren in der Kost erhöht.

Hier reicht es allerdings nicht aus, einfach weniger Sonnenblumenöl und mehr Makrele zu essen. Für ein optimales Ergebnis ist ein Feintuning der Ernährung nötig.

Leider ist es aber gar nicht so einfach, eine optimale Balance zwischen Omega-3 und Omega-6 zu erreichen. Ernährungsstudien belegen, dass bei den meisten Menschen das Verhältnis zwischen den zwei Fettsäuren bei 1:10 bis 1:15 liegt, empfohlen wird aber ein Verhältnis von 1:3. Wir nehmen also drei- bis fünfmal mehr Omega-6-Fettsäuren zu uns, als uns guttut. Die Ursachen dafür sind vielfältig, einer der Hauptgründe ist aber schlichtweg, dass wir zu wenig Fisch essen. Allein mit einer erhöhten wöchentlichen Fischration könnten wir also schon viel gegen dieses Ungleichgewicht tun.

Omega-3-Fettsäuren finden sich übrigens auch im Fleisch. Voraussetzung ist allerdings, dass die Tiere zuvor auf einer Weide gestanden und Wildkräuter gefressen haben. Denn diese enthalten jede Menge Omega-3-Fettsäuren, die sich im Körperfett der Tiere anreichern. Wenn bei Ihnen Fleisch von Weide- und Wildtieren auf den Tisch kommt, erhöhen Sie damit also zugleich den Anteil an pflanzlichem Omega-3 in Ihrer Kost. Bei Tieren aus der domestizierten Weide- oder Stallhaltung ist dies nicht gegeben, da ihre Nahrung ausgesprochen arm an Omega-3 ist.

Um eine optimale Balance zu schaffen, reicht eine erhöhte Omega-3-Zufuhr allein meist aber nicht aus. Man muss auch den Anteil an Lebensmitteln, die reich an Omega-6-Fettsäuren sind, reduzieren. Hierzu gehören die meisten Pflanzenöle, wie Maiskeimöl, Distelöl, Traubenkernöl und Sonnenblumenöl, und somit auch verarbeitete Lebensmittel auf Pflanzenölbasis.

Prüfen Sie deshalb auch die Inhaltsstoffe von Pesto, Mayonnaise, Remoulade und Dressings aus dem Supermarkt. Wenn sie auf den genannten Pflanzenölen basieren oder Sie den Sammelbegriff »pflanzliches Öl« in der Zutatenliste lesen, können Sie fast sicher sein, dass diese Produkte das Verhältnis zwischen Omega-3 und Omega-6 in Ihrem Körper in eine proinflammatorische Richtung verschieben werden.

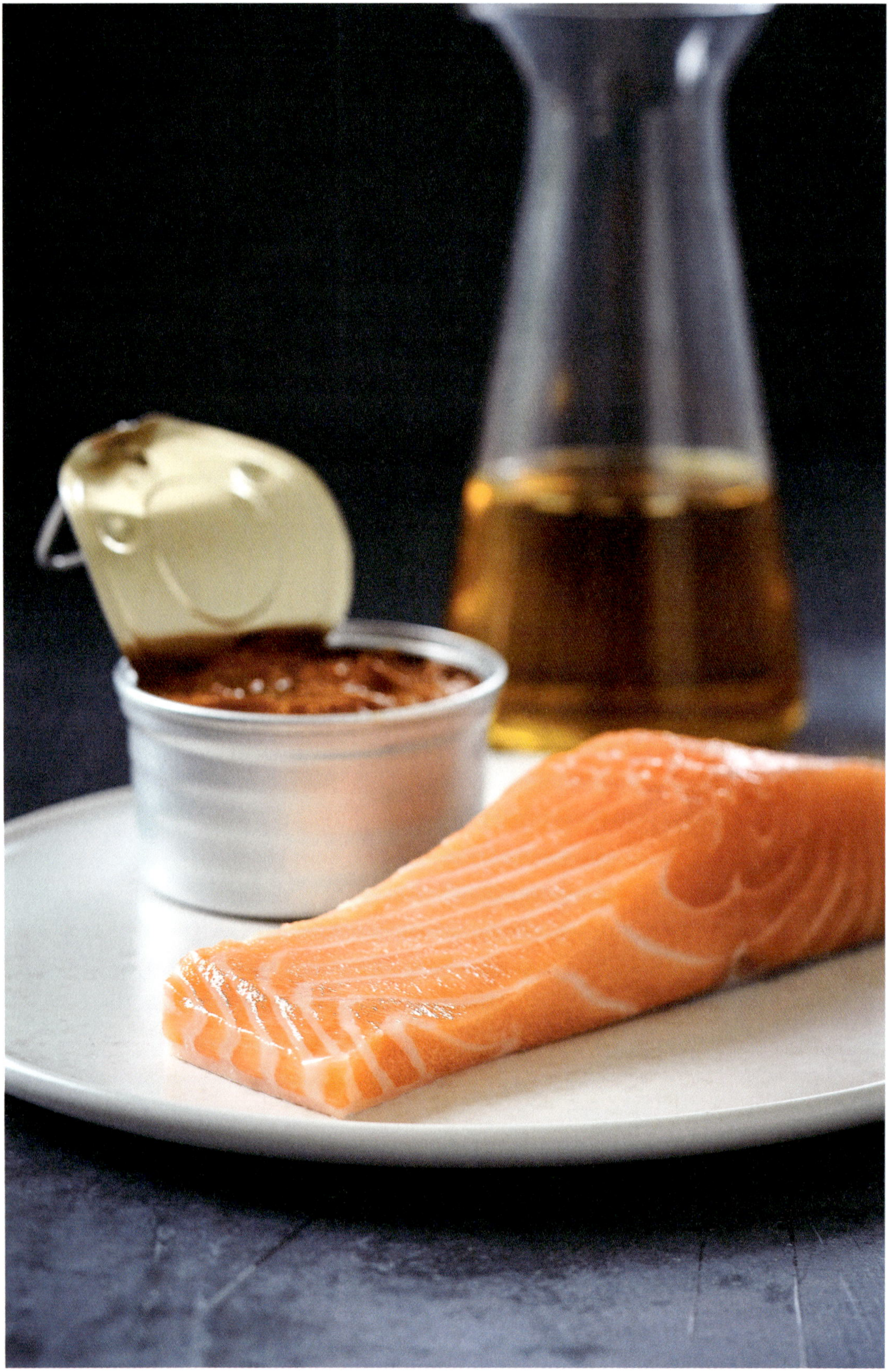

Hervorragende Omega-3-Quellen

Omega-3-Gehalt pro 100 Gramm

LACHS: *2,5 Gramm*
Frischer Lachs, möglichst Wildlachs oder Biozuchtlachs, enthält reichlich Omega-3-Fettsäuren sowie sättigende Proteine und immunstärkendes Vitamin D. Wer Abwechslung mag, kann als Alternative zum Lachs auch zu köstlichem Heilbutt greifen.

MAKRELE IN TOMATENSOSSE: *2,3 Gramm*
Prüfen Sie die Zutatenliste auf Zucker und Pflanzenöl. Ein hochwertiges Produkt aus der Dose besteht aus zwei Dritteln Makrele, Tomaten, etwas Salz und nichts anderem. In Deutschland ist in Soßen eingelegter Dosenfisch ohne bedenkliche Zutaten nur sehr schwer bis gar nicht erhältlich. Die Alternative: Kaufen Sie frischen Fisch und machen Sie die Tomatensoße dazu einfach selbst. Dann sind Sie in jedem Fall auf der sicheren Seite.

Eine gute und ebenfalls gesunde Alternative zur Makrele sind Sardinen.

EINGELEGTER HERING: *2,2 Gramm*
Bei Bismarckhering brauchen Sie keine Angst vor dem enthaltenen Zucker zu haben, denn der Großteil des Zuckers verbleibt in der Lake. Anders sieht es bei Heringsfilets in Currysoße oder anderen Soßen aus, denn diese bleibt am Fisch haften. Achten Sie in der Zutatenliste außerdem auf Rapsöl.

STEINBEISSERROGEN: *2,2 Gramm*
Kaviar ist eine besonders exklusive und köstliche Art, seinen Bedarf an Omega-3-Fettsäuren zu decken, doch sie geht auf Dauer natürlich ins Geld.

LEINÖL: *53,3 Gramm*
Leinöl enthält über 50 Prozent Omega-3-Fettsäuren des Typs ALA. Beim Verzehr von Leinsamen können Sie vom hohen Anteil der Omega-3-Fettsäuren aber leider nicht profitieren, da diese Ihren Körper größtenteils unverdaut wieder verlassen.

RAPSÖL: *11,1 Gramm*
Neben ansehnlichen Mengen an Omega-3-Fettsäuren enthält Rapsöl viele einfach ungesättigte Fettsäuren, die sogenannten MUFA. Und Ihre Gelenke lieben MUFA! Mehr dazu auf den folgenden Seiten.

WALNUSSÖL: *10,4 Gramm*
Walnussöl ist eine schmackhafte Omega-3-Quelle, die die edlen Fettsäuren in großen Mengen enthält. Die Nüsse selbst sind ähnlich wertvoll.

NÜSSE UND ANDERE MUFA-BOMBEN

Wenn Omega-3-Fettsäuren bei der Bekämpfung von entzündlichen Gelenkerkrankungen die Nummer eins sind, ist eine andere Gruppe von Fettsäuren auf jeden Fall die Nummer zwei. Gemeint sind die einfach ungesättigten Fettsäuren, die oft auch kurz als MUFA (Mono Unsaturated Fatty Acids) bezeichnet werden. Diese unter anderem in Avocados und Oliven enthaltenen Fettsäuren sind der primäre Grund dafür, dass die traditionelle mediterrane Küche als so gesund gilt. Zudem gehören MUFA zu den Grundpfeilern einer antiinflammatorischen Ernährung.

Forschungsergebnisse der letzten Jahre zeigen, dass einfach ungesättigte Fettsäuren bei der Bekämpfung von Entzündungen echte Big Player sind. Niederländische Wissenschaftler stellten in einem Versuch fest, dass gesättigte Fettsäuren die Entzündungsmarker im Blut ansteigen ließen, während einfach ungesättigte Fettsäuren diese reduzierten.

Um Gelenkentzündungen zu bekämpfen, sollte man also nicht nur die Menge an MUFA in der Ernährung erhöhen, sondern auch einen Teil der gesättigten Fette in der täglichen Kost durch MUFA ersetzen. Oliven, Olivenöl, Avocados und Nüsse sind hervorragende MUFA-Quellen und ein schmackhafter, leicht zugänglicher Ersatz für Butter, Käse, fettreiche Milchprodukte und fette, verarbeitete Fleischprodukte.

Versuche an der Kopenhagener Universität konnten zudem belegen, dass Personen, die auf eine MUFA-reiche Diät gesetzt wurden, an Gewicht verloren. Das ist insbesondere interessant, weil es uns die Angst nimmt, durch eine erhöhte Fettzufuhr automatisch zuzunehmen.

Im Körper erfüllen MUFA eine ähnliche Funktion wie Omega-3-Fettsäuren: In der richtigen Dosis eingenommen, unterstützen sie das Immunsystem bei der Bekämpfung von eventuellen Entzündungen. Die biochemischen Wege verlaufen hier jedoch etwas anders, und man sollte den einen Fetttyp daher nicht einfach durch den anderen ersetzen. Hier heißt es eher »sowohl als auch«. Leider ist die Dosierung von MUFA nicht so einfach wie die von Omega-3. Denn um den Bedarf des Körpers zu decken, ist hier etwa die zehnfache Menge nötig. Zum Glück verstecken sich MUFA aber in einer Vielzahl köstlicher Lebensmittel, die jeder gerne großzügig in seinen Speiseplan aufnimmt.

Für eine messbare und spürbare Wirkung müssen MUFA jedoch in der richtigen Menge zugeführt werden. Noch ist nicht endgültig geklärt, wie viel MUFA man benötigt, ich empfehle aber, dass bis zu 20 Prozent der täglichen Kalorien aus MUFA stammen sollten, was bei einer Durchschnittsfrau 45 bis 50 Gramm entspricht. Beim Durchschnittsmann ist es etwas mehr. Zumindest habe ich mit dieser Formel bei meinen Klienten Erfolg.

Um die tägliche Dosis zu erreichen, müssen in Ihren Hauptmahlzeiten MUFA-reiche Speisen dominieren. Oliven und Avocados habe ich ja bereits erwähnt, doch um die erforderlichen 50 Gramm MUFA zu erreichen, müssten Sie täglich ganze drei Avocados essen und 100 Milliliter Olivenöl trinken. Ganz so eintönig muss es aber glücklicherweise nicht werden, denn auch viele andere Lebensmittel sind wahre MUFA-Bomben. Ich empfehle meinen Klienten beispielsweise den Verzehr von Nüssen in großen Mengen, denn Nüsse strotzen nur so vor entzündungshemmenden Fettsäuren. Darüber hinaus enthalten sie zahlreiche weitere Stoffe, die die hartschaligen Gesellen in den Olymp der Lebensmittel heben.

HARTE SCHALE, WERTVOLLER KERN

Nüsse jeder Art spielen in der antiinflammatorischen Kost eine große Rolle, auch solche, die botanisch gar nicht zu den Nüssen zählen, wie Erdnüsse (Hülsenfrucht) und Cashewkerne (Samen einer Frucht).

Saaten und Kerne gehören hingegen nicht zur Gruppe der MUFA-Lieferanten. Sie enthalten im Gegenteil reichlich Omega-6-Fettsäuren, und wenn Sie etwas gegen Ihre Gelenkschmerzen tun möchten, sollten Sie daher die Finger von Sesam, Sonnenblumenkernen und Co. lassen.

Nüsse haben neben MUFA noch viele weitere Vorzüge. Sie sind kleine, kompakte Gesundheitspakete, in denen sich eine Kombination aus löslichen Ballaststoffen, gesunden Fetten, sekundären Pflanzenstoffen und grünen Proteinen verbirgt. Nüsse helfen nicht nur bei Gelenkbeschwerden, sie sind auch eine Wohltat für Herz und Blutgefäße, was ihren immunstärkenden Eigenschaften geschuldet ist. Wer an Arthritis leidet, trägt zudem ein erhöhtes Risiko für eine Herz-Kreislauf-Erkrankung in sich und kann daher sehr von den kreislaufstärkenden und den LDL-Cholesterinspiegel senkenden Eigenschaften der Nüsse profitieren.

So konnten unter anderem amerikanische Forscher der New Mexico State University belegen, dass der Genuss von Pekannüssen den Cholesterinspiegel auf eine günstige Weise beeinflusste. In einer schon etwas älteren Studie untersuchte man den Effekt der sogenannten Pekannussdiät, die von der American Heart Association empfohlen wurde. Die Probanden deckten 20 Prozent des täglichen Kalorienbedarfs mit Pekannüssen, und es stellte sich heraus, dass sich dies sowohl auf den Cholesterinspiegel als auch auf die Blutfettwerte positiv auswirkte. Auch eine Übersichtsstudie, in der die Resultate verschiedener Untersuchungen zusammengefasst wurden, ergab einen günstigen Effekt auf den

Blutkreislauf. Die Forscher stellten hier fest, dass eine Extraportion Nüsse von 25 bis 30 Gramm pro Woche das Risiko, an einer Herz-Kreislauf-Erkrankung zu sterben, um 8,3 Prozent senkte!

Greifen Sie bei Nüssen also beherzt zu, und haben Sie keine Angst vor dem enthaltenen Fett! Denn die Kombination aus MUFA, Proteinen, Ballaststoffen und langsam verdaulichen Kohlenhydraten ist so sättigend, dass Sie bei den anderen Mahlzeiten automatisch zurückhaltender sein werden. Mit anderen Worten: Man spart die Kalorien an anderer Stelle wieder ein.

Und das wurde auch durch zahlreiche Experimente bestätigt, in denen die Teilnehmer 50 bis 100 Gramm Nüsse täglich verzehrten. Selbst nach mehreren Wochen hatte diese recht große Menge noch keine Auswirkungen auf das Gewicht der Probanden.

Wer sich dennoch bei fettreichen Nüssen zurückhalten möchte, kann auch auf fettarme MUFA-reiche Varianten ausweichen. Hierzu zählen Haselnüsse, Mandeln und Erdnüsse, die nachweislich einen so großen Sättigungseffekt erzielen, dass man ohne Gewichtszunahme täglich problemlos eine gute Handvoll verzehren kann. Ferner ist mir eine Studie bekannt, in der die Probanden acht Wochen zusätzlich zu ihrer normalen Kost täglich etwa 70 Gramm Pekannüsse aßen. Auch hier blieb das Gewicht konstant, und sie konnten sich überdies über einen gesunkenen Cholesterinspiegel freuen.

Es ist übrigens eine gute Idee, die Nusssorten immer wieder zu variieren, denn jede Nuss hat ihre besonderen Vorzüge, auf die man nicht verzichten sollte. Seien Sie etwas kreativ, aber vergessen Sie nicht, dass Produkte wie Nussecken, salzige Erdnüsse oder Nuss-Nugat-Creme natürlich nicht zu den gewünschten Nahrungsmitteln zählen.

Die tägliche Nussration

WIE VIELE NÜSSE PRO TAG?

Das Ziel sind 50 bis 70 Gramm Nüsse täglich. Wer keine Lust hat, sie zu wiegen, kann sie auch zählen:

Cashewkerne: *50 Stück*

Erdnüsse: *20 Stück*

Haselnüsse: *65 Stück*

Kokosnuss, gerieben: *4 Esslöffel*

Macadamianüsse: *20 Stück*

Mandeln: *40 Stück*

Paranüsse: *15 Stück*

Pekannüsse: *30 Nusshälften*

Pistazien: *85 Stück*

Walnüsse: *25 Nusshälften*

WANN?

So können Sie Ihre tägliche Nussration über den Tag verteilen:

MORGENS

Beginnen Sie den Tag mit 3–4 zerstoßenen Walnüssen und einem Hauch Akazienhonig auf Ihrem Skyr (idealerweise ergänzt um 50–100 Gramm Beeren).

MITTAGS

Bestreuen Sie Ihren Salat mit 10–15 Haselnüssen oder Erdnüssen, zum Beispiel Rotkohlsalat mit Orangen und Haselnüssen.

NACHMITTAGS

Genießen Sie einen einfachen Nachmittagssnack, der aus 15–20 Mandeln und einer Banane besteht.

ABENDS

Verwöhnen Sie sich mit einem späten Abendsnack in Form von klein geschnittenem Obst und 1 Esslöffel Kokoschips.

WIE?

- Als knuspriges Topping auf orientalischen Gerichten oder Currygerichten
- Geröstet, zum Beispiel mit Hühnerfleisch oder Lachs im Salat
- Zum Frühstück eine kleine Handvoll zerstoßene Walnüsse über eine Schale Skyr mit Beeren streuen
- Als Zwischenmahlzeit z. B. 25 Mandeln mit einer Banane verzehren
- Ein Müsli mit vielen Nüssen kaufen oder selbst mischen und über eine Portion Dickmilch oder probiotischen Joghurt streuen
- Brot mit einer hochwertigen Erdnussbutter bestreichen

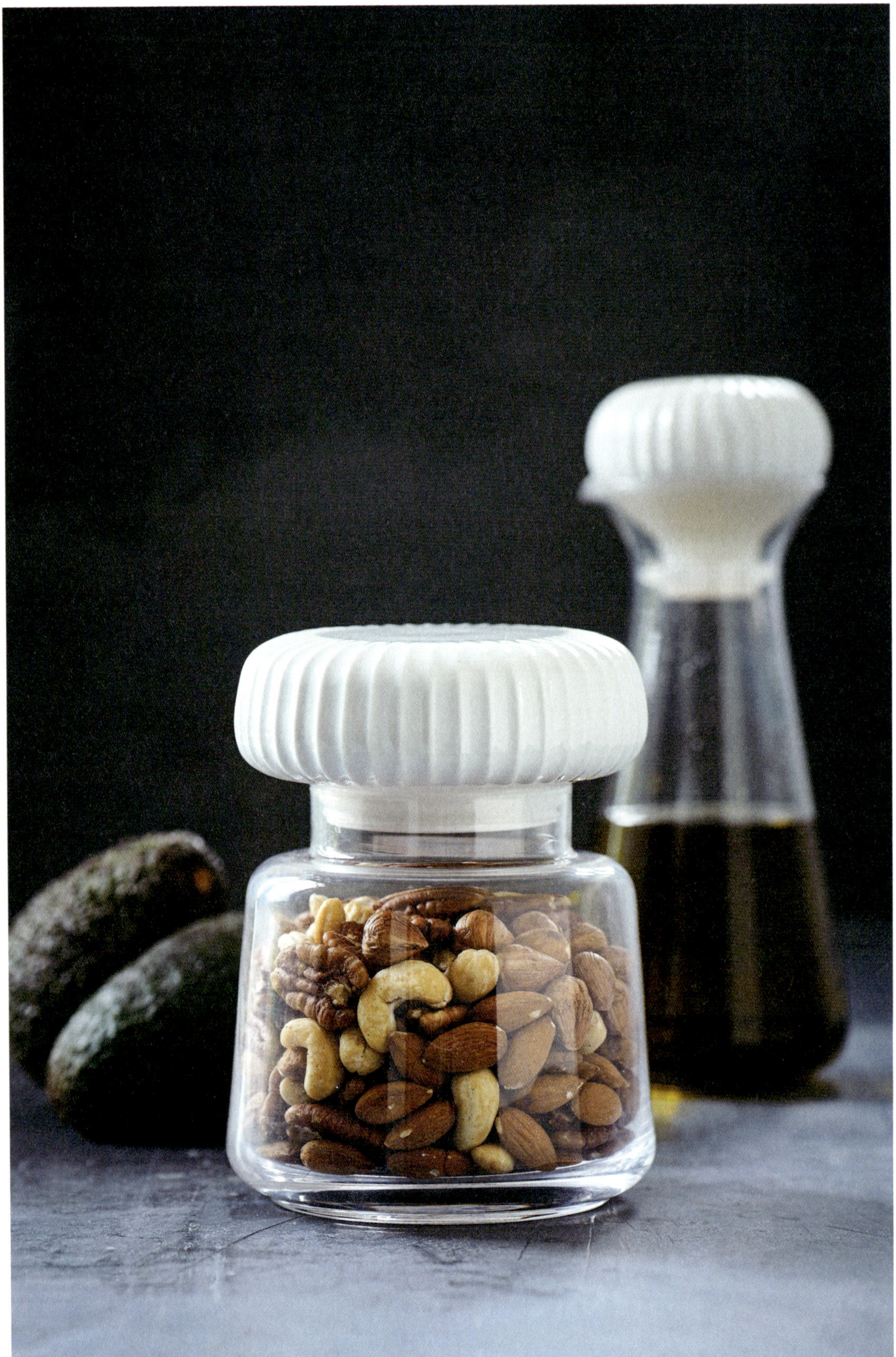

Hervorragende MUFA-Quellen

MUFA-Inhalt pro 100 Gramm

OLIVENÖL: *74,5 Gramm*
Verwenden Sie möglichst kalt gepresstes Olivenöl, das nicht nur besser schmeckt, sondern im Gegensatz zu preisgünstigen Ölen auch Antioxidantien enthält.

RAPSÖL: *60 Gramm*
Perfektes Universalöl, das man für Dressings verwenden kann, wenn man nicht den typischen Olivenölgeschmack haben möchte.

ERDNUSSÖL: *45,5 Gramm*
Es weist eine herzfreundliche Fettsäureverteilung auf und ist reich an Vitamin E und weiteren Antioxidantien. Studien konnten belegen, dass regelmäßig konsumiertes Erdnussöl aufgrund seines hohen Anteils an natürlichen Antioxidantien Entzündungen eindämmen kann.

PEKANNÜSSE: *43,5 Gramm*
Die Fette von Pekannüssen bestehen hauptsächlich aus MUFA. Deshalb sind sie erwiesenermaßen gut fürs Herz.

MAYONNAISE (RAPSÖL): *42,2 Gramm*
Prüfen Sie bei gekaufter Mayo stets die Zutatenliste. Eine gute Mayonnaise ist Rapsöl- oder Olivenöl-basiert.

HASELNÜSSE: *38 Gramm*
Haselnüsse strotzen nur so vor Vitamin E, das unter anderem die Körperzellen vor den aggressiven freien Radikalen schützt. Mit Haselnüssen kommt man leicht auf die erforderliche Menge, denn bereits 30 Gramm decken den Tagesbedarf an Vitamin E.

CASHEWKERNE: *27,5 Gramm*
Cashewkerne kann man zum Beispiel mit ein wenig Salz im Mixer zu einer köstlichen Cashewbutter verarbeiten oder geröstet als Topping über ein Gericht streuen. Wie Studien ergaben, erhöht sich beim Rösten sogar noch der Anteil an immunstärkenden Antioxidantien.

ERDNUSSBUTTER: *27,5 Gramm*
Hochwertige Erdnussbutter besteht einzig und allein aus Erdnüssen und etwas Salz und ist eine wahre Proteinbombe. Erdnussbutter macht schön satt, und sie enthält die zwei wertvollen Antioxidantien Vitamin E und Resveratrol.

MANDELN: *34,5 Gramm*
Mandeln machen schlank! In einer umfassenden Untersuchung aßen die Teilnehmer neben ihrer normalen Kost 60 bis 70 Mandeln täglich. Obwohl sie auf diese Weise mehrere Hundert Kalorien zusätzlich zuführten, konnte bei Körpergewicht und -fettanteil kein Unterschied festgestellt werden. Die Forscher erklärten dies damit, dass Mandeln so stark sättigen, dass man automatisch weniger weitere Kalorien zu sich nimmt.

AVOCADOS: *6,7 Gramm*
Genießen Sie Avocados, wie sie sind, oder verarbeiten Sie sie zu einer köstlichen Guacamole. Beides versorgt Sie mit jeder Menge MUFA und Vitaminen sowie mit Ballaststoffen, die Ihrem Darm guttun.

EIER: *4 Gramm*
Der MUFA-Anteil erscheint Ihnen auf den ersten Blick vielleicht eher gering, doch drei Eier decken bereits 20 Prozent ihres Tagesbedarfs. Als zusätzliches Plus erhalten Sie hochwertige Proteine und eine Reihe wertvoller Vitamine und Mineralien.

DER UNGEKRÖNTE KÖNIG IM REICH DES GEMÜSES

Gemüse ist ein weiterer Grundpfeiler einer antiinflammatorischen Ernährung und sollte mehrmals täglich auf den Tisch kommen. Neben vielen wertvollen Vitaminen, Mineralien und sekundären Pflanzenstoffen liefert es uns nämlich auch Kohlenhydrate, Proteine, Ballaststoffe und – im Falle von Oliven – gesunde Fettsäuren. Avocados gehören botanisch betrachtet zwar zum Obst, doch geschmacklich lassen sie sich wohl eher dem Gemüse zuordnen, weshalb ich auch diese Frucht aufgrund ihrer gesunden Fette an dieser Stelle noch einmal empfehlen möchte.

Die Kaloriendichte im Gemüse ist durchgängig gering. So enthalten 100 Gramm Gemüse deutlich weniger Kalorien als dieselbe Menge an Nudeln, Reis oder anderen stärkehaltigen Beilagen. Wer also viel Gemüse isst, füllt den Magen, ohne sein tägliches Kalorienbudget zu sprengen.

Gemüse rückt entzündlichen Gelenkerkrankungen auf verschiedene Arten zu Leibe. Ein wichtiger Faktor ist sein hoher Vitamin-C-Gehalt, der beim Aufbau von Kollagen, das wiederum den Knorpelaufbau anregt, eine wichtige Rolle spielt. Darauf gehe ich später noch näher ein. Nun soll es aber zunächst um den wichtigsten Bestandteil von Gemüse gehen, und zwar um seinen hohen Gehalt an Antioxidantien.

SO WIRKEN ANTIOXIDANTIEN

Antioxidantien sind chemische Verbindungen, die verhindern, dass andere Substanzen oxidieren. Zu den Antioxidantien gehören Vitamine und Mineralien sowie zahlreiche verschiedene sekundäre Pflanzenstoffe. In der Natur haben sekundäre Pflanzenstoffe (auch Phytochemikalien genannt) die Aufgabe, die Pflanze vor diversen Angriffen von außen zu schützen. Verzehrt man diese pflanzlichen Verteidigungsstoffe, verteilen sie sich im gesamten Körpergewebe und werden Teil des Abwehrsystems unseres Körpers. So entlasten sie das Immunsystem, das auf diese Weise mehr freie Kapazitäten zur Bekämpfung von Entzündungen zur Verfügung hat. Im Endeffekt führt dies dazu, dass der Körper generell gegen Entzündungen besser gewappnet ist.

Pflanzen, auch Gemüsepflanzen, bilden ihre Phytochemikalien selbst. Wie groß die produzierte Menge ist, bestimmen Erbgut und Umweltbedingungen, insbesondere die vorherrschenden Wachstumsbedingungen. Biogemüse, das langsamer und unter härteren Umständen wächst, da seinen Feinden nicht durch Pestizide der Garaus gemacht wird, enthält mehr sekundäre Pflanzenstoffe als konventionell angebautes Gemüse. Der Unterschied ist jedoch nicht so groß, dass man nicht auch durch konventionelles Gemüse ausreichend Phytochemikalien tanken könnte – solange Sie genug davon essen.

In meinen Vorträgen führe ich immer anhand der Karotte vor, wie Antioxidantien wirken. Wenn man einige Tage sehr viele Karotten isst, entwickelt die Haut einen orangefarbenen Schimmer. Grund: Der Pflanzenstoff Betacarotin wandert in die Hautzellen und schützt sie dort vor schädlichen UV-Strahlen.

Ein Hautarzt, der einen dieser Vorträge besuchte, ergänzte dies noch um die Information, dass Karotten ein regelrechtes Sonnenschutzmittel sein können. Er und seine Kollegen hatten errechnet, dass reichlich Betacarotin in der Haut mit einem Lichtschutzfaktor von 3 bis 4 vergleichbar ist. Das wäre also ein um 300 bis 400 Prozent besserer Sonnenschutz als ohne Karotten!

Die Antioxidantien im Gemüse können uns aber auch vor Angriffen der sogenannten freien Radikale schützen. Freie Radikale sind aggressive Sauerstoffmoleküle mit mindestens einem ungepaarten Elektron. Sie sind daher stets auf der Suche nach einem passenden Elektron, um wieder vollständig zu werden. Wenn sie sich aber mit einem anderen Molekül verbinden, können sie dessen Funktion hemmen oder die Moleküle in gewissen Fällen gar zerstören.

Die freien Radikale kann man sogar mit bloßem Auge wüten sehen, wenn sich die Guacamole an der Oberfläche grau oder ein aufgeschnittener Apfel nach und nach braun verfärbt. Es könnten aber genauso gut Ihre Körperzellen sein! Wenn man sich nicht durch den Verzehr von Gemüse ein starkes Immunsystem aufbaut, haben die freien Radikale leichtes Spiel. Die Konsequenz sind massive Entzündungen in den betroffenen Zellen – auch in den Gelenken.

Freien Radikalen komplett aus dem Weg zu gehen, ist allerdings schwierig. Sie kommen sowohl von außen als auch von innen und sind einfach überall zu finden: in der Luft, die wir atmen, in unserem Essen und im Wasser, das wir trinken. Auch durch starke Sonneneinstrahlung, Zigarettenrauch und Umweltverschmutzung können vermehrt freie Radikale im Körper entstehen und schädlich auf ihn einwirken. Darüber hinaus bildet der Körper sie auch selbst.

Solange die Menge an freien Radikalen im Körper niedrig oder moderat ist, besteht allerdings kein Grund zur Sorge, im Gegenteil. In moderater Anzahl sind freie Radikale harmlos und zum Teil sogar gesundheitsfördernd. Dies gilt zum Beispiel für die freien Radikale, die bei der Umwandlung von Kohlenhydraten, Fetten und Proteinen in Energie ganz natürlich entstehen.

Freie Radikale erfüllen zahlreiche nützliche Funktionen, unter anderem wirken einige von ihnen wie ein chemischer Kampfstoff, der krankmachende Bakterien und Viren bei Infektionen unschädlich macht.

Andere freie Radikale sind an der Bildung von hormonähnlichen Botenstoffen beteiligt, die beim Zusammenziehen der Blutgefäße eine Rolle spielen. Schädlich werden die freien Radikale erst, wenn sie in großer Zahl empfindliche Teile unseres Körpers angreifen, zum Beispiel ein Gelenk, das ohnehin schon unter Rheuma leidet.

Wird der Körper von freien Radikalen regelrecht bombardiert und sind es mehr, als der Körper verwenden kann, binden sich die aggressiven Sauerstoffmoleküle an alle Moleküle, die in ihrer unmittelbaren Nähe zugänglich sind. Oft stehen DNA, Cholesterin, verschiedene Enzyme und sogar ganz gewöhnliche Zellmembranen unter Beschuss.

Mit der Zeit können im Körper so viele Zellen geschädigt werden, dass dies ernste Folgen haben kann. Wenn sich beispielsweise die Oberfläche des LDL-Cholesterins durch Oxidation verändert und es so leichter an den Innenwänden der Blutgefäße andocken kann, entstehen dadurch lebensbedrohliche Ablagerungen – die Arterienverkalkung. Diese wiederum lässt das Schlaganfallrisiko markant ansteigen.

Allerdings stellen Angriffe dieser Art für den Körper schon ein Problem dar, lange bevor sich schwere Schäden zeigen. Sie zwingen das Immunsystem nämlich dazu, sich um die Verteidigung seiner Zellen zu kümmern, und für die Bekämpfung der Entzündungen in Ihren Gelenken sind dann keine Kapazitäten mehr frei. Das führt zu verstärkten Gelenkschmerzen.

So beschützen Antioxidantien Ihre Zellen

Der beste Schutz vor freien Radikalen ist ein starkes Immunsystem. Dieses bauen Sie durch einen gesunden Lebensstil auf, insbesondere durch eine an Antioxidantien reiche Ernährung.

Antioxidantien fungieren in Ihrem Körper als passives Abwehrsystem – eine Art Bollwerk gegen angreifende Moleküle. Sie binden sich an die freien Radikale und machen sie unschädlich, bevor sie uns schädigen können. Dadurch hat Ihr Immunsystem mehr Ressourcen zur Bekämpfung Ihrer Gelenkentzündung und anderer Leiden zur Verfügung.

SO GEFÄHRLICH SIND FREIE RADIKALE

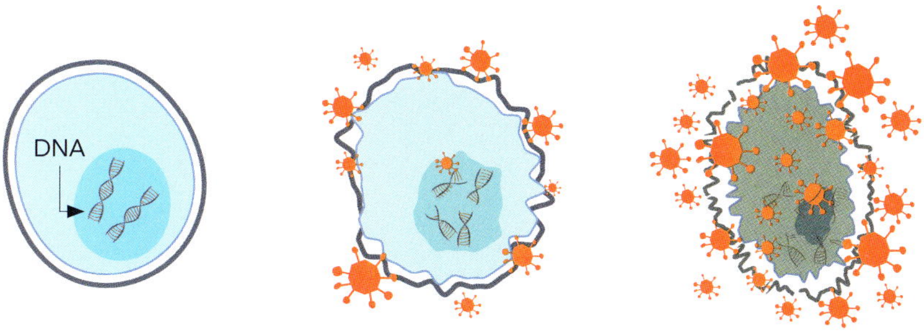

Normale Zelle | *Zelle wird von freien Radikalen angegriffen* | *Zelle mit oxidativem Stress*

Wird eine Körperzelle von freien Radikalen angegriffen, werden dabei die DNS, also die Erbanlage, und alle anderen wichtigen Bestandteile zerstört. Das kann unter anderem dazu führen, dass das gefährliche LDL-Cholesterin noch gefährlicher wird, die Zellmembranen sich auflösen und die Zellen zerstört werden.

SCHUTZ DURCH ANTIOXIDANTIEN

Freie Radikale können durch starke Sonneneinstrahlung, Umweltverschmutzung, Stress und proinflammatorisches Essen entstehen. Antioxidantien aus zum Beispiel Gemüse und Beeren sorgen für eine intakte Zellwand und schützen Zellen dadurch vor freien Radikalen.

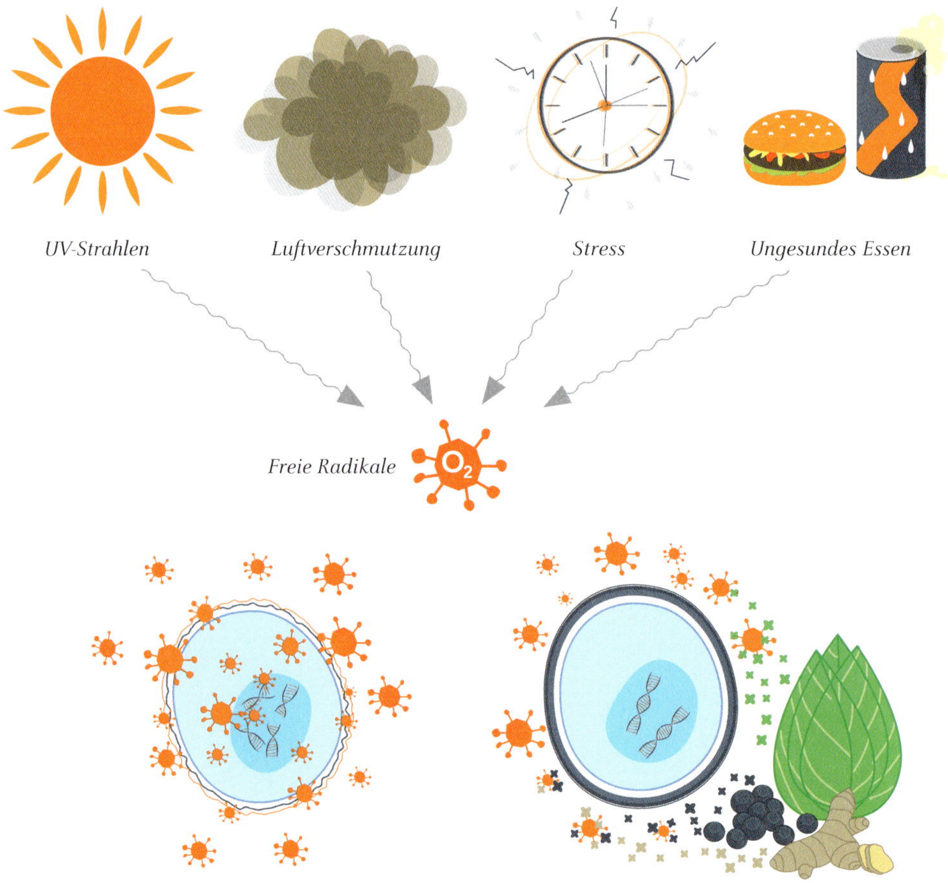

Wenn die Zellmembran beschädigt ist, können freie Radikale eindringen und die Zelle zerstören.

Eine gesunde Zellmembran, die durch Antioxidantien gestärkt wird, ist vor den Angriffen durch freie Radikale geschützt.

WIRKEN ANTIOXIDANTIEN WIRKLICH?

Es gibt zahlreiche Stoffe, die in unserem Körper als Antioxidantien wirken. Schon lange bekannt und beliebt sind Betacarotin sowie die Vitamine C und E. Der Grund: Vor Jahren durchgeführte Tierversuche und kleinere Bevölkerungsstudien hatten gezeigt, dass diese Antioxidantien das Risiko einer Krebs- oder Herz-Kreislauf-Erkrankung reduzieren konnten, wenn sie in großen Mengen eingenommen wurden. Daraufhin wurden tonnenweise Nahrungsergänzungsmittel verkauft, die Schutz vor freien Radikalen versprachen.

In den letzten Jahren bekam diese Hoffnung allerdings einen gehörigen Dämpfer. Umfassende Langzeitstudien konnten nämlich nicht bestätigen, dass die genannten Vitamine einen gesundheitsfördernden Effekt hatten. Im Gegenteil. In den 1980er-Jahren fand man heraus, dass eine gesteigerte Zufuhr von Betacarotin bei Rauchern sogar das Lungenkrebsrisiko erhöhte.

Lassen Sie sich nun aber nicht vom Verzehr von Karotten abschrecken! Nicht die natürlichen Lebensmittel sind gefährlich, sondern unbedacht überdosierte Supplemente. Jüngste Studien ergaben, dass gewisse Antioxidantien, die in übergroßen Dosen eingenommen werden, den gegenteiligen Effekt haben und als Prooxidantien wirken. Sie erhöhen den oxidativen Stress und die Bildung freier Radikale. Die meisten Ernährungsforscher, ich inklusive, sind daher sehr vorsichtig damit, die Einnahme einzelner Supplemente in großen Mengen zu empfehlen.

Doch wie kann es sein, dass eine konzentrierte Zufuhr einzelner Antioxidantien entweder wirkungslos oder im schlimmsten Fall sogar schädlich sein kann? Der Grund ist, dass unser Immunsystem äußerst komplex ist und von vielen verschiedenen Faktoren beeinflusst wird. Ebenso wie eine Kette nie stärker ist als ihr schwächstes Glied, braucht unser Abwehrsystem eine breite Palette verschiedener Antioxidantien, die erst in einem komplexen Zusammenspiel ihre Wirkung voll entfalten. Die Antioxidantien in natürlichen Lebensmitteln sind ein gut eingespieltes Team, in dem jedes aber nur in Kooperation mit den anderen sein Potenzial ganz ausschöpfen kann.

Wird der Körper etwa durch Zigarettenrauch oder Abgase mit krebserregenden Stoffen konfrontiert, können diese durch gewisse antioxidativ wirkende Pflanzenstoffe, die die freien Radikale neutralisieren, entschärft werden. Andere Antioxidantien sind in der Lage, freie Radikale daran zu hindern, sich mit dem Erbgut (also der DNS) zu verbinden, oder Zellen von Schadstoffen zu reinigen.

Nochmals möchte ich die Karotte als Beispiel anführen. Sie enthält bekanntlich reichlich Betacarotin; es gibt allerdings auch andere Carotinoide mit stark antioxidativer Wirkung. Während sich das Betacarotin aus den Karotten zum Beispiel in der Außenwand der Zellen positioniert, wandert das Carotinoid der Tomate – das Lycopin – ins Innere der Zellmembran. Weitere Carotinoide platzieren sich mitten in der Zelle oder auch außerhalb dieser. Auf diese Weise erhält die Zelle einen Rundumschutz, der durch Zufuhr nur eines Carotinoids in hoher Dosis nicht zu erzielen ist.

Angesichts des faszinierenden Zusammenspiels der Antioxidantien liegt es auf der Hand, dass ein starkes Immunsystem nur durch eine ausgewogene Ernährung erreicht werden kann. Um Gelenkprobleme in den Griff zu bekommen, sollte man täglich 750 Gramm bis 1 Kilo Obst und Gemüse zu sich nehmen. Den Großteil sollte hier das Gemüse ausmachen (es sei denn, man arbeitet körperlich oder treibt viel Sport), um sich unnötige Kalorien aus natürlichen Fruchtzuckern zu ersparen.

Meine Empfehlungen gehen also weit über offizielle Ernährungsempfehlungen à la »5 am Tag« hinaus. Denn nur durch große Mengen an Gemüse stellen Sie sicher, mit all den essenziellen Nährstoffen versorgt zu werden, die das Pflanzenreich zu bieten hat und die Ihnen bei der Linderung Ihrer Gelenkschmerzen helfen.

Gesunder Darm = starkes Immunsystem

Neuere Studien weisen darauf hin, dass Antioxidantien nicht nur oxidative Schäden im Körper verhindern und dadurch das Immunsystem entlasten können, sondern auch einen positiven Einfluss auf die Darmflora haben. Eine gesunde Darmflora ist ebenfalls eine Stütze fürs Immunsystem und hilft so indirekt bei der Bekämpfung von Rheuma.

Wenn Sie die nützlichen Bakterien in Ihrem Darm gut pflegen, können sich also auch Ihre Gelenke freuen. Neben ballaststoffreichem Essen und Speisen mit lebenden Bakterienkulturen tun auch die Antioxidantien aus Obst und Gemüse Ihren Darmbakterien gut. Insbesondere die sogenannten Actinobakterien, zu denen auch die etwas bekannteren Bifidobakterien gehören, profitieren von einer ordentlichen Portion Antioxidantien aus beispielsweise blauen oder roten Beeren.

Die von diesen Bakterien gebildeten Enzyme werden von den in Beeren (oder verschiedenen Kohlsorten) enthaltenen Antioxidantien in immunregulierende Stoffe umgewandelt. Diese helfen dabei, dass aus dem Zusammenspiel zwischen gesunder Kost und nützlichen Darmbakterien ein feuriger Cocktail entsteht, der Entzündungen hemmen und in gewissen Fällen sogar Krebs vorbeugen kann.

ES IST GANZ LEICHT

Im ersten Moment erscheint es vielleicht utopisch, regelmäßig so große Gemüsemengen essen zu müssen, doch mit der richtigen Einstellung klappt es auf jeden Fall. Wenn meine Klienten es schaffen, schaffen Sie es auch!

Damit Sie sich besser vorstellen können, was die einzelnen Gemüsesorten wiegen, hier einige Beispiele:

- 1 große Salatgurke = 400 g
- 1 Handvoll kleine Tomaten = 100 g
- 1 große Paprikaschote = 175 g (geputzt)
- 1 kleines Bund grüner Spargel = 250 g (geputzt)
- 1 mittelgroße Zucchini = 250 g

Um auf ein ganzes Kilo zu kommen, schlage ich vor, bei jedem Gericht das Gemüse in den Mittelpunkt zu stellen und vor dem Kochen zunächst zu überlegen, welche Gemüsesorten Sie verwenden möchten. Anschließend können Sie dann die passende Protein- (Fleisch oder Fisch) und Stärkequelle (z. B. Kartoffeln, Reis, Nudeln oder Brot) auswählen.

Geben Sie den Schwergewichten unter den Gemüsesorten den Vorzug, wie Kohl oder Wurzelgemüse, denn dann wiegt eine Portion gleich schon ihre 200 bis 250 Gramm. Luftige Salate sind zwar voluminös, bringen aber ansonsten nicht viel auf die Waage. Bereiten Sie möglichst gleich große Portionen Coleslaw, Rotkohlsalat oder Salat aus geriebener Roter Bete zu, damit Sie mehrere Tage etwas davon haben. Das spart Zeit und macht es leichter, auf die gewünschte Gemüsedosis zu kommen. Sie können auch Zwischenmahlzeiten in Form von beispielsweise Snackgemüse und einem Skyr-Dip einschieben. Um sicherzugehen, dass Sie auf das erforderliche Kilo kommen, sollten Sie aufschreiben, wie viel Gemüse Sie bei jeder Mahlzeit gegessen haben, und dies im Laufe des

Tages zusammenrechnen. So umgehen Sie, dass kurz vor dem Schlafengehen noch 750 Gramm fehlen.

Wer bisher kein großer Gemüseesser war, sollte vorsichtig starten, um den Magen-Darm-Trakt nicht zu überfordern. Tasten Sie sich langsam heran, und achten Sie auf die Signale, die Ihnen Ihr Körper sendet. Eine leichte Gasbildung ist ganz in Ordnung und ein Zeichen dafür, dass Ihre Darmbakterien fleißig arbeiten. Bauchschmerzen oder starke Blähungen deuten allerdings darauf hin, dass Ihr Körper sich noch in der Eingewöhnungsphase befindet und sich mit der neuen grünen Kost erst anfreunden muss.

DIE KRAFT IM KOHL

Um Ihrem Immunsystem für die Bekämpfung von Entzündungen noch einen zusätzlichen Kick zu geben, sollten Sie einen Teil Ihres Antioxidantienbedarfs mit besonders potenten Gemüsesorten decken. Zwischen dem Potenzial einer Gurke und dem von Brokkoli respektive eines Apfels und einer Schale Blaubeeren liegen nämlich Welten. Kohl ist ein wahrer Experte bei der Stärkung Ihres Immunsystems, und das gilt nicht nur für Brokkoli, sondern auch für Rosenkohl, Blumenkohl, Grünkohl und alle anderen kraftstrotzenden Kohlsorten. Sie belegen die Topplätze im Reich der Nahrungsmittel.

Kohl ist reich an Ballaststoffen und somit ein Segen für Ihre Verdauung. Er enthält überdies viel Vitamin C, das dem Körper bei der Eisenaufnahme hilft. Zudem ist Vitamin C ein zentraler Baustein beim Aufbau starker Gelenke.

Doch auch darüber hinaus hat der Kohl ungeahnte Fähigkeiten. Große Bevölkerungsstudien zeigten: Kohl kräftigt das Immunsystem so sehr, dass Herz-Kreislauf-Erkrankungen und sogar verschiedene Krebserkrankungen weniger häufig auftreten. Ähnlich effektiv ist Kohl bei Gelenkentzündungen, die sich mit einem entlasteten Immunsystem besser bekämpfen lassen. Es lohnt sich also, das potente Gemüse häufig auf den Speiseplan zu setzen. Dass Kohl eine Klasse für sich ist, liegt an einer Gruppe von sekundären Pflanzenstoffen, die Balsam für das Immunsystem sind – unter anderem Glucoraphanin. Wird Kohl gehackt oder gekaut, wandeln Enzyme das Glucoraphanin in Sulforaphan um, das wiederum in der Lage ist, die in den betroffenen Gelenken vorkommenden Zellzerstörungen indirekt zu verhindern. Die zugrunde liegenden biochemischen Prozesse sind ungeheuer komplex und werden von Wissenschaftlern weltweit noch intensiv erforscht. In diversen Versuchen konnte jedoch bereits nachgewiesen werden, dass Sulforaphan zusammen mit anderen »Kohlstoffen« Zellschädigungen und Entzündungen eindämmen kann, wie sie etwa bei vielen Gelenkerkrankungen auftreten.

Um besonders viele der nützlichen Stoffe freizusetzen, ist es wichtig, den Kohl gut zu kauen.

KOHL SCHONEND ZUBEREITEN

Um bestmöglich von den Inhaltsstoffen des Kohls (und weiterer Gemüsesorten) profitieren zu können, sollte längeres Kochen oder längere Hitzeeinwirkung vermieden werden. Wie Studien der University of Warwick belegen, verliert Brokkoli bei einer Kochzeit von 30 Minuten nicht nur seine knackige Konsistenz, auch drei Viertel der wertvollen Pflanzenstoffe gehen verloren. Kochen Sie ihn dagegen nur fünf Minuten, bleibt der Verlust mit 20 bis 30 Prozent verschmerzbar. Idealerweise dämpfen oder pfannenrühren Sie Ihr Gemüse oder garen es einige Minuten in der Mikrowelle. Denn dann ist der Verlust nur minimal. Gleiches gilt für die Aufbewahrung: Bei Zimmer- oder Kühlschranktemperatur reduziert sich der Nährstoffgehalt kaum.

Ist Kohl etwa giftig?

Die sekundären Pflanzenstoffe im Kohl bergen ein großes immunstärkendes Potenzial und können, wie Versuche mit Menschen, Tieren und in Petrischalen zeigten, unter anderem das Wachstum von Krebszellen verlangsamen. Dies ist hauptsächlich darauf zurückzuführen, dass die Pflanzenstoffe als Antioxidantien wirken.

Einige Forscher haben jedoch die Theorie, dass gewisse Bitterstoffe im Kohl für den Menschen eigentlich giftig sind und dass diese »Kohlvergiftung« das Immunsystem des Körpers aktiviert. Die Aktivierung wiederum führt zu einer Kräftigung des Körpers. Es ist ähnlich wie bei intensivem Sport, der den Organismus kurzzeitig schwächt, was aber nachfolgend zur Stärkung des Abwehrsystems führt.

Sie können Kohl auch roh verzehren, sollten ihn dann aber raspeln, salzen und kräftig durchmassieren. Das macht ihn leichter verdaulich, und Sie produzieren weniger übelriechende Winde.

Noch ein Punkt, der zu beachten ist: Bereits zerkleinertes Gemüse sollte nicht lange auf dem Schneidebrett liegen bleiben. Wie Untersuchungen zeigen, verschwinden nach sechs Stunden in einer Salatbar bis zu 75 Prozent der gesunden Inhaltsstoffe. Wer beispielsweise ein Wokgericht zubereiten möchte, sollte das Gemüse deshalb erst kurz vor der Zubereitung klein schneiden. Alternativ können Sie es sofort nach dem Zerkleinern in einem Behälter luftdicht verschließen und bis zur Verwendung in den Kühlschrank stellen.

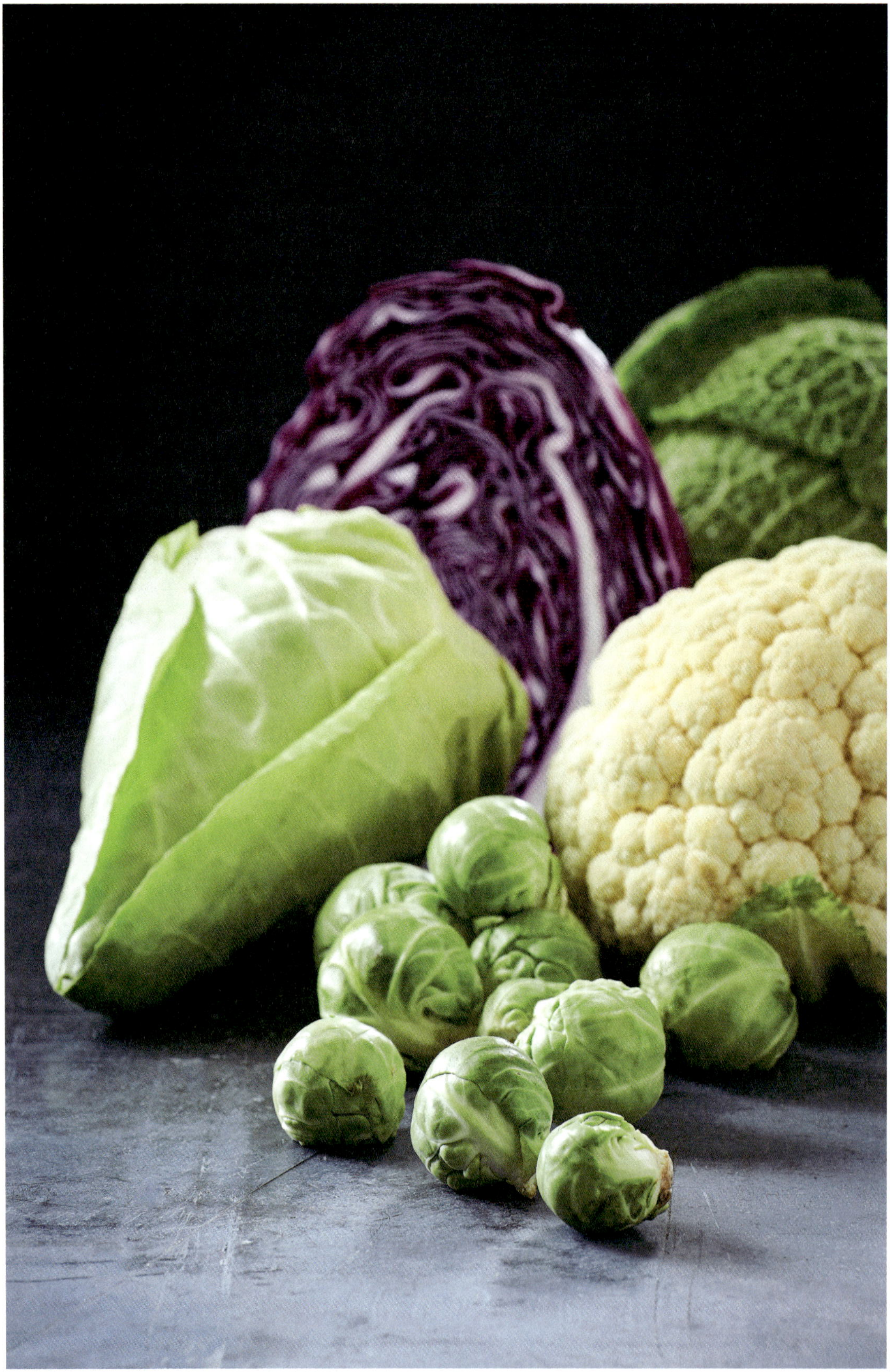

Acht wertvolle Kohlsorten

BROKKOLI

Er strotzt nur so vor sekundären Pflanzenstoffen und stärkt aufgrund seines hohen Vitamin-C-Gehalts nicht nur die Gelenke, sondern auch die Sehnen. 50 Gramm Brokkoli decken bereits den empfohlenen Tagesbedarf an Vitamin C.

BLUMENKOHL

Essen Sie Blumenkohl möglichst roh, um das enthaltene Allicin, das wichtigste Antioxidans des Blumenkohls, bestmöglich zu bewahren. Sie können Blumenkohl zum Beispiel als Abendsnack in Form von rohen oder leicht blanchierten Blumenkohlröschen, kombiniert mit einem leicht gewürzten Joghurtdip verzehren. Sie können den Kohl in der Küchenmaschine auch zu »Blumenkohlreis« zerkleinern.

GRÜNKOHL

Schon einmal einen Smoothie mit Grünkohl probiert? Dann wird es Zeit! Grob gehackt eignet sich Grünkohl auch gut für Salate, und er lässt sich prima dünsten. Es empfiehlt sich, ihn mit fettreichem Fisch zu kombinieren.

ROSENKOHL

Der kräftige Duft und Geschmack des Rosenkohls deutet schon auf seine vielen gesunden Pflanzenstoffe hin. Studien zeigen, dass diese Stoffe nicht nur Krebszellen an der Ausbreitung hindern, sondern auch Entzündungen in Gelenken und Sehnen eindämmen können. Zudem profitieren die Sehnen vom hohen Vitamin-C-Gehalt, der die gewebestärkenden Kollagene fördert und die Gelenke dadurch stützt.

ROTKOHL

Die gesundheitlichen Vorzüge von Rotkohl sind enorm, nicht zuletzt wegen seines hohen Gehalts an sekundären Pflanzenstoffen. Aber Finger weg von Rotkohl aus dem Glas, der viel seiner Kraft eingebüßt hat und oft auch Zucker enthält. Raspeln Sie lieber frischen Kohl und verwandeln Sie ihn mit Orangen und Nüssen in einen köstlichen, immunstärkenden Rohkostsalat.

SPITZKOHL

Geraspelter, roher Spitzkohl eignet sich sehr gut für Salate, die feinen Streifen können aber auch als Nudelersatz dienen. Auf diese Weise können Sie in Gerichte, die normalerweise ganz ohne Gemüse zubereitet werden, eine große Kohldosis integrieren und sparen zugleich viele Kalorien.

WEISSKOHL

Lassen Sie sich durch die blasse Farbe nicht täuschen – auch Weißkohl enthält zahlreiche Antioxidantien, wie Isothiocyanate und Indole. Darüber hinaus ist er sehr kalorienarm und enthält so viel Vitamin C, dass bereits 150 Gramm Weißkohl den Tagebedarf decken.

WIRSING

Neben massenweise Vitamin C enthält Wirsing auch jede Menge Betacarotin, die beide für eine Stärkung des Immunsystems sorgen. Dank des niedrigen Gehalts an Kalorien und des hohen Gehalts an Ballaststoffen ist er ein echter Schlankmacher.

BLAUE BEEREN – DIE SUPERSTARS IM REICH DER FRÜCHTE

Während unter den Gemüsesorten der Kohl mit seinen vielfältigen Varianten die Hitliste anführt, wenn es um die entzündungshemmende Wirkung geht, sind im Reich der Früchte die Beeren die absoluten Superstars. Schwarze Johannisbeeren, Heidelbeeren und Brombeeren besitzen ein besonders großes Potenzial, doch auch Steinobst wie Pflaumen und dunkle Kirschen haben Starqualitäten.

Im botanischen Sinn ist die Beere eine Schließfrucht mit einer Fruchtwand, die ein saftiges Fruchtfleisch umschließt und meist viele hartschalige Samen enthält. Weintrauben, Johannisbeeren und Stachelbeeren zählen dazu; Himbeeren und Brombeeren (Sammelsteinfrüchte) sowie Erdbeeren (Sammelnussfrucht) gehören zwar genau genommen nicht zu den Beeren, werden aber aufgrund ihrer äußeren Form dennoch unter dem Begriff Beerenobst zusammengefasst. Die gesundheitsfördernde Wirkung hängt nicht von der biologischen Klassifizierung, sondern von der Farbe der Beeren ab. Am gesündesten sind Beeren, die reich an blau-violetten Pflanzenfarbstoffen sind, den sogenannten Anthozyanen.

Tierversuche haben gezeigt, dass diese dunklen Pflanzenfarbstoffe bei der Bekämpfung von entzündlichen Gelenkerkrankungen gute Dienste leisten. Zudem haben spanische Forscher nachweisen können, dass die Einnahme von Anthozyanen das Fortschreiten von Rheuma verlangsamen und Schmerzen und Schwellungen an den betroffenen Gelenken reduzieren kann.

Neben den positiven Effekten bei Rheumabeschwerden hat der Genuss von Beeren aber noch weitere Vorteile. In größeren Mengen verzehrt, stärken sie den gesamten Körper. Im gleichen Maße wie Anthozyane die Beeren vor Oxidation und Mikroorganismen schützen, können sie auch den Menschen vor Krankheiten bewahren. Rheuma, Herz-Kreislauf-Erkrankungen, Krebs, Falten, grauer Star und Harnwegsinfektionen sind nur einige der Leiden, vor denen Beeren uns schützen können – und zwar in einem Grad, der eine medizinische Behandlung gegebenenfalls überflüssig macht.

Studien haben darüber hinaus ergeben, dass eine großzügige Dosis Heidelbeeren vor einem intensiven Training die damit einhergehende Zerstörung von Muskelgewebe reduzieren und die Regeneration fördern kann. Der dänischen Marathonläuferin Anne Baumeister habe ich deshalb empfohlen, in den trainingsreichen Monaten vor den Olympischen Spielen in Rio einige Stunden vor dem Intervalltraining reichlich Heidelbeeren zu verzehren. Dieser Rat wendet sich aber nicht nur an Leistungssportler, sondern an alle, die nach einem harten Training schneller regenerieren möchten.

Auch andere Beeren haben großes Potenzial bei der Vorbeugung gegen Krankheiten. Weil sie Schmerzen lindern und allgemein sehr gesund sind, sollte man möglichst viele Beeren in seine Ernährung integrieren. Zur Schmerzlinderung empfehle ich mindestens 100 Gramm Beeren pro Tag, und zwar nicht nur Heidelbeeren, sondern alle blau-violetten Beeren. Betrachten Sie die 100 Gramm nur als grobe Richtschnur, denn grundsätzlich gilt: Je mehr Beeren Sie essen, desto besser.

Jeden Tag ein paar große Handvoll Beeren als Snack zu essen, ist die einfachste Art, viele der leckeren Früchte in den Speiseplan zu integrieren. Es gibt aber noch diverse andere Möglichkeiten, hier heißt es, kreativ zu sein. Auf der folgenden Seite finden Sie ein paar Anregungen.

So kommen Sie auf 100 Gramm Beeren täglich

- Verleihen Sie grünen Blattsalaten mit frischen Beeren – insbesondere kleinen, runden Beeren wie Heidelbeeren und schwarzen Johannisbeeren – zusätzlichen Pfiff.
- Essen Sie Beeren als Zwischenmahlzeit. Sie können zum Beispiel morgens 50 bis 75 Gramm gemischte Tiefkühlbeeren in eine Schale füllen, etwas Skyr darübergeben und das Ganze in den Kühlschrank stellen. Dann steht am Nachmittag ein leckerer Zwischensnack bereit, evtl. mit einem Löffel Müsli dazu.
- Starten Sie den Tag auf der Überholspur, indem Sie frische oder TK-Beeren mit einer Banane, etwas Dickmilch und nach Belieben ein paar Nüssen zu einem Smoothie mixen.
- Genießen Sie Beeren einfach pur, ergänzen Sie Ihr Frühstück zum Beispiel um ein paar Erdbeeren oder stellen Sie nachmittags eine Schale Beeren zum Naschen auf den Schreibtisch.
- Auch durch Konfitüre kann man sich gut mit Beeren versorgen, wichtig sind nur ein hoher Frucht- und ein niedriger Zuckergehalt. Greifen Sie deshalb am besten zu zuckerreduzierten Produkten, die Sie nicht mit zusätzlichen Kalorien belasten.
- Essen Sie Beeren auch zum Abendessen – zum Beispiel in Form von Preiselbeeren oder Johannisbeergelee zu Fleischgerichten.
- Runden Sie das Abendessen auch einmal mit einem beerenlastigen Fruchtsalat ab und servieren Sie dazu ein wenig fettarmen griechischen Joghurt mit Vanille. Alternativ rote Grütze mit etwas Milch genießen. Aber auch hier mit dem Zucker sparsam sein.

DIE KRAFT DER BEEREN BEWAHREN

Beeren lassen sich sehr gut im Kühlschrank aufbewahren. Eine kürzlich veröffentlichte Studie hat nachweisen können, dass ihr Gehalt an Antioxidantien dort nicht schrumpft. Im Gegenteil – während die Beeren im Kühlschrank langsam weiter reifen, scheint er sogar anzusteigen. Doch auch wenn Beeren bei Zimmertemperatur aufbewahrt werden, besteht kein Grund zur Sorge. Zwar reduziert sich ihre Haltbarkeit, doch solange die Beeren nicht verderben, bleibt ihr Gehalt an Antioxidantien gleich oder erhöht sich mit zunehmender Reife noch.

Wer Beeren gern in großen Mengen lagern möchte, sollte sie einfrieren. Untersuchungen haben gezeigt, dass der Nährstoffgehalt von TK-Beeren sich von dem frischer Beeren kaum unterscheidet. Zwar verlieren die Früchte einen Teil ihrer Vitamine und Antioxidantien, doch das dauert Monate und geschieht nur ganz langsam. Aus diesem Grund sollte man sein Beerenlager mit Datum versehen und immer zuerst die älteren Portionen verzehren.

Leider nehmen gewisse Vitamine und Mineralien beim Kochen, Einmachen und Trocknen aber Schaden. Insbesondere die C-Vitamine sind gegenüber äußeren Einwirkungen sehr empfindlich. Sie werden beim Kochen teilweise ausgespült und landen dann mit dem Kochwasser im Ausguss, oder sie werden durch längere Lagerung zerstört. Letzteres macht jedoch die dabei ansteigende Menge an Antioxidantien wieder wett.

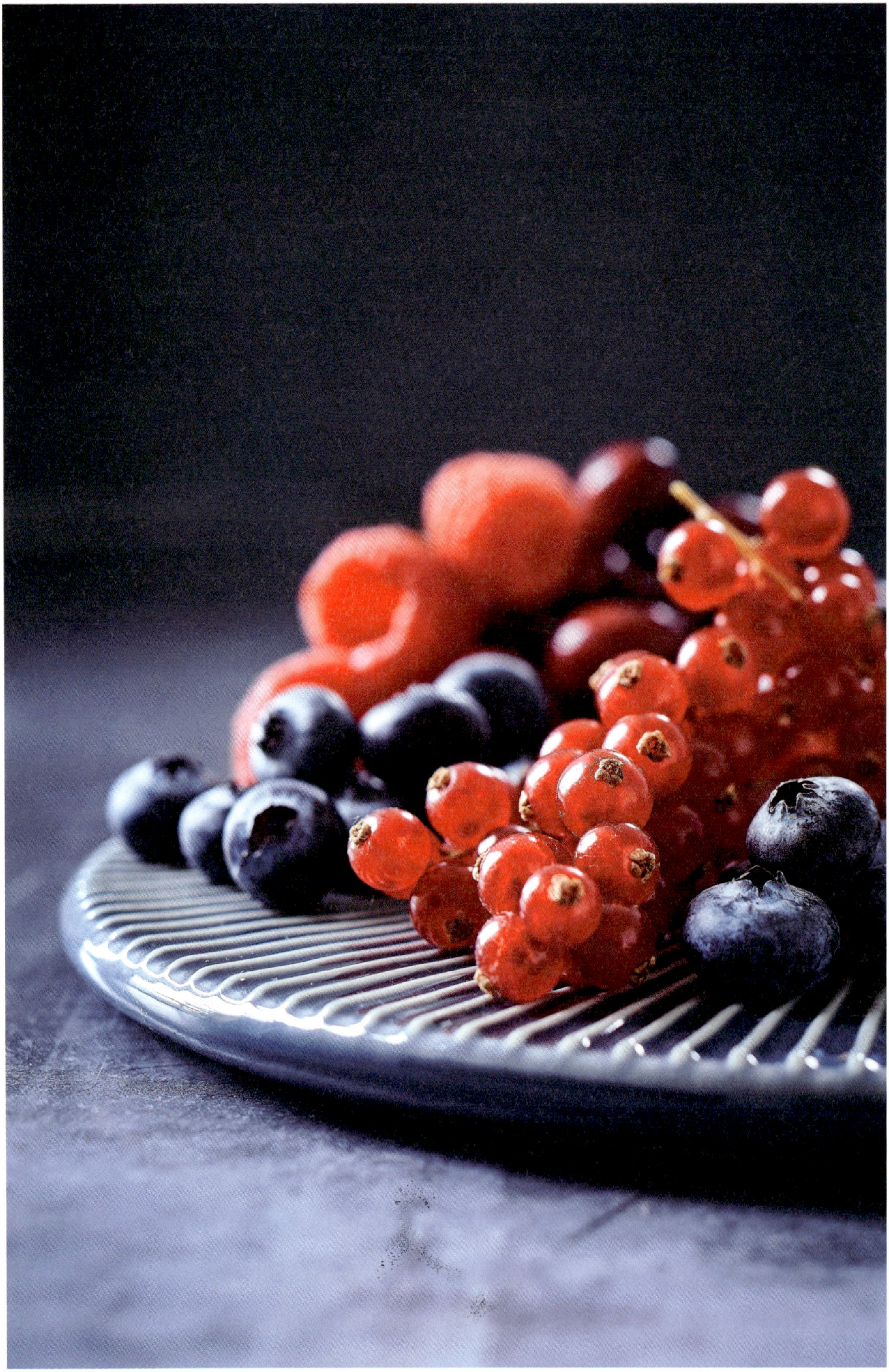

Neun bärenstarke Beeren

HEIDELBEEREN

Sie strotzen geradezu vor Antioxidantien (auch Heidelbeeren mit weißem Fruchtfleisch). Sie enthalten knapp unter 3 Gramm Ballaststoffe pro 100 Gramm und ebenso viel Vitamin C wie eine Zitrone. Studien belegen, dass Heidelbeeren altersbedingtem Gedächtnisverlust vorbeugen können. Versuche mit Ratten zeigten zudem, dass der Verzehr von Heidelbeeren die Hirnfunktion verbessert.

BROMBEEREN

Hier ist der Vitamin-C-Gehalt eher bescheiden, doch das kompensieren ein beeindruckender Ballaststoffgehalt und große Mengen an immunstärkendem Vitamin E. Brombeeren sind zudem prall gefüllt mit Stoffen, die die Sehfähigkeit verbessern und Nachtblindheit entgegenwirken. Ihre Antioxidantien helfen dem Auge unter anderem dabei, sich wechselnden Lichtverhältnissen anzupassen. Wie einzelne Studien zeigen, schützen sie auch vor dem grauen Star.

HIMBEEREN

Mit nur 100 Gramm Himbeeren decken Sie bereits 20 Prozent Ihres täglichen Ballaststoffbedarfs und 30 Prozent des Bedarfs an Vitamin C. Als zusätzliches Plus können Sie sich über jede Menge stärkende sekundäre Pflanzenstoffe freuen.

HOLUNDERBEEREN

Sie sind mit 6,5 Gramm je 100 Gramm die Spitzenreiter in Bezug auf den Gehalt an Ballaststoffen. Man sollte jedoch nur reife Beeren verwenden und muss diese kochen, um ihre potenziell giftigen Inhaltsstoffe zu neutralisieren. Lecker sind eine Fruchtsuppe oder ein Holunder-Toddy. Dieses wunderbare Heißgetränk aus Holunderbeersaft und leckeren Gewürzen enthält ebenso wie die Fruchtsuppe viel Vitamin C, welches zusammen mit den Anthozyanen ein hervorragendes Bollwerk gegen Krankheiten bildet.

KIRSCHEN

Die Kirsche zählt wie die Himbeere zu den Rosengewächsen und ist eigentliche keine Beerenfrucht. Sie ist aufgrund des hohen Gehalts an sekundären Pflanzenstoffen aber eine wirksame Waffe gegen Entzündungen. Sauerkirschen enthalten besonders viele der nützlichen Anthozyane.

CRANBERRYS/PREISELBEEREN

Diese herben Früchte schützen uns mit ihren aktiven Pflanzenstoffen vor Harnwegsentzündungen oder lindern diese, indem sie schädliche Bakterien daran hindern, sich an den Wänden der Harnwege festzusetzen. Die Bakterien werden einfach wieder aus dem System gespült und können keinen Schaden verursachen. Studien ergaben, dass sich bei einer vorbeugenden Einnahme von Cranberrys das Risiko einer Blasenentzündung um fast 50 Prozent reduzierte.

MOLTEBEEREN

Was den Vitamin-C-Gehalt angeht, liegen die Moltebeeren hinter den schwarzen Johannisbeeren auf Platz zwei. Zudem enthalten sie antibakteriell wirkende Stoffe, die dabei helfen können, E.-coli-Bakterien (verursachen Darmentzündungen), Pseudomonas (verursachen Lungenentzündung) und Staphylokokken (verursachen u. a. Lebensmittelvergiftung) den Garaus zu machen.

SCHWARZE JOHANNISBEEREN

Der Ballaststoffgehalt ist fast so hoch wie bei den Holunderbeeren, und auch in Bezug auf den Vitamin-C-Gehalt sind schwarze Johannisbeeren unschlagbar: Sie schenken uns dreimal so viel Vitamin C wie eine Orange, und nur 40 Gramm schwarze Johannisbeeren decken bereits unseren Tagesbedarf. Allerdings enthalten sie viele Kohlenhydrate und damit auch viele Kalorien.

ROTE JOHANNISBEEREN

Auch sie sind reich an Vitamin C und Anthozyanen. Sie weisen ebenso viel Vitamin C auf wie eine Zitrone, allerdings deutlich mehr Ballaststoffe. Vitamin C ist unter anderem ein wichtiger Baustein bei der körpereigenen Kollagenherstellung. Kollagen ist wiederum Hauptbestandteil von Haut, Haaren, Nägeln und Bindegewebe und ist daher für die Entwicklung starker Gelenke und Sehnen von großer Bedeutung.

AUSGEWOGENHEIT IST DAS A UND O

Ich habe zwar, wie unschwer zu erkennen ist, eine große Schwäche für Kohl und Beeren. Das bedeutet aber nicht, dass anderes Obst und Gemüse für unsere Gelenke bedeutungslos wäre. Es gibt zahlreiche Lebensmittel, die mit ihrer Kraft unser Immunsystem stärken und den Körper bei der Bekämpfung von Gelenkbeschwerden unterstützen können. Wie intensiv ein Lebensmittel freie Radikale bekämpft, lässt sich sogar mit einer wissenschaftlichen Methode ermitteln, die die antioxidative Fähigkeit oder Kapazität von Nahrungsmitteln misst.

Diese Kapazität wird in einem Wert angegeben, der sich ORAC (Oxygen Radical Absorbance Capacity = Fähigkeit zum Abfangen von Sauerstoffradikalen) nennt. Je höher der ORAC-Wert, desto mehr Antioxidantien enthält das jeweilige Lebensmittel.

Die Analysemethode hat uns viele interessante Erkenntnisse beschert. Um reich an Antioxidantien zu sein, muss Obst zum Beispiel nicht unbedingt frisch oder unverarbeitet sein. So liegt der ORAC-Wert von 100 Gramm frischen Pflaumen bei etwa 950, während die gleiche Menge Trockenpflaumen einen Wert von fast 6000 aufweist. Ähnliches gilt für Trauben, deren ORAC-Wert in frischem Zustand etwa 450, in der Trockenform (Rosine) jedoch knapp 3000 beträgt. Das liegt daran, dass die Flüssigkeit der Früchte, die keine Antioxidantien enthält, beim Trocknen verschwindet und sich die Konzentration an Antioxidantien dadurch erhöht. Manko ist allerdings, dass durchs Trocknen auch die Zuckerkonzentration steigt. Rosinen enthalten deshalb genauso viel Zucker wie Weingummi.

Offizielle Empfehlungen für die Tagesdosis von ORAC-Einheiten gibt es nicht. Ich motiviere meine Klienten jedoch zu einer Zufuhr von mindestens 5000 ORAC-Einheiten pro Tag. Noch besser sind 8000 bis 10 000, insbesondere wenn man stark unter Gelenkproblemen, Herz-Kreislauf-Erkrankungen oder Diabetes leidet. Auch wenn Sie intensiv Sport treiben, ist diese Menge empfehlenswert, da es nach körperlicher Belastung in den beanspruchten Gewebebereichen zur vermehrten Bildung von freien Radikalen kommt und Lebensmittel mit einem hohen ORAC-Wert dem eben entgegenwirken.

Allerdings reicht es nicht aus, sich aus der ORAC-Tabelle (s. Seite 79) einfach ein oder zwei Lebensmittel herauszupicken, denn ein gesundheitlicher Vorteil entsteht nur durch Vielfalt. Um vom komplexen Zusammenspiel der Antioxidantien bestmöglich profitieren zu können, sollten Sie also so viele unterschiedliche Antioxidantien wie möglich zuführen.

Übrigens ist bei Obst und Gemüse die Farbe ein Indikator für bestimmte Pflanzenstoffgruppen mit speziellen Funktionen. Achten Sie deshalb darauf, dass alle Farben auf Ihrem Teller vertreten sind. Das sieht nicht nur schön aus, es tut auch Ihren Körperzellen gut. »Bleichgesichter« wie Ingwer, Knoblauch und Blumenkohl sollten Sie jedoch keinesfalls vernachlässigen, denn auch diese strotzen nur so vor Antioxidantien. Wenn Sie also bei Beeren, Kohlsorten und anderem Gemüse täglich die ganze Farbpalette auf den Teller bringen, decken sie damit ein breites Spektrum an Antioxidantien ab.

ORAC-WERTE IN OBST UND GEMÜSE

In der folgenden Tabelle sind die durchschnittlichen ORAC-Werte der Kraftprotze unter den Lebensmitteln aufgelistet, Grundlage sind Daten des amerikanischen Landwirtschaftsministeriums. Beachten Sie, wie vielfältig die Quellen für Antioxidantien und wie groß die Unterschiede zwischen den Werten sind.

Und keine Angst, falls Ihre Lieblingsfrucht keinen Spitzenplatz einnimmt! Natürlich können in Ihre Ernährung auch Kandidaten mit weniger Punkten einfließen. Mir ist nur wichtig, dass die Leistungsstärksten, also Beeren, Kohl, Ingwer usw., einen festen Platz in Ihrer täglichen Kost erhalten. Weiteres Obst und Gemüse kann dann nach Gusto hinzugefügt werden. Meiner Erfahrung nach stärken Sie so Ihr Immunsystem und damit auch Ihre Gelenke am besten.

ORAC-WERTE PRO 100 GRAMM

Ingwer	*14 800*	Rote Bete	*1750*
Backpflaume	*8060*	Pink Grapefruit	*1650*
Schwarze Johannisbeere	*7950*	Alfalfasprossen	*1500*
Pflaume	*6100*	Spinat	*1500*
Knoblauch	*5700*	Brokkoli	*1500*
Himbeere	*5050*	Grüne Traube	*1025*
Heidelbeere	*4600*	Zwiebel	*925*
Erdbeere	*4300*	Blumenkohl	*875*
Kirsche	*3750*	Kiwi	*862*
Rosine	*3400*	Rote Paprikaschote	*825*
Orange	*2100*	Banane	*795*
Avocado	*1900*	Kopfsalat	*450*
Rote Traube	*1850*	Salatgurke	*225*

Der ORAC-Wert (Oxygen Radical Absorbance Capacity) beschreibt die antioxidative Kapazität von Lebensmitteln und damit ihre Fähigkeit, freie Radikale zu bekämpfen. Wer unter entzündlichen Gelenkbeschwerden leidet, sollte täglich auf einen ORAC-Wert von 8000 bis 10 000 kommen.

PROBIOTIKA HELFEN AUCH DEN GELENKEN

Unser Magen-Darm-Trakt wird von einer Vielzahl von Bakterien bevölkert, die alles andere als schädlich sind und im Körper wichtige Aufgaben erfüllen. Manche Forscher bezeichnen die Darmbakterien sogar als eigenständiges Gehirn, das den Zustand und die Bedürfnisse des Körpers analysiert.

Parallel dazu bilden die Bakterien ein hervorragendes Abwehrsystem gegen eindringende Fremdstoffe und haben dadurch entscheidenden Einfluss auf Ihre Gesundheit. Die Darmflora schützt Sie vor Parasiten, gefährlichen Bakterien und Viren und entlastet damit das Immunsystem.

Weil alles, was Ihr Immunsystem stärkt, gleichzeitig auch entzündliche Gelenkerkrankungen, Überlastungsschäden und andere Gelenkbeschwerden mindert, sollten Sie Ihre nutzbringenden Darmbakterien hegen und pflegen. Kaum etwas schlägt die Power einer intakten, starken Darmflora.

So konnten Studien belegen, dass sogenannte probiotische Bakterien das Immunsystem stärken und dadurch dafür sorgen, dass Entzündungen in Gelenken schwinden. Probiotische Bakterien finden sich in vielen Sauermilchprodukten und fermentierten Speisen, wie etwa Sauerkraut.

Die Wirkungsweise der Bakterien ist sehr komplex, und noch sind nicht alle Mechanismen erforscht. Man weiß jedoch, dass die nützlichen Darmbakterien für eine gepflegte, intakte Darmschleimhaut sorgen.

Zudem legen sie eine Art Biofilm über die Schleimhaut der Darminnenwand, der es gesunden Bakterien ermöglicht, sich in der Schleimhaut anzusiedeln. Schädlichen Bakterien wird dies aber verwehrt. Darüber hinaus senken die gesunden Darmbakterien den pH-Wert im Darm, was die Lebensbedingungen für gewisse Eindringlinge erschwert.

Eine gesunde Darmschleimhaut ist der Schlüssel zu einem starken Immunsystem, denn die Schleimhautzellen sind ständig damit beschäftigt, eindringende Fremdstoffe zu analysieren und Abwehrmaßnahmen in Gang zu setzen, falls diese sich als »Feinde« herausstellen. Das Immunsystem kann dementsprechend durchatmen und seine Ressourcen anderweitig einsetzen – zum Beispiel für eventuelle Gelenkentzündungen.

Ebenfalls relevant für verschiedene entzündliche Gelenkerkrankungen sowie Autoimmunkrankheiten sind die sogenannten regulatorischen T-Zellen (Tregs) in der Darmwand. Sie haben die Fähigkeit, die Aktivität des Immunsystems zu drosseln, wenn es überreagiert. Und dies passiert zum Beispiel, wenn das Immunsystem aufgrund einer Autoimmunkrankheit auf eigentlich harmlose Stimuli mit einem Angriff auf körpereigene Zellen reagiert. Je besser die Tregs die Reaktion des Immunsystems kontrollieren können, desto weniger werden Ihre Gelenke also Opfer eines zerstörerischen Angriffs durch das Immunsystem.

GESUNDE DARMFLORA

Wenn Sie sich morgens eine Schale probiotischen Joghurt oder Kefir gönnen, tun Sie Ihrer Darmflora etwas Gutes, denn beide enthalten besondere Milchsäurebakterien, die das Abwehrsystem des Darms stärken.

Entscheidend dafür, dass die Bakterienkulturen ihre Abwehrarbeit verrichten können, ist jedoch, dass sie die Passage durch das Säurebad des Magens überleben und unversehrt im Darm ankommen. Dieses Kunststück gelingt aber nicht allen. Kulturen wie Lactobacillus acidophilus und Lactobacillus casei sowie die Bifidobakterien ge hören jedoch dazu. Achten Sie beim Kauf von probiotischen Produkten also auf diese Bakterienstämme. Gewöhnlicher Joghurt enthält leider nur wenige probiotische Kulturen.

Probiotika arbeiten vor allem im Dickdarm und sorgen dort für ein gesundes Gleichgewicht zwischen den verschiedenen Bakterienkulturen, indem sie Säuren produzieren, die den pH-Wert senken. Parallel dazu stellen die probiotischen Stämme Stoffe her, die das Wachstum schädlicher Bakterien hemmen, und sie verhindern durch ihre bloße Anwesenheit die Ansiedlung schädlicher Bakterien im Darm. Versuche haben gezeigt, dass Entzündungen bei Personen, die Probiotika einnahmen, schon nach wenigen Wochen deutlich zurückgingen. Dies war bei der Vergleichsgruppe mit einem Placebo nicht der Fall.

Wer Milchprodukte nicht verträgt, kann auch auf fermentiertes Gemüse ausweichen, das mindestens genauso viele Probiotika enthält wie Sauermilchprodukte. Fermentation ist der Prozess der Umwandlung organischen Materials durch Mikroorganismen unter Ausschluss von Luft und wird als Konservierungstechnik seit Hunderten von Jahren praktiziert. Wenn Gemüse und Salz in einem sauerstoffarmen Milieu gelagert werden, entstehen optimale Wachstumsbedingungen für probiotische Milchsäurebakterien. Bei ihrer Arbeit produzieren sie Säure, die wiederum Speisen wie Sauerkraut, Mixed Pickles, Miso oder Kimchi ihre saure Note verleiht. Wer sogenanntes milchsaures Gemüse mag, sollte es täglich essen, um auf diese Weise reichlich Probiotika zu sich zu nehmen.

Leider kapitulieren die meisten meiner Klienten aber vor der Aufgabe, bakterienreiche Lebensmittel in die tägliche Kost zu integrieren, und greifen lieber zweimal pro Tag nach probiotischen Kapseln. Zwar bin ich ein Verfechter frischer, natürlicher Kost, kann die Vorteile von Nahrungsergänzungsmitteln aber nicht von der Hand weisen. Die Einnahme ist einfach, und die enthaltene Menge an darmstärkenden Bakterien übertrifft meist das, was man in seiner gewöhnlichen Alltagskost zu sich nehmen kann.

Weil die Bakterien vornehmlich auf der Passage durch Ihren Darm aktiv sind, ist es bei Kapseln allerdings wichtig, sie zweimal pro Tag einzunehmen. Man ist lange davon ausgegangen, dass sich die Bakterien im Darm niederlassen und dort sowohl kurz- als auch langfristig wirken. Doch Studien haben gezeigt, dass sie gemeinsam mit den Speisen den Darm durchlaufen und dann ausgeschieden werden. Um sicherzugehen, dass die Bakterien im Darm ihr Werk beständig verrichten können, müssen sie also regelmäßig zugeführt werden.

PROBIOTIKA UND PRÄBIOTIKA

Der Effekt von probiotischen Lebensmitteln kann durch die Kombination mit sogenannten Präbiotika noch verstärkt werden. Bei Präbiotika handelt es sich meist um unverdauliche Kohlenhydrate (Ballaststoffe), die aber den probiotischen Bakterien als Nahrung dienen und ihnen die nötige Energie liefern, um sich im Darm zu vermehren.

Wenn Sie beispielsweise Vollkornprodukte, Obst, Gemüse und Nüsse essen, sind es also nicht nur ihre Fettsäuren, Vitamine, Mineralien und Antioxidantien, die sich positiv auf Ihre Gelenke auswirken. Auch ihre Ballaststoffe sind bei der Bekämpfung von Gelenkproblemen wichtig, denn sie stärken das Heer an nützlichen Bakterien in Ihrem Darm.

Alle Ballaststoffe tun im Darm gute Dienste – manche sind aber ganz besonders segensreich. Beispielsweise der Ballaststoff Inulin, der nicht nur wie andere Ballaststoffe die Darmtätigkeit anregt, er trägt als zusätzliches Plus auch zum Aufbau einer gesunden Darmflora bei. Enthalten ist er in Zichorienwurzel, Zwiebel, Spargel, Artischocke, Topinambur, Porree und vielen anderen Gemüsesorten.

Die Sache ist die: Inulin ist bei speziellen Bakterien, die ganz am Ende des Dickdarms leben und bis zu denen sonst nur wenige Nährstoffe aus der Nahrung vordringen, sehr beliebt. Zu ihnen gehören vor allem zwei Arten von Darmbakterien, Lactobacillus und Bifido, die sich dank Inulin in diesem nährstoffarmen Milieu prima vermehren können. Bei der Verstoffwechselung von Inulin durch die Bakterien entstehen verschiedene Säuren, die das Zellwachstum in der Dünn- und Dickdarmwand anregen und dadurch zu einem gesünderen Darm beitragen. Dies gilt zwar nicht allein für Inulin, doch hier ist der Effekt besonders ausgeprägt. Ballaststoffe aus Gerste, Roggen, Hafer und Weizen sowie aus Grobgemüse (Gemüse mit fester Zellwandstruktur) wirken allerdings in die gleiche Richtung.

Wegen des positiven Effekts auf den Darm empfehle ich meinen Klienten die Aufnahme von 30 bis 40 Gramm Ballaststoffen täglich. Das ist zwar fast doppelt so viel wie ein Durchschnittsdeutscher pro Tag verzehrt, doch es lohnt sich und ist relativ leicht zu realisieren.

Bevor Sie sich nun aber voll auf die Ballaststoffe stürzen, hier eine Warnung, die ähnlich ausfällt wie im Kapitel über Kohl. Ich hatte immer wieder Klienten, die sich darüber beklagten, dass ihr Bauch aufgrund meiner Ernährungstipps ständig aufgebläht war und schmerzte. Das ist bei einem Verdauungstrakt, der nicht an Ballaststoffe gewöhnt ist, auch kein Wunder. Ballaststoffe können, so verdauungsfördernd sie auch sein mögen, das System bei zu schneller Vorgehensweise aus dem Takt bringen. Die Darmflora braucht Zeit, um sich an die neuen Nährstoffe zu gewöhnen. Bekommt sie die nicht, kann es passieren, dass sie streikt. Deshalb empfiehlt sich, die Ballaststoffmenge langsam zu steigern, um nach ein paar Wochen ein optimales Niveau zu erreichen, statt zu versuchen, den Erfolg innerhalb eines Tages zu erzwingen.

Das Wunder der resistenten Stärke Typ 3 in Nudeln und Co.

Auch Nudeln, Reis und Kartoffeln können die Darmflora stärken. Aber nur, wenn man sie nach dem Kochen in den Kühlschrank stellt. Denn dort bildet die Stärke neue Strukturen und verwandelt sich in resistente Stärke Typ 3.

Während Stärke in heißen Speisen in für den Körper leicht aufzunehmenden Zucker umgewandelt wird, können die kohlenhydratspaltenden Enzyme des Darms mit der kalten, resistenten Stärke nichts anfangen – im Gegensatz zu den Darmbakterien, die sich daran gütlich tun und sich kräftig vermehren. Man konnte wissenschaftlich nachweisen, dass resistente Stärke präbiotische Eigenschaften besitzt und den nützlichen Bakterien dadurch beim Kampf gegen »Feinde« hilft sowie das Immunsystem stärkt.

Beim Abkühlen verdoppelt sich in Nudeln und Co. die Menge an unverdaulicher, resistenter Stärke Typ 3, die ähnlich wie Ballaststoffe aus Vollkorn und Grobgemüse viele gesundheitsfördernde Eigenschaften aufweist.

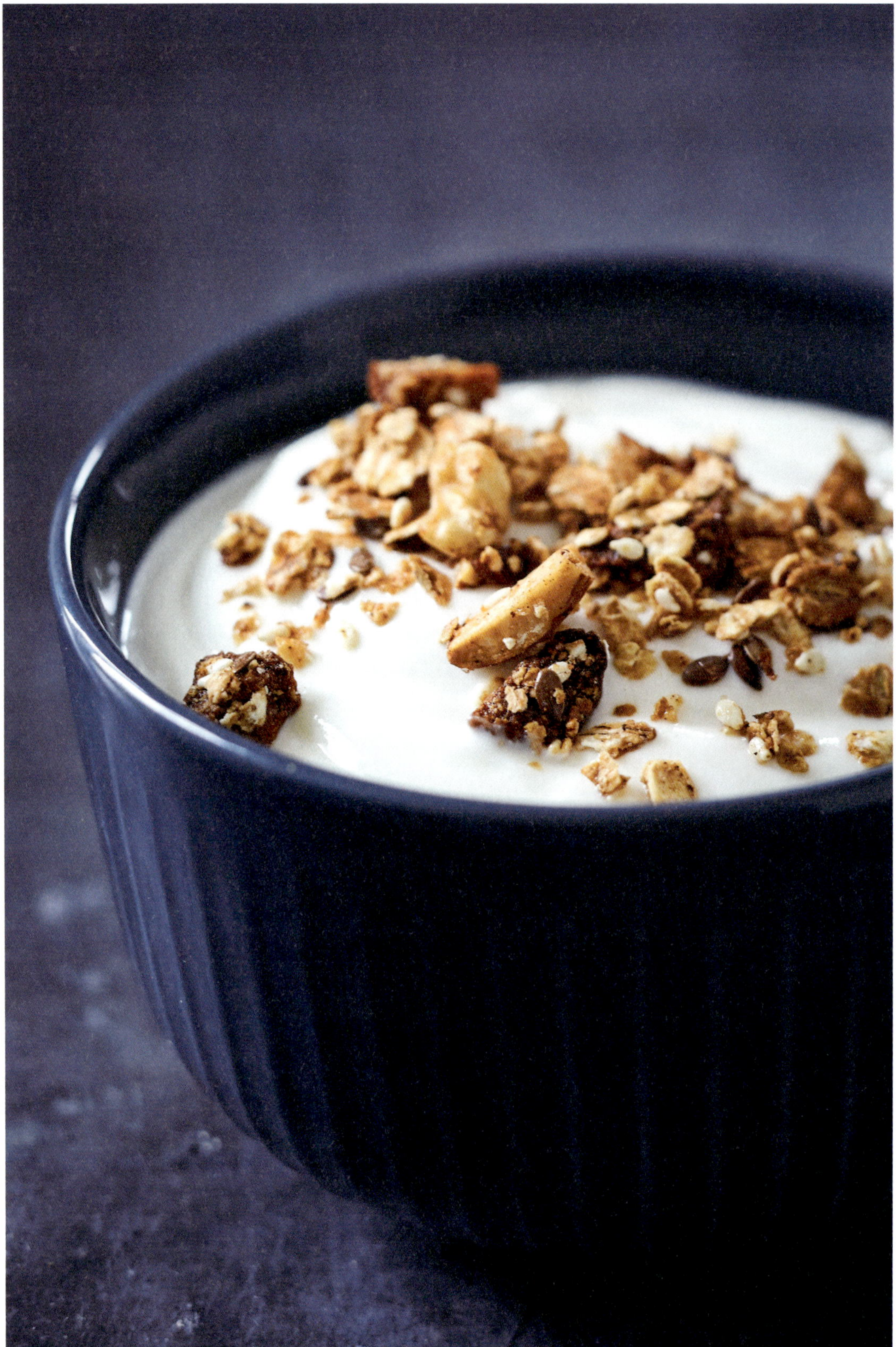

Probiotika und Präbiotika: 8 großartige Paarungen

TOPINAMBUR UND ACIDOPHILUS

Topinambur ist reich an Inulin, der Leibspeise des probiotischen Lactobacillus acidophilus. In einem Salat, der aus Topinamburscheiben und einem würzigen Dressing aus probiotischem Joghurt besteht, werden die beiden zum Dream-Team.

KOMBUCHA-TEE UND CHIASAMEN

Der fermentierte Tee enthält probiotische Bakterien, die durch die präbiotischen Chiasamen ideale Lebensbedingungen erhalten. Zudem enthalten die Samen reichlich Omega-3-Fettsäuren.

FETA UND ROTE ZWIEBEL

Feta aus nicht pasteurisierter Milch ist eine vorzügliche Probiotika-Quelle. Kombinieren Sie ihn mit roten Zwiebeln, die wie andere Zwiebeln Inulin und zudem viele stärkende Antioxidantien enthalten.

SAUERKRAUT UND KNOBLAUCH

Fermentierter Kohl steckt voller probiotischer Bifidobakterien, denen man mit dem Inulin aus dem Knoblauch etwas Gutes tut. Den Knoblauch pressen oder hacken und 10 bis 15 Minuten ruhen lassen. Dabei verbinden sich die zwei aktiven Komponenten Alliin und Alliinase – ein hitzeempfindliches Enzym – zum wichtigsten Wirkstoff des Knoblauchs, dem Allicin. Wird Knoblauch unmittelbar nach dem Zerkleinern erhitzt, findet diese Reaktion nicht statt. Also erst ruhen lassen und dann erhitzen!

GETROCKNETE BOHNEN UND PICKLES

Sauer eingelegtes Gemüse, ein oft übersehenes Probiotikum, kann man auch gut selbst herstellen. Wichtig ist nur, dass es nicht pasteurisiert wird. Die Pickles erleichtern die Verdauung der Bohnen, damit Sie von deren wertvollen Proteinen besser profitieren können.

MISOSUPPE UND FRÜHLINGSZWIEBELN

Miso ist eine fermentierte Sojapaste. Zwiebeln auf der anderen Seite strotzen vor Inulin, an denen sich die vielen im Miso enthaltenen Acidophilus-Bakterien gerne gütlich tun.

KEFIR UND HONIG

Kefir enthält zahlreiche probiotische Bakterien, die Ihren Darm stärken. Studien zeigen, dass Bifido- und Acidophilus-Bakterien sich fleißig vermehren, wenn sie mit Honig in Kontakt kommen. Wichtig ist, naturbelassenen, nicht erhitzten Honig zu verwenden.

MÜSLI/HAFERFLOCKEN UND ABC-JOGHURT

Vollkornprodukte sind reich an Ballaststoffen, die wiederum eine beliebte Speise probiotischer Bakterien sind. Kombinieren Sie grobe Haferflocken daher z. B. mit ABC-Joghurt, der die probiotischen Bakterien Lactobacillus acidophilus, Bifidobakterien und Lactobacillus casei enthält.

DIE GRÖSSTEN FEINDE VON DARMFLORA UND GELENKEN

Bei der Bekämpfung von Rheumatismus ist ein gesunder Darm eine Ihrer effizientesten Waffen. Die richtigen Dinge zu essen, ist auf dem Weg zur optimierten Ernährung deshalb schon die halbe Miete. Um den Darmtrakt dauerhaft zu stärken, müssen Sie gleichzeitig aber in anderen Bereichen Verzicht üben. Es gibt eine Reihe von Lebensmitteln, die Ihren Darm auf unterschiedliche Weise in Unordnung bringen können – indem sie nützliche Bakterien angreifen, indem sie die Darmwand zerstören oder indem sie viele schädliche Stoffe in den Körper einbringen, die Ihr Immunsystem unter Dauerstress setzen. Eine umfassende Darstellung dieser Übeltäter würde den Rahmen dieses Buches sprengen. Einige der Darmfeinde, von denen ich meine Klienten am häufigsten fortlocken muss, möchte ich Ihnen hier aber kurz vorstellen.

ROTES FLEISCH

Krebsforscher warnen schon seit Jahren vor dem Genuss von »rotem Fleisch«, zu dem das Fleisch von Schwein, Rind, Schaf, Ziege, Pferd und anderen domestizierten Vierbeinern zählt. Die Hinweise mehren sich, dass es sich auch bei rheumatischen Erkrankungen lohnen kann, den Fleischkonsum zu reduzieren.

Wenn Sie rotes Fleisch essen, bilden einige Bakterien eine Membran, die auf längere Sicht in potenziell schädliche Stoffe umgewandelt werden kann. Diese Stoffe können die Darmwand durchdringen und dadurch ins Blut gelangen. Dort befeuern sie bestehende Entzündungen und lassen somit die Brandherde, die viele Menschen mit Gelenkproblemen in sich tragen, erneut auflodern. Wer viel Fleisch isst, nimmt zudem auch viel L-Carnitin auf, einen Stoff, der von den Darmbakterien in Trimethylamin (TMA) verstoffwechselt wird. In der Leber wird TMA anschließend in Trimethylaminoxid (TMAO) umgewandelt, welches das Risiko einer Arterienverkalkung erhöht. Das heißt also: Je mehr rotes Fleisch Sie essen, desto mehr schädliche Bakterien bevölkern Ihren Körper und desto mehr Sonderschichten muss Ihr Immunsystem fahren.

Auf rotes Fleisch zu verzichten, bedeutet aber noch lange nicht, dass Sie jetzt Vegetarier oder Veganer werden müssen. Geflügel, Fisch und Meeresfrüchte, Milchprodukte und Eier sind wunderbare tierische Proteinquellen, die in der antiinflammatorischen Ernährung einen festen Platz haben.

GETREIDE

In letzten Jahren wurde eine regelrechte Hetzjagd auf Getreideprodukte veranstaltet und das Klebereiweiß Gluten als Oberschurke gebrandmarkt. Lassen Sie mich eines sofort klarstellen: Menschen mit Glutenunverträglichkeit sollten natürlich einen großen Bogen um alle glutenhaltigen Nahrungsmittel machen. Für den Rest wäre es vollkommen übertrieben, auf Gluten oder generell auf Getreideprodukte zu verzichten.

Ich rate nur dann von Getreideprodukten ab, wenn der Körper darauf in irgendeiner Art negativ reagiert. Alle anderen sollten sich die vielen wertvollen Ballaststoffe, die im Korn enthalten sind, nicht entgehen lassen. Wichtig ist nur, Vollkornprodukte zu verwenden und diese in Bioqualität zu kaufen, um die Aufnahme von Pestiziden zu vermeiden.

Wer Getreide verträgt und dieses in der richtigen Güte aussucht, braucht sich eigentlich nur noch um eines Gedanken zu machen: den hohen

Kaloriengehalt und die damit einhergehende Blutzuckerbelastung. Viele meiner Klienten nehmen riesige Mengen an Getreideprodukten und dadurch weit mehr Kohlenhydrate zu sich, als der Körper verwerten kann. Müdigkeit, Bauchfett und verstärkte Entzündungen können die Folge sein. Die richtige Dosis zu finden, ist daher wichtig. Selbstverständlich gilt dies auch für die Kalorien aus Süßigkeiten, Kuchen und Softdrinks.

Ich verdonnere meine Klienten deshalb aber nicht gleich zu einer kohlenhydratfeindlichen LCHF-Diät (Low Carb High Fat). Vielmehr stelle ich nach einer professionellen Analyse ihrer konkreten Bedürfnisse einen für sie maßgeschneiderten Kostplan zusammen. Wenn jemand beispielsweise aufgrund von sportlichen Aktivitäten an einem bestimmten Tag viele Kohlenhydrate benötigt, darf er sich, neben Bananen, Kartoffeln und was die Natur sonst noch an hochwertigen Kohlenhydratquellen zu bieten hat, durchaus Brot, Reis und Nudeln gönnen. An trainingsfreien Tagen sollte er die Menge an Getreideprodukten allerdings reduzieren.

LEBENSMITTELZUSATZSTOFFE

Unter diese Rubrik fallen zahlreiche verschiedene Stoffe mit ebenso unterschiedlicher Wirkung. Sie auf die Liste der Feinde des Darms zu setzen, ist vielleicht etwas übertrieben. Untersuchungen zeigen aber, dass zumindest einige Zusätze die Zusammensetzung der Darmflora beeinträchtigen und sogar eine undichte Darmschleimhaut verursachen können. Potenziell schädliche Stoffe können so die Darmbarriere durchdringen und eine entzündliche Reaktion hervorrufen. Ich empfehle Ihnen daher, möglichst nur Speisen zu verzehren, die auf natürlichen Zutaten basieren, und Waren mit vielen E-Nummern zu vermeiden. Am besten lassen Sie sich von den Rezepten in diesem Buch inspirieren und greifen selbst zum Kochlöffel!

IHRE PERSÖNLICHEN DARMFEINDE

Zugegeben, diese Überschrift klingt etwas merkwürdig. Doch ich habe sie bewusst gewählt, um zu unterstreichen, dass jeder Körper anders ist. Zum Beispiel könnte sich die Leibspeise meines Darms in Ihrem Darm als echter Plagegeist entpuppen. Deshalb müssen wir ein bisschen Lebensmitteldetektiv spielen und aufdecken, was Ihrem Magen-Darm-Trakt unter Umständen Qualen bereiten könnte. Vielleicht reagieren Sie empfindlich auf Gluten, vertragen keine Fruktose, bekommen von Milch Bauchweh oder Ähnliches.

Denn jedes Mal wenn Sie Ihren Magen-Darm-Trakt malträtieren, hat dies negative Auswirkungen auf die Widerstandskraft Ihres gesamten Körpers. Daher möchte ich betonen, dass Verdauungsprobleme im Hinblick auf einen antiinflammatorischen Lebensstil völlig inakzeptabel sind. Finden Sie sich keinesfalls mit ihnen ab! Wenn Ihre Verdauung gestört ist, sollten Sie alles daransetzen, die Probleme in den Griff zu bekommen, damit Ihr wichtigstes Kraftzentrum – denn nichts anderes ist unser Darm – wieder einwandfrei funktioniert.

In der Nahrungsergänzungsmittel herstellenden Industrie ist das Zusammenspiel von Prä- und Probiotika schon lange bekannt. Daher wurden die zwei Elemente in sogenannten Synbiotika miteinander verbunden. Doch anstatt Pillen zu schlucken, können Sie die Superkräfte der Bakterien auch in selbst zubereiteten Speisen bündeln und dadurch einen nahezu gleichen Effekt erzielen.

Auf den Seiten 86 und 87 finden Sie einige dieser kraftstrotzenden Kombinationen, die einander sowohl funktionsmäßig als auch geschmacklich ergänzen.

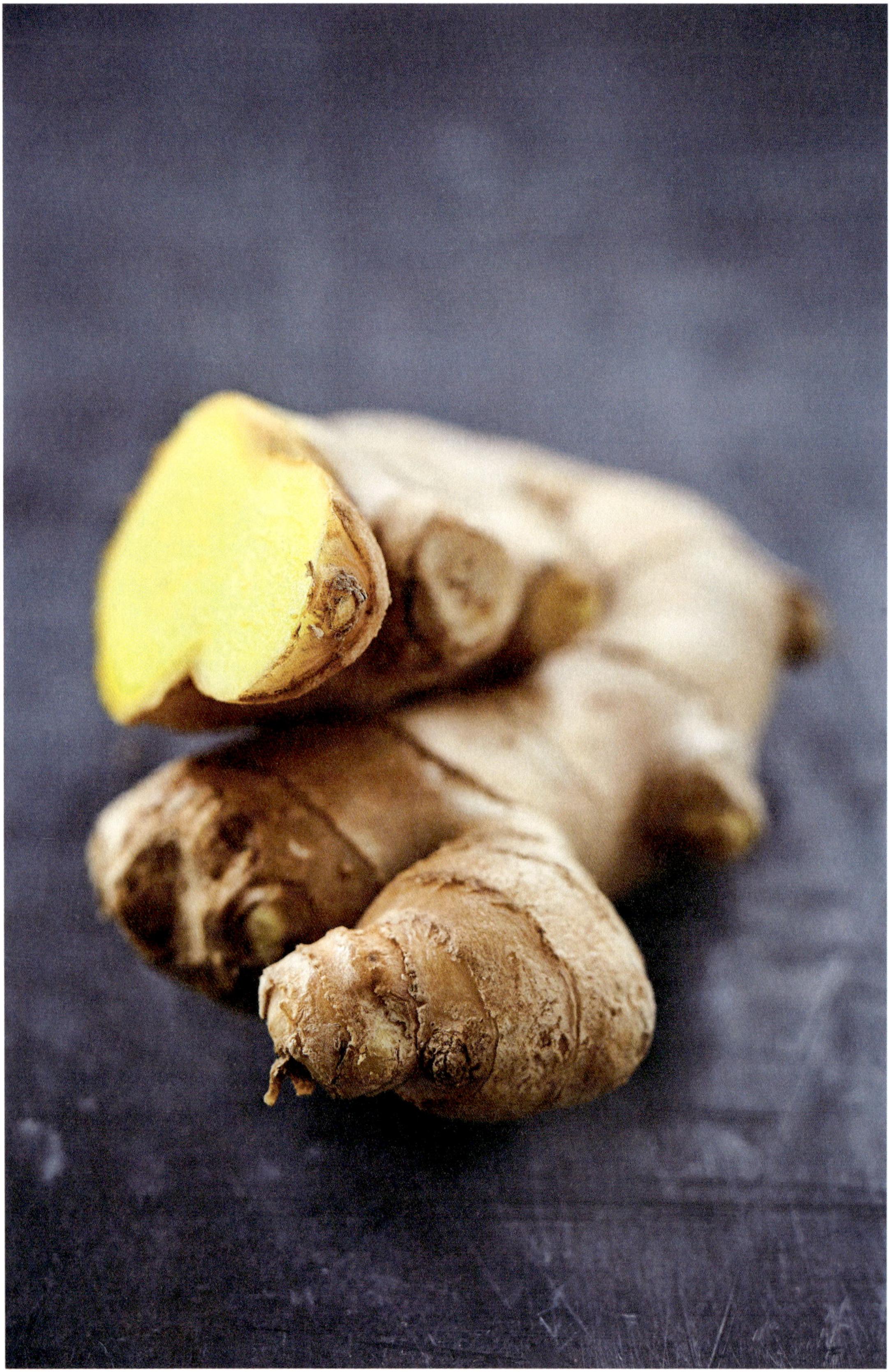

DREI ANTIINFLAMMATORISCHE JUWELEN

Ingwer

Ein Buch über Lebensmittel, die bei rheumatischen Erkrankungen und Gelenkschäden Linderung verschaffen, wäre nicht komplett, ohne der Ingwerwurzel ein eigenes Kapitel zu widmen. Die lateinische Bezeichnung *Zingiber officinale* verrät noch nicht viel über die geheimen Kräfte der unterirdisch wachsenden »Knollenpflanze«. Ihr englischer Name *ginger* offenbart da schon mehr. Ein Großteil der Ingwer-Power steckt nämlich im Scharfstoff Gingerol, der eine ausgeprägt antiinflammatorische Wirkung aufweist.

Ingwer entält sechs Scharfstoffe, unter denen insbesondere 6-Gingerol und 6-Shoagol über ganz einzigartige Fähigkeiten bei der Bekämpfung von Gelenkentzündungen verfügen. Sie verrichten ihre wichtige Arbeit aber nicht allein; Ingwer enthält Hunderte verschiedener Pflanzenstoffe, unter denen mindestens zehn sind, die Ihrem Körper guttun.

Das rheumalindernde Potenzial des Ingwers ist schon länger bekannt, und deshalb greifen viele rheumageplagte Patienten zu Ingwerpräparaten aus der Apotheke oder der Drogerie. Die dänische Rheumagesellschaft zitiert auf ihrer Website wissenschaftliche Studien, die darauf hinweisen, dass Ingwer bei Arthrose helfen kann. Dokumentiert ist unter anderem, dass Ingwer leichte Schmerzen mildern und die Knie- und Hüftbeweglichkeit bei Arthrosepatienten verbessern kann.

Meine Schwiegermutter ist eine derjenigen, die die Kraft des Ingwers für sich nutzen. Sie hatte seit einem Arbeitsunfall vor vielen Jahren massive Knieprobleme, die sich nach der Einnahme von Ingwerkapseln deutlich verbesserten. Ich empfahl ihr damals die Kapseln, weil es die einfachste Lösung war, doch mit dem frischen Produkt hätte sie ebenso große Erfolge erzielt.

Auch Muskelschmerzen, die oft mit Gelenkschmerzen einhergehen, können durch Ingwer abgemildert werden. Der schmerzlindernde Effekt konnte sowohl bei Menschen mit Gelenkschmerzen als auch bei gesunden Versuchspersonen nachgewiesen werden. Letztere berichteten, dass sie nach einem anstrengenden Radtraining weniger an Muskelkater litten, wenn sie zuvor Ingwer gegessen hatten.

In einem anderen Versuch nahmen Probanden 2 Gramm rohen Ingwer pro Tag zu sich und trainierten danach intensiv ihre Oberarmmuskeln. Im Vergleich zu einer Gruppe, die ein Placebo erhalten hatte, verzeichneten die Ingwerprobanden 24 Stunden nach der physischen Überbelastung 25 Prozent weniger Muskelkater.

Menschen, die Medikamente irgendeiner Art einnehmen müssen, sollten vor einer erhöhten Ingwerzufuhr allerdings ihren Arzt konsultieren. Die Knolle hat nämlich so viel Kraft, dass sie die Wirkung gewisser Medikamente beeinträchtigen kann. Gefährlich ist der Ingwergenuss zwar nicht, doch nach einem Gespräch mit dem Arzt ist man auf der sicheren Seite.

INGWER OPTIMAL DOSIEREN

Wie bei vielen anderen nährstoffreichen Nahrungsmitteln gilt auch beim Ingwer: Mehr hilft nicht unbedingt mehr. In den meisten Studien verabreichte man Probanden 500 bis 1000 Milligramm Ingwerpulver, was 2 bis 4 Gramm frischem Ingwer entspricht. Das bedeutet zwar nicht, dass man keine größere Menge einnehmen darf. Ob dies aber irgendetwas nützt, ist fraglich. Zudem kann eine übertrieben große Ingwerdosis sogar dezidiert schädlich sein. Ein einzelner Tag ist hier unproblematisch, gefährlich wird es erst, wenn man Ingwer über mehrere Wochen übermäßig konsumiert.

Es liegen nur wenige Risikoanalysen vor. Diese basieren allerdings auf Rattenversuchen und ergaben, dass die Versuchstiere nach der Einnahme enormer Mengen Ingwer Krebsgeschwüre entwickelten. Die Forscher schlussfolgerten daraus, dass eine tägliche Ingwerdosis von 10 bis 15 Gramm für Erwachsene vollkommen unbedenklich sein sollte. Einzelne Wissenschaftler, zum Beispiel von der University of Maryland, sind etwas vorsichtiger und empfehlen eine Obergrenze von 30 Gramm pro Woche. Selbst die skeptischsten Forscher sehen jedoch kein Problem darin, die Obergrenze an einzelnen Tagen zu überschreiten, und raten nur davon ab, Tag für Tag große Mengen Ingwer zu verzehren.

Für Schwangere und Kinder gelten jedoch niedrigere Obergrenzen. Die zuvor genannte Universität rät Schwangeren zu einer Höchstmenge von 1 Gramm täglich und empfiehlt, Kindern unter zwei Jahren überhaupt keinen Ingwer zu geben.

Beim Thema Höchstmenge ist aber auch zu berücksichtigen, in welcher Form man den Ingwer zu sich nimmt. Bei Kapseln, Tabletten, Pulver und püriertem Ingwer sind noch alle Inhaltsstoffe mit an Bord, wenn Sie jedoch einen Ingwerextrakt kochen oder den Ingwer entsaften, wird die Menge automatisch kleiner. Bei den letztgenannten Methoden ist allerdings eine recht große Dosis erforderlich, um einen spürbaren Effekt zu erzielen. Umgekehrt sollten Sie bei getrocknetem Ingwer die Mengen leicht reduzieren. Denn weil das Wasser entzogen wurde, sind die enthaltenen Stoffe konzentrierter.

SIEBEN DOSIERARTEN VON INGWER

Nachfolgend habe ich aufgelistet, welche Tagesdosis ich bei verschiedenen Formen von Ingwer empfehle. Jede Variante enthält ungefähr dieselbe Menge an kräftigenden Stoffen.

1. 1 g getrockneter Ingwer (z. B. 4 x 250 mg verteilt über den Tag)
2. Ca. 4 g frisch geriebener Ingwer
3. Ca. 6 g eingelegter Ingwer
4. Ingwershot aus 10 g frischem Ingwer
5. 2–3 Tropfen (2–3 ml) flüssiger Ingwerextrakt
6. 750 ml Ingwertee aus 1 Esslöffel geriebenem Ingwer, der 5 bis 10 Minuten gezogen hat
7. 250 ml Gingerale (aus echtem Ingwer)

Wie Sie sehen, lässt sich Ingwer also auf zahlreiche verschiedene Arten genießen. Kapseln sind zwar praktisch, als Gaumenfreude taugen sie allerdings nicht. Wer den Ingwergeschmack schätzt, sollte ihn sich lieber in Form von eingelegtem, rohem, frisch gepresstem oder gekochtem Ingwer gönnen.

Oft wird angenommen, dass die Knolle beim Kochen ihre Kraft verliere. Weit gefehlt, auch wenn im Internet anderes zu lesen ist. Solange man auch das Kochwasser verwendet, wie man es beim Ingwertee ja tut, profitiert man von der ganzen Wirkstofffülle, denn sie wird beim Kochen nicht zerstört, sondern geht nur ins Wasser über. Auch das Braten kann dem Ingwer nichts anhaben. So haben Forscher jüngst festgestellt, dass roher und erhitzter Ingwer gleich wirksam sind.

Achten Sie beim Kauf von Ingwer jedoch auf Bioqualität. Beim konventionellen Ingweranbau sind viele ungesunde Spritzmittel involviert, und bei Bioware können Sie sich zudem das Schälen sparen.

Kurkuma

Eine nahe Verwandte des Ingwers ist die Kurkumawurzel. Wie zahlreiche Studien belegen, kann auch sie Rheumabeschwerden lindern. Besonders interessant ist eine Untersuchung, bei der zwei Patientengruppen mit Rheuma in den Knien sechs Wochen lang entweder das Schmerzmittel Ibuprofen (2 x 400 mg/Tag) oder Curcumin (4 x 500 mg/Tag) – der gelbe Farbstoff aus der Kurkumawurzel – verabreicht wurde. Beide Gruppen verzeichneten einen Rückgang der Schmerzen und eine bessere Beweglichkeit, die Curcumin-Gruppe schnitt aber bei allen gemessenen Parametern signifikant besser ab. Auch andere Studien stützen diese Ergebnisse. Zudem hat Kurkuma deutlich weniger Nebenwirkungen als die medizinischen Präparate, mit denen sie verglichen wurde.

Angesichts dieser positiven Eigenschaften fragt man sich, warum eigentlich immer nur der Ingwer im Rampenlicht steht. Eine Erklärung könnte sein, dass Ingwer einfach besser schmeckt. Beim Kochen ist er vielseitiger einsetzbar, und er ist auch roh ein Genuss, während Kurkuma meist ein Schattendasein als Pulver fristet.

Wenn Sie nicht gerade ein echter Kurkuma-fan sind, sind Kapseln also die beste Wahl, um auf klinisch relevante Dosen zu kommen. Ob Sie dazu bereit sind, können nur Sie entscheiden. Fest steht: Nur ein paar Gramm Kurkuma pro Tag können Gelenkschmerzen reduzieren. Zwar standen in den genannten Studien die Knie im Fokus, doch nichts deutet darauf hin, dass dies nicht auch auf andere Körperteile übertragbar ist.

Möglicherweise lässt sich Rheuma durch weitere Naturmittel lindern, doch dafür gibt es noch keine stichhaltigen wissenschaftlichen Belege und somit auch keine Dosierempfehlungen.

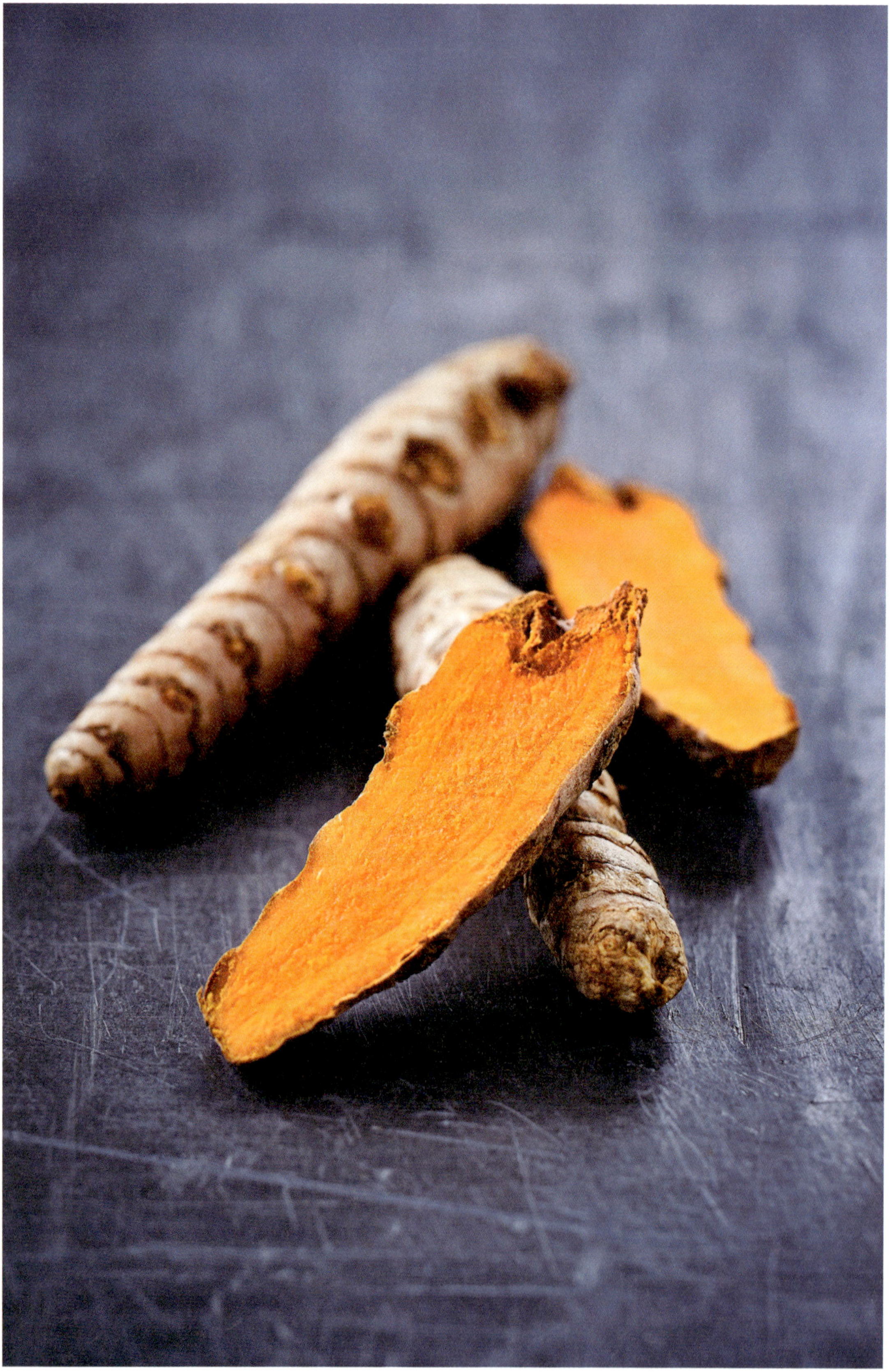

In einer Übersichtsstudie zu potenziell wirksamen Stoffen erklären die Autoren dieses Manko unter anderem mit fehlenden Geldmitteln zur Erforschung von zum Beispiel Heilmitteln aus der Traditionellen Chinesischen Medizin oder dem indischen Ayurveda. In beiden »Schulen« findet sich jede Menge überliefertes Wissen; von einem streng wissenschaftlichen Standpunkt aus gesehen gibt es für die Wirksamkeit jedoch keine Belege. Aus diesem Grund halte auch ich mich hier mit Empfehlungen zurück.

Lieber beschränke ich mich darauf, Ihnen eine antiinflammatorische Ernährungsweise, wie ich sie in diesem Buch beschreibe, ans Herz zu legen. Denn sie wirkt garantiert. Supplemente aus dem Reformhaus können vielleicht einzelne gesundheitliche Glanzpunkte setzen, einen breit aufgestellten Ernährungsplan ersetzen sie aber nicht.

Kollagen

Was rheumatische Erkrankungen besonders heikel macht: Im Erwachsenenalter kommt unserem Körper die Fähigkeit, Knorpelschäden zu heilen, völlig abhanden. Scans zeigen, dass unter anderem die Bildung des Proteins Kollagen im Knorpel eingestellt wird, sobald unsere Knochen ausgewachsen sind. Danach behalten sie zwar ihre Struktur, bilden aber kein neues Gewebe oder neuen Knorpel. Ohne Kollagen (altgriechisch für »Leim«) fehlt den Gelenkstrukturen aber ein entscheidender Baustein, der dafür sorgt, dass der Knorpel intakt und elastisch bleibt. Wird ein Knorpel etwa durch eine Sportverletzung oder durch Arthrose beschädigt, kann das unangenehme Folgen haben, weil die Gelenke mit dem Verlust von Knorpel einen Teil ihrer Beweglichkeit, Stabilität und Stoßdämpferfunktion einbüßen. Knochen und Gelenke kommen dann in direkten Kontakt und beginnen aneinanderzureiben, was langfristig zu schmerzhaften Entzündungen in und um die Gelenke führen kann.

Noch ist das Kind aber nicht in den Brunnen gefallen. Mit den richtigen Übungen kann man den Gelenkknorpel so stimulieren, dass auch andere Moleküle Flüssigkeit aufnehmen – nicht nur das Kollagen. Das erhöht die Elastizität und die stoßdämpfenden Eigenschaften des noch vorhandenen Knorpels.

Neben den Übungen, auf die ich in Kapitel 6 näher eingehen werde, können Sie das Schicksal Ihrer Gelenke aber noch auf eine weitere Art beeinflussen. Und zwar durch die Einnahme von Kollagen. Ja, Sie haben richtig gelesen! Auch wenn es im ersten Moment vielleicht etwas unappetitlich klingt, Knorpelstoffe zu essen, so ist es doch eigentlich recht naheliegend. Wenn der Körper die Kollagenproduktion einstellt, warum sollte man es dann nicht durch Ergänzungs- oder Lebensmittel zuführen?

Noch hat die Forschung die Wirksamkeit nicht endgültig geklärt, doch einzelne Studien deuten auf einen messbaren Effekt hin. Der Autor einer großen Übersichtsarbeit zu potenziell rheumalindernden Supplementen schlussfolgert auf Grundlage der vorliegenden Studien, dass Kollagen vom Magen-Darm-Trakt aufgenommen und ins Gelenkgewebe eingebaut wird. Dies wiederum kann die Mobilität erhöhen und Schmerzen dämpfen.

Doch wie kommt man an das Kollagen heran? Da es vor allem in Knochen und Knorpeln zu finden ist, muss man auch genau diese zu sich nehmen. Natürlich brauchen Sie deshalb aber nicht gleich Ihrem Hund den Knochen wegzuschnappen – eine viel schmackhaftere Alternative ist es, sich eine Knochenbrühe aus Rinder- oder Hühnerknochen zu kochen.

Wenn man Knochen viele Stunden lang kocht, entsteht eine Kraftbrühe, die nicht nur aufgrund ihres Geschmacks, sondern auch wegen ihrer gesundheitsfördernden Wirkung in letzter Zeit zunehmend in den

Fokus geraten ist und beinahe zum Superfood erkoren wurde. In smarten US-Cafés wird sie inzwischen sogar als Alternative zu Kaffee oder Tee angeboten.

Das lange Kochen weicht das Gewebe auf und löst so jede Menge Nährstoffe aus Knorpeln und Knochen heraus. Neben Mineralien wie Kalzium und Phosphor handelt es sich vor allem um verschiedene Kollagenarten und den Aminozucker Glucosamin, der nachweislich einen knorpelschützenden Effekt hat. Und genau das macht die Suppe für Rheumageplagte so interessant.

Ein weiterer wichtiger Aktivstoff in der Suppe ist die Aminosäure Arginin. Sie hat sich in verschiedenen Versuchen als äußerst entzündungshemmend erwiesen und kann Gelenke von ihren Brandherden befreien. Man vermutet zudem, dass Kollagen auch die Darmflora stärkt, was wissenschaftlich aber noch nicht dokumentiert wurde.

Wenn Sie die Wirkung der Knochenbrühe selbst testen möchten, ist es wichtig, täglich ein paar Milliliter zu trinken und ein bisschen Geduld zu haben, denn ein merkbarer Effekt tritt wahrscheinlich erst nach Wochen oder Monaten ein. Aus diesem Grund sind Studien zur Wirkung einer Kollageneinnahme langfristig angelegt, meist bis zu sechs Monaten.

Bereiten Sie Knochenbrühe also am besten gleich in Riesenportionen zu, die Sie in passenden Tagesdosen einfrieren und nach und nach genießen.

Kapitel 4

EINEN PERSÖNLICHEN SCHLACHTPLAN ERSTELLEN

von Martin Kreutzer

Nachdem Sie sich durch die Ernährungskapitel gearbeitet und sich über die rheumalindernden Eigenschaften von Nahrungsmitteln schlauer gemacht haben, ist es nun an der Zeit, zur Tat zu schreiten. Ich möchte Sie auffordern, ein Stück Papier zur Hand zu nehmen und einen konkreten Plan für Ihre zukünftige Ernährung zu entwerfen.

Nehmen Sie sich Mahlzeit für Mahlzeit vor und fragen Sie sich, wo und wie Sie Anpassungen vornehmen könnten. Zur Inspiration verrate ich Ihnen hier, wie ich selbst Ernährungspläne für Klienten erstelle. Dabei konzentriere ich mich oft nicht nur auf die optimale Versorgung mit antiinflammatorischen Stoffen, sondern auch auf die Reduzierung von Kalorien. Wie Sie im Folgenden sehen können, gebe ich hinsichtlich der Dosierung teilweise auch exakte Mengen an, die an den Bedarf eines durchschnittlichen Beispielklienten angepasst sind. Die Mengenangaben dienen also nur der Orientierung und sollen Ihnen ein Gefühl dafür vermitteln, wie die Mengen in etwa aussehen könnten.

Beispiel für einen persönlichen Ernährungsplan

NAME: ....

ALTER: ....

GEWICHT: ....

KÖRPERGRÖSSE: ....

BMI[5]: ....

TAILLENUMFANG: ....

IHRE PERSÖNLICHE ZIELSETZUNG

Um einen detaillierten Kostplan zu erstellen, ist es wichtig, dass Sie sich zuvor konkrete Ziele setzen. So erhalten Sie zudem die nötige Motivationsspritze, die Ihnen hilft, die Ernährungsumstellung erfolgreich umzusetzen.

Wenn Ihre Knie schmerzen und Sie gleichzeitig übergewichtig sind, wäre Ihr konkretes Ziel beispielsweise, die Schmerzen in den Griff zu bekommen. Der Weg dahin würde dann über antiinflammatorische Kost, Gewichtsabnahme und eine Stärkung der Beinmuskulatur führen.

Am besten ist es immer, wenn die Anpassungen so nah am gewohnten Lebensstil bleiben wie möglich und auch mit Genuss verbunden sind. Denn dann ist die Chance, die Umstellung auch langfristig durchzuziehen und die Gelenkprobleme zu lindern, deutlich größer.

DIE SÄULEN DER ERNÄHRUNG

Es ist ratsam, die einzelnen Säulen, auf die sich Ihre Ernährung stützen soll, genauer zu definieren. Nachfolgend finden Sie ein paar grob umrissene Beispiele für eine entzündungshemmende Kost. Die genauen Mengen sind allerdings individuell, und die Ernährungssäulen müssen zudem an mögliche Unverträglichkeiten und Ähnliches angepasst werden:

JEDE MENGE KOHL

z. B. Spitzkohl, Brokkoli, Blumenkohl, Weißkohl, Rotkohl
Ziel: mehr als 200 g pro Tag

REICHLICH (BLAUE) BEEREN – NICHT NOTWENDIGERWEISE NUR HEIDELBEEREN

möglichst gleich morgens beginnen
Ziel: mehr als 75–100 g pro Tag

HAUFENWEISE OMEGA-3

entweder aus fettem Fisch, Fischölkapseln oder einer Kombination aus beiden
Ziel: 2,5–3,5 g pro Tag

TÄGLICH EIN INGWERSHOT

oder eine andere gute Ingwerquelle; alternativ getrockneter Ingwer
Ziel: mehr als 5 g frischer Ingwer pro Tag oder Alternativen

MASSENWEISE MUFA

täglich Nüsse, Avocados und Oliven(öl) verzehren
Ziel: 40–50 g pro Tag

DIE MAHLZEITEN DES TAGES

Im nächsten Schritt erstellen Sie auf Grundlage Ihrer Ziele und Säulen einen konkreten Speiseplan für den Tag. Hier ist es wichtig, so präzise wie möglich zu sein. Nachfolgend finden Sie ein paar Beispiele für Speisen, die bei meinen Klienten häufig auf dem Teller landen.

MORGENS

Nehmen Sie eventuell Ihre geplanten Mengen Fischöl und Ingwer ein. Außerdem 200 g proteinreiche Milchprodukte, wie Skyr oder fettarmen griechischen Joghurt, mit 75 g blauen Beeren und 20 Mandeln. Alternativ ein Omelett aus 2–3 Eiern mit 40–50 g Lachs und 150–200 g Gemüse.

VORMITTAGS

Als Zwischenmahlzeit etwas Obst genießen. Zum Beispiel einen Apfel oder eine Birne. Wer richtig hungrig ist, kann sich auch Sättigenderes in Form einer Banane oder Avocado gönnen.

MITTAGS

Hier kommt es ganz auf Ihre Rahmenbedingungen an. Wenn Sie Zugang zu einem guten Mittagsbüffet haben, könnten Sie sich dort zum Beispiel eine Mahlzeit aus Kraut- und Kohlsalaten mit Fisch, Eiern oder Geflügel zusammenstellen.

Wer sich ein Lunchpaket mit zur Arbeit nimmt, kann dieses beispielsweise mit ein oder zwei Scheiben Vollkornbrot füllen, die mit Makrelenfilets in Tomatensoße belegt sind; begleitet von etwas Snackgemüse in Form von Karotten, Paprikaschoten, Blumenkohlröschen und Ähnlichem.

NACHMITTAGS

Viele meiner Klienten tun sich schwer damit, sich einen strategischen Nachmittagssnack anzugewöhnen, der den Körper mit Nährstoffen versorgt und den Blutzuckerspiegel ausgleicht. Dabei gibt es viele verschiedene Optionen, wichtig ist nur, dass die Mahlzeiten gesund sind, Fett, Proteine und Kohlenhydrate enthalten sowie ausreichend Energie verleihen, um die Zeit bis zum Abendessen zu überbrücken.

Beispiele: 100 g Skyr mit einem Esslöffel gesundem Granola, eine Avocado mit Hüttenkäse und Schnittlauch oder eine Banane mit 20–25 g Mandeln. Wer es sich ganz leicht machen möchte, kann sich einen Vorrat an gesunden Riegeln aus Trockenfrüchten und Nüssen anlegen und im Laufe des Nachmittags je einen knabbern.

ABENDS

Es ist wichtig, sich auch beim Abendessen eisern an seinen Plan zu halten. Oft fällt hier das Kartenhaus in sich zusammen, weil man entweder nicht genügend Energie mehr hat, um eine optimale Mahlzeit zuzubereiten, oder weil die Familie nicht mitspielt. Wenn Sie allerdings bestmöglich von den Heilkräften Ihrer Nahrung profitieren möchten, darf das Abendessen keine Ausnahme sein. Die Eckpfeiler eines entzündungshemmenden Abendessens sind eine gute Proteinquelle, farbenfrohes Gemüse und die richtige Menge an gesunden Fetten. Lassen Sie sich zum Beispiel von unseren köstlichen Rezepten ab Seite 228 inspirieren. Auch Salate wie Brokkolisalat, Rotkohlsalat mit Orangen und Nüssen oder fettarmer Coleslaw sind eine gute Idee. Seien Sie kreativ – es gibt so viele leckere Kohlsorten, wie Wirsing, Grünkohl, Schwarzkohl, Rosenkohl und vieles mehr, aus denen man im Handumdrehen einen Salat zubereiten kann.

Kartoffeln, Reis, Nudeln und andere stärkehaltige Produkte sollten beim Abendessen allerdings nur eine untergeordnete Rolle spielen. Für ein wenig Stärke ist in der Mahlzeit zwar durchaus Platz, doch die Sattmacher sollten Proteine, Fett und Gemüse sein. Stellen Sie Gerichte mit vielen guten Inhaltsstoffen zusammen, und ergänzen Sie noch eine (Vollkorn-)Stärkequelle. Das ist insbesondere von Vorteil, wenn man mehrere Leute am Tisch versammelt und nicht alle auf Stärke verzichten möchten.

Gerichte, bei denen sich die Stärkemenge gut justieren lässt, sind Wokgerichte mit Nudeln als Beilage, gefüllte Pitabrote, Taco-Schalen oder herzhafte Pfannkuchen sowie Reis mit Hühnchen-Currysoße. Spaghetti mit Fleischsoße sind ebenfalls möglich, wenn Sie die Nudeln teilweise durch geraspelten Spitzkohl oder Zucchini-Spaghetti ersetzen und anstelle von Rindfleisch meistens Hühnerfleisch verwenden.

Mengenmäßig gibt es natürlich große Unterschiede. Ein groß gewachsener, sportlich aktiver Mann benötigt deutlich mehr Nahrung als eine kleine, eher bewegungsscheue Frau. Im Durchschnitt sieht es bei meinen Klienten allerdings folgendermaßen aus:

125–150 g mageres Fleisch, Geflügel, Fisch oder Meeresfrüchte

250–350 g Gemüse, möglichst nährstoffreiche Sorten wie Brokkoli, Weißkohl, Spinat, Rotkohl usw.

Eine wohldosierte Menge Fett – entweder aus fetthaltigem Gemüse (Avocado/Oliven), aus einer Proteinquelle (fetter Fisch, Geflügel mit Haut) respektive in Form eines hochwertigen Öls oder von fetthaltigen Nüssen zum Gericht. Es ist Platz für eine der folgenden Zutaten:

1 EL Oliven- oder Rapsöl
1 Avocado
20 g Oliven

Stärke in kleinen Dosen. Die Stärkequelle ist häufig unser primärer Kalorienlieferant und muss deshalb manchmal beschnitten werden. Bei meinen Klienten begegnet es mir aber nur selten, dass sie 50–75 g Brot oder 30–40 g Nudeln/Reis/Bulgur (Rohgewicht) oder 125–175 g Kartoffeln wesentlich überschreiten.

AM SPÄTEN ABEND

Wenn man sein leichtes Abendessen schon recht früh zu sich nimmt, meldet sich am späteren Abend gerne noch einmal der Hunger. Sollten Sie wirklich hungrig sein, ist es durchaus in Ordnung, noch eine Kleinigkeit zu essen. Doch versuchen Sie zunächst, den Hunger eventuell durch etwas frische Luft, Zähneputzen, eine Tasse Kräutertee oder pure Willenskraft zu bändigen. Falls all das nichts nützt, greifen Sie bitte nach etwas, das Sie auf Ihrem Weg in ein schmerzfreies Leben unterstützt. Manchmal reicht es schon aus, etwas Obst oder eine Karotte zu knabbern. Ist der Hunger größer, können Sie auch eine Zwischenmahlzeit zu sich nehmen, wie ich sie für den Nachmittag beschrieben habe, ohne dass Sie dadurch gleich Gefahr laufen, von Ihrem Gesundheitsweg abzukommen.

Kapitel 5

DER KAMPF MIT DEN KILOS

von Martin Kreutzer

Wer unter Rheuma oder anderen entzündungsbedingten Beschwerden leidet und gleichzeitig übergewichtig ist, tut gut daran, sein Gewicht zu reduzieren. Der im wahrsten Sinne des Wortes schwergewichtige Grund ist die mechanische Belastung, der Knie und Hüften bei Übergewicht ausgesetzt sind. Ein geringeres Gewicht drückt weniger auf die Gelenke, und Sie werden bei Bewegungen mit hoher Wahrscheinlichkeit weniger Schmerzen verspüren.

Dies gilt bei gewöhnlichen Alltagsaktivitäten, aber auch bei Belastungen wie einem Lauftraining. Beim Laufen entspricht der Druck auf den unteren Teil des Beins pro Schritt dem Drei- bis Fünffachen des Körpergewichts. Wenn Sie also nur 5 Kilo abnehmen, entlasten Sie Ihre Gelenke um 10–15 Tonnen pro gelaufenem Kilometer!

Natürlich hat das Abnehmen noch weitere Vorteile. Durch einen signifikanten Gewichtsverlust reduziert sich der Anteil an Harnsäure im Blut, was insbesondere für Gichtpatienten interessant ist. Darüber hinaus belegen Studien, dass ein Zuviel an Körperfett die Zahl der Entzündungen im Körper erhöht – und damit auch Gelenkbeschwerden verstärkt. So stellten Forscher in einer Studie fest, dass pro Gewichtssteigerung um etwa 7 Kilo das Risiko einer Arthrose um 35 Prozent anstieg. Die

Studie zeigte zudem, dass auch Brandherde in anderen Körperteilen befeuert wurden, unter anderem in den Fingern. Dies verdeutlicht, dass die Auswirkungen von Übergewicht weit über die mechanische Überbelastung hinausgehen.

Fett ist aber nicht gleich Fett. Und das trifft sowohl auf das Fett zu, das wir essen, als auch auf unser Körperfett. Bei unserem Fettgewebe handelt es sich nicht um irgendeine tote Masse, die wir einfach mit uns herumtragen. Vielmehr belegen zahlreiche tiefgehende Studien, dass zumindest gewisse Bereiche des Körperfetts biologisch aktiv sind und Hormone, Enzyme und andere Substanzen herstellen.

Besonders aktiv ist unser Bauchfett. Leider produzieren die Fettdepots am Bauch aber Stoffe, die den Entzündungsgrad im Körper erhöhen können. Aus diesem Grund betrachtet man Bauchfett inzwischen als direkten Auslöser von rheumatischen Erkrankungen, Arterienverkalkung, Diabetes oder Bluthochdruck. Eine Gewichtsabnahme, insbesondere mit dem Fokus auf die Reduktion von Bauchfett, ist also in vielerlei Hinsicht Gold wert. Das gilt aber natürlich nur, wenn Sie am Bauch wirklich etwas abzunehmen haben. Der folgende Test beantwortet diese Frage:

1. Als Mann haben Sie einen Bauchumfang (gemessen an der dicksten Stelle des Bauchs) von über 102 cm, als Frau von über 88 cm.

2. Ihr Bauchumfang ändert sich im Laufe einer Woche nicht nennenswert, hat somit nichts mit Blähungen zu tun.

3. Ihr Bauch ist chronisch vorgewölbt und hat kleine »Rettungsringe«, in die man greifen kann.

Wenn Sie in allen drei Fällen zustimmend nicken, ist es Zeit für gewichtsreduzierende Maßnahmen, die insbesondere dem Bauchfett zu Leibe rücken.

Auf der Liste der bauchfetterzeugenden Kalorienbomben stehen viele Speisen und Getränke. Der größte Übeltäter unter den Getränken ist aber sicherlich der Alkohol. Denn weil der Körper so eifrig damit beschäftigt ist, den Giftstoff Alkohol zu entschärfen und aus dem Körper zu schaffen, stellt er die Verbrennung quasi auf null.

Wer nun aber denkt, dass Rotwein harmloser ist als Hochprozentiges, irrt gewaltig. Beide enthalten jede Menge Kalorien. Ein Glas Rotwein hat beispielsweise etwa 150 Kilokalorien. Wer sich also ein paarmal die Woche eine halbe Flasche Rotwein gönnt, schreibt so einiges auf seinem Kalorienkonto gut. Die Kalorienanzahl ist groß genug, um ganze 100 Gramm reines Fett in Ihre Depots am Bauch wandern zu lassen – pro Woche! Das wären im Jahr über fünf Kilo!

Die Kalorien sind jedoch nur ein Teil des Problems. Viel mehr als beispielsweise Säfte oder Softdrinks verleitet uns Alkohol nämlich dazu, bei einer Mahlzeit besonders kräftig zuzulangen. In einer der Studien, die beleuchten sollten, wie sehr Alkohol den Appetit beflügelt, testete man auch, ob Rotwein, Bier und Spirituosen den Appetit unterschiedlich stark anregten. Der Rotwein schoss hier den Vogel ab!

Süßigkeiten, Kuchen, Softdrinks und Säfte werden vom Körper ebenfalls gern in Bauchfett umgewandelt und lassen zudem den Blutzuckerspiegel stark ansteigen. Lassen Sie also so weit wie möglich die Finger davon! Dasselbe gilt für Nudeln, Weißbrot und viele andere Lebensmittel, auf die ich später noch einmal zurückkommen werde. Eine kurze Liste mit Bauchfettauslösern finden Sie allerdings bereits auf der folgenden Seite.

12 Gefahren für Ihren Bauchumfang

BIER

WEIN

HOCHPROZENTIGES

NUDELN

WEISSBROT

OFENKARTOFFELN

WEISSER REIS

BONBONS

WEINGUMMI

SAFT

LIMONADE

SOFTDRINKS

KEEP IT SIMPLE – MEIN PRINZIP

Der Weg zu einem geringeren Gewicht kann steinig sein und einem als unlösbare Aufgabe erscheinen. So muss es aber nicht sein. Wie meine jahrelange Arbeit in der Gruppe für Appetitregulierung und Stoffwechsel am Institut für Humanernährung an der Kopenhagener Universität mich lehrte, kann man das Ganze auch simpel und dennoch effizient gestalten. Als Berater wende ich meist das KISS-Prinzip an (Keep it simple, stupid). Denn meiner Erfahrung nach haben komplexe Diäten nur selten Erfolg – sei es beim Abnehmen oder bei der Umsetzung eines antiinflammatorischen Lebensstils.

POTENTE PROTEINE

Aber wie purzeln die Kilos nun am besten? Zunächst einmal müssen Sie lernen, die richtigen Nährstoffe in angemessenen Mengen zu sich zu nehmen. Proteine zum Beispiel sind beim Abnehmen wahre Wunderwaffen. Bei ihrer Verdauung senden sie viele hungerdämpfende Signale ans Gehirn, die bewirken, dass man sich nach einer eiweißreichen Mahlzeit viele Stunden lang satt fühlt. Ganz anders sieht es aus, wenn man seinen Hunger mit zahlreichen Scheiben Brot stillt, wie viele es tun, um einen niedrigen Blutzuckerspiegel rasch wieder auszugleichen.

Diverse Studien zeigen zudem, dass der Körper bei der Verwertung von Proteinen viel Energie verbraucht. An meinem alten Arbeitsplatz wurde unter anderem über den Effekt der Proteine auf den Stoffwechsel geforscht. Dabei fand man heraus, dass Proteine wahre Schlankmacher sind. Bei der Verstoffwechselung von 100 Kalorien aus Proteinen verbrennt der Körper etwa 25 Kalorien. Das heißt also, dass Sie von vier Proteinkalorien nur drei (75 Prozent) wieder abarbeiten müssen. Beim Fett hingegen werden 99 Prozent der Kalorien verwertet und bei Kohlenhydraten 95 Prozent.

Aufgrund ihrer positiven Auswirkungen auf den Stoffwechsel und aufgrund ihrer Sättigungseigenschaften basieren heutzutage fast alle modernen Diäten auf einer relativ hohen Eiweißzufuhr. Wichtig ist daher, Fleisch, Fisch, Geflügel oder fettarme Milchprodukte in fast jede Mahlzeit einfließen zu lassen. Alternativ kann man zu pflanzlichen Proteinquellen greifen, wie denen aus grünen Bohnen, Linsen oder Tofu.

Bevor Sie jetzt aber zum Supermarkt eilen und jede Menge eiweißreiche Produkte kaufen, hier ein kleiner Hinweis. Da auch der Industrie die positiven Eigenschaften von Proteinen nicht verborgen geblieben sind, liegen inzwischen zahlreiche Produkte in den Regalen, die mit Proteinen angereichert wurden, die in einer entzündungshemmenden Kost aber nichts zu suchen haben.

Das gilt vor allem für Eiweißriegel, die im Grunde nichts anderes als verkappte Süßigkeiten sind. Lassen Sie die Finger davon und ersparen Sie Ihrem Körper unnötige künstliche Süßstoffe, Emulgatoren, Farbstoffe, Konservierungsmittel, Feuchthaltemittel, Aromastoffe, ungesunde Öle und was man sonst noch in diese Riegel packt.

So nehmen Sie 20–30 g Eiweiß zu sich

In einer Diät sollte jede Hauptmahlzeit um eine Proteinquelle herum aufgebaut werden, die 20 bis 30 Gramm Eiweiß liefert. Beispiele sind:

- 150 g magerer Fisch wie Scholle, Flunder und Seelachsfilet
- 175–200 g fettreicher Fisch wie Lachs, Makrele und Hering
- 150 g Hähnchen- oder Putenbrustfilet
- 200 g Skyr
- 250 g fettarmer griechischer Joghurt
- 200 g Hüttenkäse
- 3 Eier
- 250 g Tofu
- 100 g getrocknete Bohnen
- 80 g getrocknete Linsen
- 75 g Parmesan

Die Zwischenmahlzeiten sollten 10 bis 15 Gramm Eiweiß liefern, also einem Drittel oder der Hälfte der Dosis entsprechen. Prüfen Sie die Liste der Inhaltsstoffe genau und wählen Sie Produkte, die viel Eiweiß und wenig Fett enthalten.

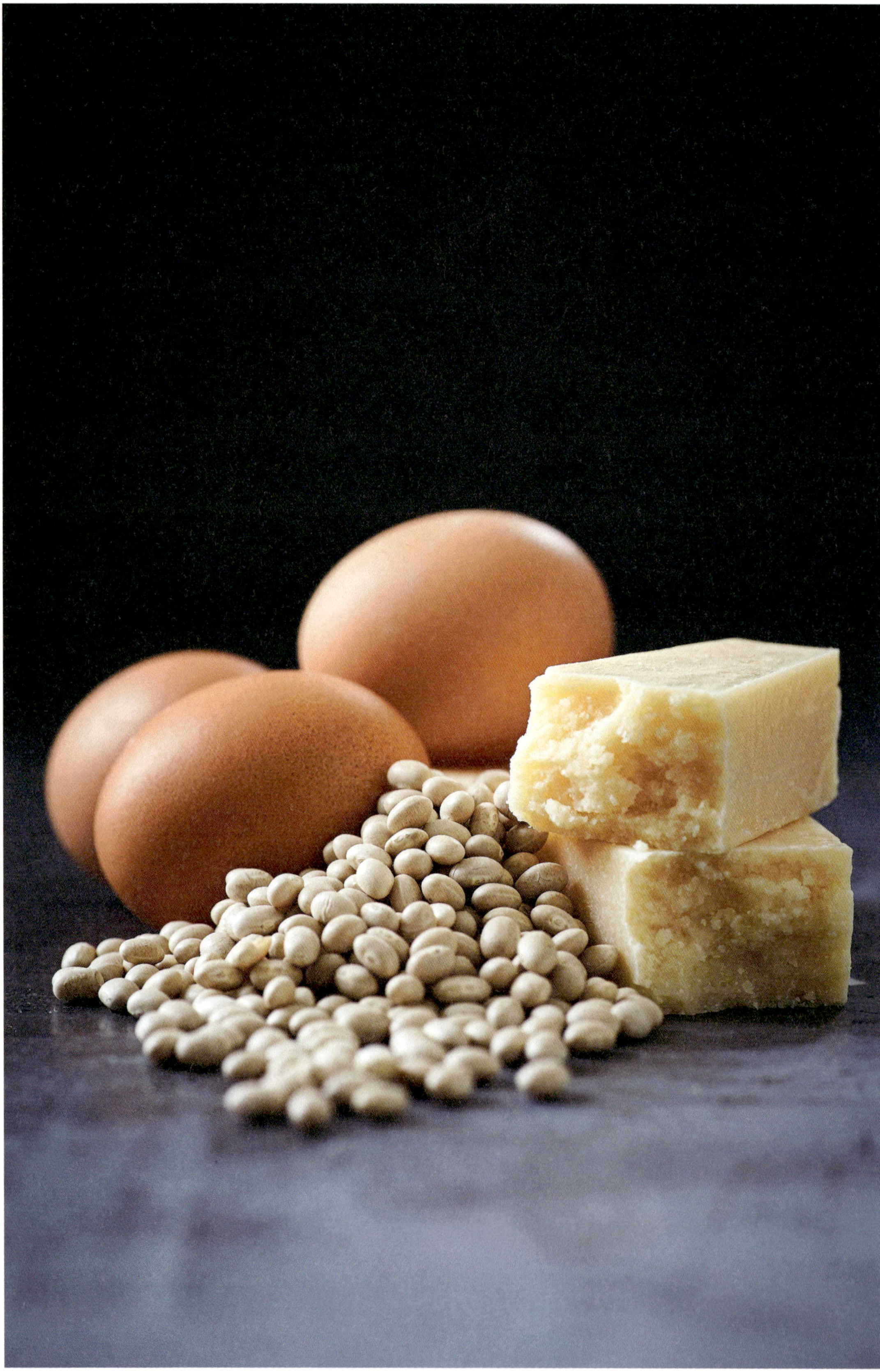

Die Top Ten der Proteinquellen

Eiweißgehalt pro 100 Gramm

PARMESAN *20 Gramm*
Parmesan enthält 50 Prozent mehr Eiweiß als das beste Rindfleisch. Schon ein paar dünne Späne über dem Salat versorgen uns mit beträchtlichen Mengen an sättigenden Proteinen. Dank des hohen Gehalts an Kalzium wird ein Teil des Fetts aus dem Käse im Darm gebunden. Parmesan enthält am Ende also weniger Fett, als uns die Nährstoffangaben suggerieren.

THUNFISCH *20 Gramm*
Frischer Thunfisch oder Dosenware (im eigenen Saft) ist eine vorzügliche Eiweißquelle und zudem sehr mager. Um Thunfisch in Öl sollten Sie hingegen einen Bogen machen. Meist ist er in Sonnenblumenöl eingelegt, welches viele proinflammatorische Omega-6-Fettsäuren enthält.

WILDFLEISCH *19 Gramm*
Hirschfleisch ist eine gute Alternative zu Rind- oder Schweinefleisch. Es ist mager und aufgrund des natürlichen Futters in Wald und Flur reich an Omega-3-Fettsäuren.

MAGERES RINDFLEISCH *20 Gramm*
Fleisch ist eine hervorragende Eiweißquelle, lassen Sie aber die Finger von verarbeiteten Wurstwaren (auch mageren) und stark angebräuntem Fleisch. Wer an Gicht leidet, sollte in der Woche höchstens zwei bis drei Portionen Fleisch à 125–150 Gramm verzehren.

HÄHNCHENBRUST *20 Gramm*
Sie enthält genauso viel Protein wie mageres Rindfleisch und ohne Haut auch wenig Fett.

LACHS *19 Gramm*
Neben reichlich Eiweiß weist Lachs die gesunden Omega-3-Fettsäuren auf. Beide Inhaltsstoffe sorgen für ein gutes Sättigungsgefühl. Lachs enthält zudem Vitamin D, das Knochen, Immunsystem und Psyche stärkt.

GETROCKNETE BOHNEN *19 Gramm*
Getrocknete Bohnen und Linsen (26 g Eiweiß pro 100 g) sind hervorragende Eiweißquellen. Da sie aber auch einige Kohlenhydrate aufweisen, eignen sie sich am besten für Gerichte, die ansonsten kohlenhydratarm sind.

GARNELEN *15 Gramm*
Sie weisen neben hochwertigen Proteinen auch ein paar Omega-3-Fettsäuren auf. Gleiches gilt für Hummer, Krabben und Muscheln.

EIER *13 Gramm*
Hühnereier bereichern eine Mahlzeit mit reichlich MUFA, immunstärkenden Vitaminen und hochwertigen Proteinen.

SKYR *10 Gramm*
Mit dreimal so viel Eiweiß und halb so vielen Kohlenhydraten ist der isländische Skyr eine ausgezeichnete Alternative zum gewöhnlichen Joghurt.

Die Tellerregel

Eine einfache Art, seinen Teller mit den richtigen Nährstoffen in den angemessenen Mengen zu füllen, veranschaulicht diese Illustration. Wenn Sie die Tellerregel befolgen, können Sie sicher sein, stets die richtige Menge an Ballaststoffen und anderen wichtigen Nährstoffen zu sich zu nehmen.

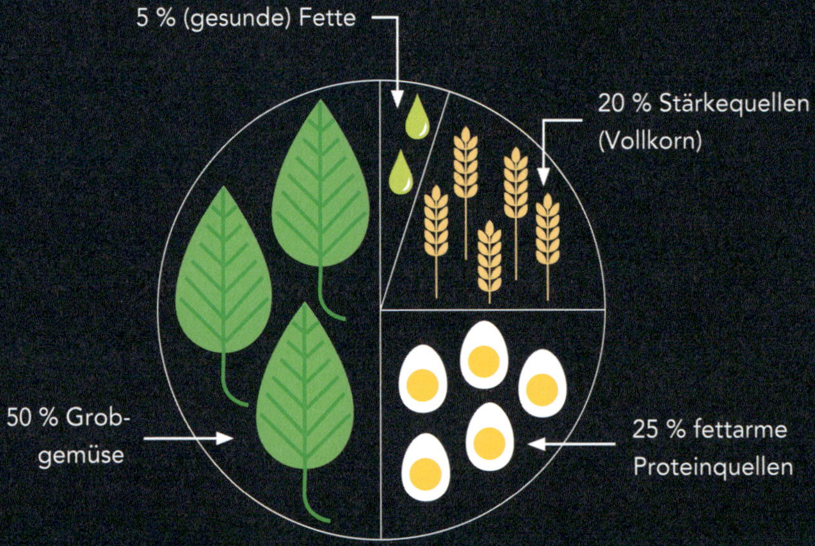

AUSWAHL DER RICHTIGEN FETTE

Wie zuvor schon ausgeführt, ist das im Essen enthaltene Fett nicht Ihr Feind, sondern Ihr Freund. Zumindest, wenn Sie die richtigen Fette zu sich nehmen, wie Fischöl und MUFA. Zugleich hat Fett aber auch eine hohe Energiedichte und enthält pro 100 Gramm doppelt so viele Kalorien wie Proteine und Kohlenhydrate.

Wenn Sie es mit den Fetten übertreiben, kommen Sie also rasch auf viele Kalorien. Setzen Sie Fett daher umsichtig ein, indem Sie antiinflammatorische Fettquellen auswählen und zugleich Fette weglassen, denen gesunde, stärkende Stoffe fehlen.

Nehmen Sie am besten zu jeder Mahlzeit moderat dosierte Fetttypen zu sich, die Ihnen bei der Rheumabekämpfung und eventuell auch bei der Reduzierung des Bauchfetts helfen.

Spanische Forscher stellten fest, dass eine MUFA-reiche Ernährung das gesundheitsgefährdende Bauchfett reduzieren kann. Das sogenannte Viszeralfett wird eigentlich zum Schutz der Organe in der Bauchhöhle eingelagert, kann sich aber zur tickenden Zeitbombe entwickeln, wenn es überhandnimmt. Warum einfach ungesättigte Fettsäuren dem Bauchfett zu Leibe rücken, ist nicht endgültig geklärt, möglich ist aber, dass die Fettsäuren den Zuckerstoffwechsel beeinflussen und dadurch verhindern, dass der Körper wegen des physiologischen Stresses, der stets mit einem unausgeglichenen Blutzuckerspiegel einhergeht, Fett zwischen den Organen deponiert.

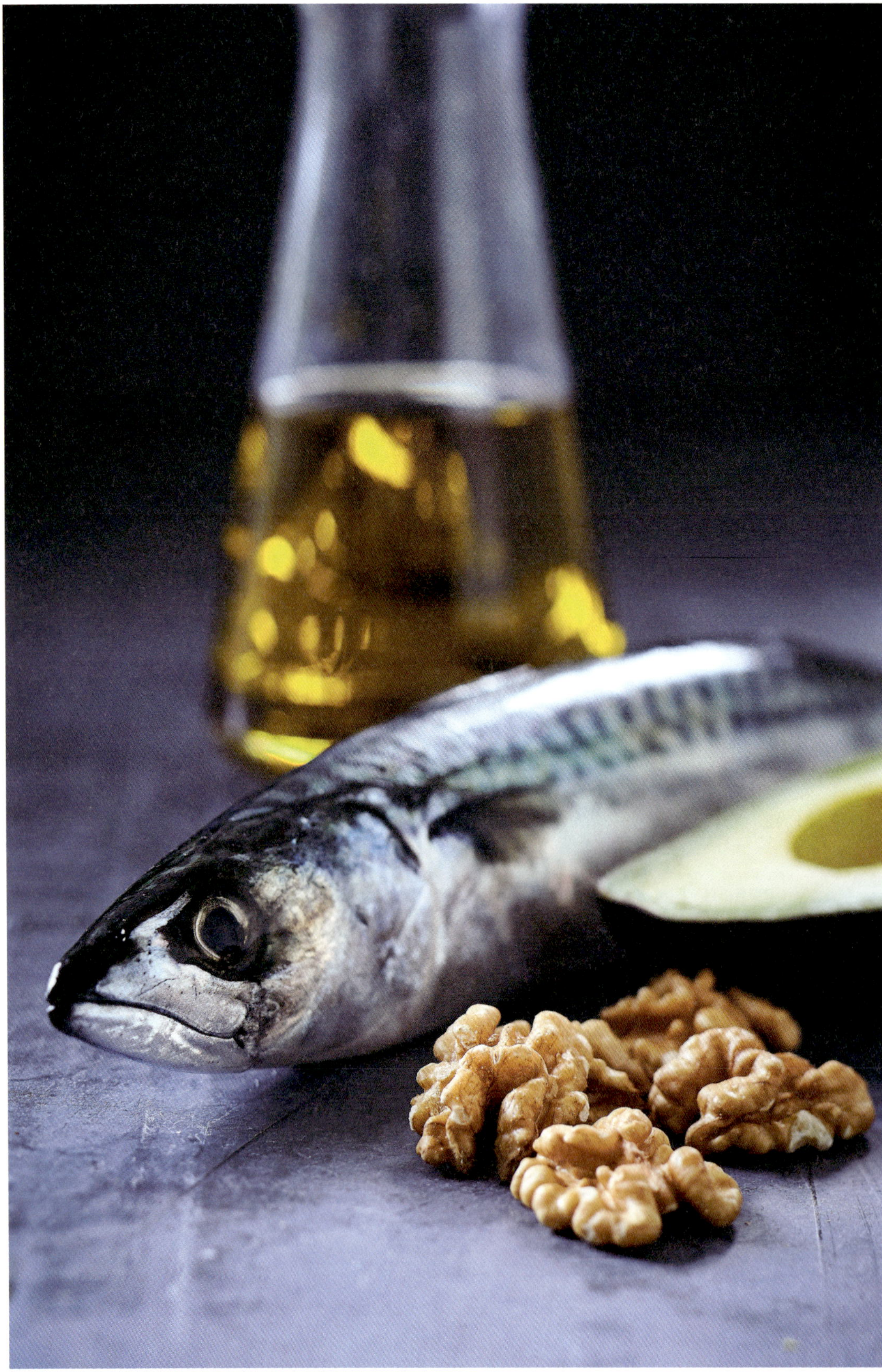

Fabelhafte antiinflammatorische Fettquellen

Gehalt an gesunden Fetten pro 100 Gramm

MAKRELE
2,9 g Omega-3
4,5 g MUFA

Die Makrele steckt voller wertvoller Fettsäuren und hält sowohl Omega-3 als auch eine gute Portion MUFA für uns bereit – neben sättigenden Proteinen, stärkenden Vitaminen und Mineralien. Und das gilt für jede Art von Makrele, sei sie frisch, geräuchert oder aus der Dose.

OLIVENÖL
0,6 g Omega-3
74,5 g MUFA

Olivenöl schmeckt köstlich und ist nicht nur sehr reich an MUFA, sondern enthält in der kalt gepressten Variante auch mehr Antioxidantien als andere Olivenölvarianten.

WALNÜSSE
7,5 g Omega-3
11,7 g MUFA

Im Gegensatz zu anderen Nüssen weisen Walnüsse viele Omega-3-Fettsäuren und auch einige Ballaststoffe, Proteine sowie langsam verdauliche Kohlenhydrate auf.

AVOCADO
0,2 g Omega-3
6,7 g MUFA

Das grüne, weiche Fruchtfleisch der Avocado ist ein guter MUFA-Lieferant, es enthält langsam verdauliche Kohlenhydrate, sättigende Ballaststoffe und dazu noch reichlich Vitamine, Mineralien und Antioxidantien.

MANDELN
0,2 g Omega-3
34,5 g MUFA

Mandeln strotzen vor supergesunden Fetten, Proteinen, Ballaststoffen und langsam verdaulichen Kohlenhydraten.

MAYONNAISE
7,1 g Omega-3
42,2 g MUFA

Kaufen Sie Mayonnaise auf Rapsölbasis, denn im Gegensatz zu proinflammatorischem Sonnenblumenöl wirkt Rapsöl, das viele antiinflammatorische Omega-3-Fettsäuren und jede Menge MUFA enthält, entzündungshemmend.

KAPPEN SIE DIE KOHLENHYDRATE

Kohlenhydrate sind der Brennstoff für Muskeln und Gehirn. Insbesondere diejenigen aus Vollkorn, Obst und Gemüse versorgen uns mit vielen gesunden Stoffen und sagen dem Rheuma den Kampf an. Wenn Sie aber Gewicht reduzieren möchten, ohne bei gesunden Nährstoffen Abstriche zu machen, müssen Sie Ihren Appetit auf Kohlenhydrate leider zügeln.

Machen Sie vor allem einen Bogen um Weißbrot, Teigwaren, Reis, Kuchen, Süßigkeiten und Softdrinks, denn die dort enthaltenen Kohlenhydrate sind kalorienreich und nährstoffarm. Vollkornprodukte wie Vollkornbrot, -nudeln und -reis hingegen liefern neben Kohlenhydraten auch Vitamine, Mineralien und Ballaststoffe. Letztere füllen den Magen und stärken Ihre Darmflora. Daher gehört eine gewisse Menge Kohlenhydrate auch in eine optimierte Kost.

Wie so oft im Leben ist hier die rechte Balance wichtig, denn auch die gesunden Kohlenhydrate können sich in Hüftgold verwandeln. Wenn Sie Süßigkeiten, Gebäck und Softdrinks auf ein Minimum reduzieren und auch die Menge an kohlenhydratreichen Getreideprodukten einschränken, sind Sie schon auf dem richtigen Weg. Optimal wäre es, wenn Sie Getreideprodukte nur als Beilage betrachten und Ihren Teller mit kraftstrotzendem Gemüse füllen würden. In einer antiinflammatorischen Diät rechnet man für eine ideale Hauptmahlzeit eine halbe bis eine Scheibe Brot oder 30 bis 40 Gramm Teigwaren, Reis, Grieß oder Ähnliches. Greifen Sie zielgerichtet nach Vollkornvarianten und Grobgemüsesorten, die vor Ballaststoffen strotzen. Und meiden Sie Fertigprodukte.

SICH STRATEGISCH ERNÄHREN

Damit Sie den Tag über eine ausreichende Sättigung verspüren, sollten Sie die Kalorien des Tages bewusst auf drei Hauptmahlzeiten verteilen und bei Bedarf den Nachmittag mit einer energiestabilisierenden Zwischenmahlzeit überbrücken. Halten Sie die Hauptmahlzeiten strikt ein und genießen Sie die Zwischenmahlzeit etwa drei Stunden nach dem Mittagessen.

Optimalerweise essen Sie immer zu denselben festgelegten Zeitpunkten und nehmen dazwischen gar nichts zu sich. Eine halbe Stunde früher oder später fällt hier nicht ins Gewicht, es ist aber eine gute Idee, sich zum Beispiel von seinem Smartphone per Timer oder Kalender an die Essenszeiten erinnern zu lassen, bis einem die Routine in Fleisch und Blut übergegangen ist.

Um sich verführerische Snacks zu verkneifen, hilft es manchen meiner Klienten, sich die täglichen Mahlzeiten wie Lampen vorzustellen, die man ein- und ausknipst. Sie schalten die »Essenslampe« ein, genießen ihre Mahlzeit und knipsen sie dann wieder bis zur nächsten Mahlzeit aus. So vermeidet man, viele kleine Zwischenmahlzeiten einzuschieben und damit über den Tag verteilt viele unnötige Kalorien anzuhäufen.

Stellen Sie jede Mahlzeit – auch die Zwischenmahlzeiten – so zusammen, dass sie sowohl Proteine, Fette, Kohlenhydrate und Ballaststoffe enthält. Bei den Hauptmahlzeiten ergibt sich dies oft von selbst, bei den Zwischenmahlzeiten muss etwas nachgeholfen werden. Essen Sie beispielsweise am Nachmittag etwas Obst und eine Handvoll Mandeln oder eine Scheibe Vollkornknäckebrot mit fettarmem Käse und einer halben Avocado dazu.

Es ist auch eine gute Idee, die Mahlzeiten des Tages im Vorfeld zu planen. Allzu häufig lässt man die Zwischenmahlzeiten ausfallen, weil man vergessen hat, etwas vorzubereiten oder etwas einzustecken. Lagern Sie Ihr Essen am besten in einer Kühltasche oder Ähnlichem, damit es den ganzen Tag über frisch und lecker bleibt.

KALORIENDICHTE REDUZIEREN

Die meisten Menschen fühlen sich am wohlsten, wenn sie sich richtig satt essen dürfen. Das Problem ist nur, dass ein randvoll gefüllter Magen meist mit einer übermäßigen Kalorienzufuhr einhergeht, durch die massenhaft überflüssige Kalorien in die Fettdepots gepumpt werden. Gleichzeitig sinkt Ihr Aktivitätsniveau, weil ein voller Bauch eher Lust auf ein Nickerchen als auf eine Sporteinheit macht. Die Kunst ist hier, eine gute Balance zu finden und den Magen zwar zu füllen, die Energiedichte (die Menge der Kalorien pro 100 Gramm Essen) dabei aber so niedrig zu halten, dass selbst eine stattliche Portion sich nur geringfügig auf dem Kalorienkonto niederschlägt.

Wenn Sie sich satt essen und gleichzeitig Kalorien sparen möchten, ist Gemüse die ultimative Wahl, denn es enthält typischerweise nur 20 bis 40 Gramm Kalorien pro 100 Gramm. Bei Obst hingegen verdoppelt oder verdreifacht sich die Kalorienmenge, und bei Getreideprodukten nehmen Sie beim selben Volumen sogar zehnmal so viele Kalorien zu sich.

Dank der geringen Energiedichte können Sie bei Gemüse richtig zuschlagen, ohne dass es das Kalorienkonto nennenswert belastet. Insbesondere Grobgemüse verleiht ein gutes Sättigungsgefühl und eignet sich dadurch vorzüglich, um kalorienreiche Teigwaren, Brot, Reis und Kartoffeln zu ersetzen.

Natürlich sollten Sie Ihren Magen aber nicht gleich bis zum Bersten füllen, nur weil Sie gerade etwas Kalorienarmes zu sich nehmen.

Stattdessen empfehle ich Ihnen, nur so viel zu essen, bis der Hunger gestillt ist und Sie ein Sättigungsgefühl verspüren. Man kann seinen Magen an große Mengen Essen gewöhnen, man kann es ihm aber genauso gut wieder abgewöhnen. Ein Magen, der regelmäßig prall gefüllt wird, meldet sich gerne in Situationen, in denen gerade kein gesundes Gemüse zur Hand ist – und leider werden Sie dann höchstwahrscheinlich nach irgendwelchen Kalorienbomben greifen.

Ich werde von meinen Klienten oft gefragt, wie man gleichzeitig Kalorien reduzieren und die Menge an stärkenden Lebensmitteln hochfahren kann. Voraussetzung dafür ist natürlich, gewisse Dinge bewusst auszuklammern, um Platz für die Kalorien aus wertvollen Nahrungsmitteln wie Fisch, Nüssen, Avocados, Beeren etc. zu schaffen. Das ist durchaus machbar, wenn man sich an die erwähnten Anweisungen hält und darüber hinaus den vielen leeren Kalorien eine Absage erteilt, die sich so gerne in die Kost einschleichen.

Die meisten Menschen verzeichnen sofort einen Gewichtsverlust, sobald sie auf Süßigkeiten, Gebäck, Schokolade, Softdrinks, Wein und andere Dickmacher verzichten, die man sich gerne im Laufe der Woche einverleibt. Wenn Sie abnehmen möchten, ist es deshalb wichtig, sich diese kleinen Sünden abzugewöhnen.

Sich hier komplett auf null zu stellen, finden Sie zu hart? Eine Alternative wäre es, sich eine Wochenration von beispielsweise 500 »leeren Kalorien« nach Gusto zuzugestehen – Vorschläge dazu finden Sie auf Seite 129.

Alkohol ist ein Paradebeispiel für leere Kalorien, auf die manche aber nur ungern verzichten möchten. Viele setzen Alkohol mit Genuss gleich, und sie lieben ein gutes Glas Wein zum Essen. Das Aroma des Weins begleitet oder verstärkt den Geschmack des Essens, und im besten Fall gehen beide in einer höheren Genusseinheit auf. Sollte es Ihnen beim

Durchhalten helfen, wenn Sie sich ab und zu ein Gläschen genehmigen dürfen, tun Sie das. Stellen Sie in diesem Zusammenhang aber eventuell eine weitere Regel für sich auf, die zum Beispiel besagt, dass Alkohol im Alltag tabu ist, wenn es sich nicht gerade um einen besonderen Anlass handelt.

Bevor Sie den Alkohol aber tatsächlich auf Ihren Speiseplan setzen, sollten Sie noch einmal in sich gehen und sich fragen, was der wirkliche Grund für Ihr Verlangen nach Alkohol ist. Ist es der Geschmack, ist es die gesellige Komponente, auf die Sie ohne Alkohol verzichten müssten? Oder sehnt sich vielleicht Ihr Körper nach regelmäßiger Alkoholzufuhr? Ganz gleich, welche Antwort Sie auf diese Fragen finden, es lohnt sich, das eigene Verhalten zu hinterfragen und zu überlegen, ob Ihnen der Alkohol angesichts dessen, dass er zu Bauchfett und vermehrten Entzündungen im Körper führt, wirklich so wichtig ist.

Alkohol ganz aus dem Weg zu gehen, ist zwar nicht so leicht, aber machbar. Lassen Sie beispielsweise Rezepte links liegen, in die Alkohol einfließt, und sagen Sie eventuell auch soziale Zusammenkünfte ab, bei denen es sich ausschließlich um Alkoholgenuss dreht. Für alle, die sich auf Partys oder bei einer Einladung zum Abendessen genötigt fühlen, doch etwas zu trinken, habe ich einen Tipp. Statt den Wein abzulehnen und dadurch Aufmerksamkeit auf sich zu lenken, lassen Sie sich den Wein einschenken und stoßen mit den anderen an. Tun Sie dann aber nur so, als würden Sie trinken. Wetten, dass Ihre Abstinenz so niemandem auffallen wird?

500 Verwöhnkalorien pro Woche

Wenn Sie es zu schwierig finden, auf Dinge zu verzichten, die Sie mit Genuss und Lebensfreude verbinden, habe ich eine gute Idee für Sie. Gönnen Sie sich einfach eine Wochenration von 500 Kalorien, in die alles einfließen kann, wonach Ihnen der Sinn steht. Natürlich können Sie sich auch mit ein paar gesunden Dingen verwöhnen, die Sie besonders gern mögen.

Sie entscheiden selbst, ob Sie die Verwöhnkalorien auf einmal oder über die Woche verteilt genießen. Die Liste unten soll Ihnen zur Inspiration dienen und zeigt, wozu Sie Ihr 500-Kalorien-Budget nutzen können. Natürlich zählt aber nur Ihr Geschmack, und es sind auch ganz andere Lebensmittel möglich. Checken Sie jedoch zuvor den Kaloriengehalt und stellen Sie dann Ihre eigene Rechnung auf.

- 1 GLAS ROTWEIN (150 ml): *150 kcal*
- ½ TAFEL ZARTBITTERSCHOKOLADE (50 g): *260 kcal*
- 1 SCHEIBE VOLLKORNBROT (50 g): *100 kcal*
- 1 APFEL (125 g): *60 kcal*
- 1 HANDVOLL WEINGUMMI (60 g): *150 kcal*
- 1 HANDVOLL MANDELN (10 g): *55 kcal*
- 1 GLAS ORANGENSAFT (200 ml): *85 kcal*
- 1 KLEINES BRÖTCHEN (40 g): *80 kcal*

Kapitel 6

PERFEKTES TRAINING FÜR IHRE GELENKE

von Martin Kreutzer

Ein Leben mit Gelenkschmerzen ist nicht gleichbedeutend mit einem Leben ohne Sport. Im Gegenteil, gezieltes Training, das den gesamten Körper stärkt, hilft Ihnen dabei, Gelenkprobleme in den Griff zu bekommen.

Durch Sport verbrennen Sie nicht nur Kalorien und stärken Herz und Kreislauf – mit regelmäßigem, zielgerichtetem Training unterstützen Sie auch Ihr Immunsystem. Wie wir wissen, ist ein robustes Immunsystem zugleich der Schlüssel zur Bekämpfung der Brandherde in Ihrem Körper und hat damit entscheidenden Einfluss darauf, ob die Gelenke schmerzen oder zur Ruhe kommen – auch nach einer Belastung.

Der Grund, warum Sport unser Immunsystem stärkt, ist folgender: Für den Körper ist der Moment des Trainings hart und anstrengend, und er belastet das Immunsystem. Weil der Körper aber stets bestrebt ist, sich an gegebene Belastungen anzupassen, um für zukünftige Strapazen besser gerüstet zu sein, passt er sich nach und nach an die neuen Anforderungen an und verbessert Kondition, Ausdauer, Knochendichte,

Immunsystem und weitere Bereiche, die beim Training herausgefordert werden. Nur durch angemessene Stimulation entfaltet das Immunsystem also sein volles Potenzial.

Beim Abnehmen spielt Sport ebenfalls eine entscheidende Rolle, denn beim Training verbrennen wir in jeder Minute fünf- bis zehnmal mehr Kalorien als beim Entspannen auf dem Sofa. Darüber hinaus können Sie sich viele gesunde Leckerbissen und auch ein paar »ungesunde« Dinge mehr gönnen, ohne dass es sich gleich aufs Gewicht niederschlägt, wenn Sie täglich trainieren. Sport birgt also generell so viele gesundheitliche Vorteile, dass sich gar nicht die Frage stellt, ob man Sport treiben sollte oder nicht. Vielmehr geht es darum, was und wie intensiv man trainieren sollte.

Doch was genau versteht man unter antiinflammatorischen Gesichtspunkten eigentlich unter Sport? Entzündungshemmendes Training setzt sich aus drei Elementen zusammen, die erst im Zusammenspiel ihr wahres Potenzial entfalten. Daher sollte eine Woche in Ihrem Leben idealerweise alle drei Elemente enthalten.

Als Erstes wären da die Alltagsaktivitäten – wenn Sie zum Beispiel mit dem Fahrrad zur Arbeit fahren oder statt des Aufzugs die Treppe nehmen. Der Vorteil dieser Aktivitäten ist, dass sie ein natürlicher Teil des Alltags sind, dementsprechend häufig vorkommen und man dabei schon einige Kalorien abbauen kann.

Das zweite Element ist ein Cardiotraining, also ein Ausdauertraining in Form von zum Beispiel Laufen, Radeln, Schwimmen oder Walking. Außer dass Sie hierbei Herz und Kreislauf stärken, verbrennen Sie sehr viele Kalorien und stimulieren Ihr Immunsystem.

Das letzte Element ist das Krafttraining, bei dem einzelne Muskelgruppen gezielt gestärkt werden. Gerade bei Rheuma oder Überlastungsschäden in der Hüfte, den Knien oder Fußgelenken ist Krafttraining äußerst wirkungsvoll. Wenn man nämlich die Muskeln rund um die geschädigten Gelenke stärkt, wird das Gelenk selbst entlastet und kann nachfolgend größeren Belastungen standhalten. Darüber hinaus verhilft Krafttraining zu einer besseren Muskel- und Bewegungskoordination rund um die Gelenke, was das Risiko von Fehlbelastungen reduziert.

Auch Yoga ist bei Gelenkproblemen sehr empfehlenswert. Zahlreiche kleinere Studien ergaben, dass sich Arthroseschmerzen durch Yoga lindern ließen. Ein Grund ist vermutlich, dass Yoga eine sehr sanfte Sportart ist, die auch untrainierte Menschen ausführen können. Falls Sie sich also beim Gedanken an Krafttraining überfordert fühlen, können Sie auch Yogaübungen als Einstieg in eine sportliche Betätigung wählen.

BEWEGEN SIE SICH!

Da Bewegung entscheidenden Einfluss auf Ihr tägliches Wohlbefinden hat, sollte sie in Ihrem Alltag eine wichtige Rolle spielen. Das erfordert bei Menschen, die bisher sportlich weniger aktiv waren, allerdings eine gewisse Eingewöhnungszeit und Planung.

Wer Probleme hat, den inneren Schweinehund zu überwinden und sich zu motivieren, kann auch ganz kleinschrittig beginnen. Auf den folgenden Seiten stelle ich Ihnen die perfekte rheumalindernde Sportwoche vor – es schadet aber gar nichts, wenn Sie das komplette Programm erst nach Wochen oder Monaten absolvieren. Etablieren Sie erst einmal feste Alltagsroutinen, beginnen Sie nach und nach mit dem Krafttraining, und wenn Ihnen dies in Fleisch und Blut übergangen ist, können Sie langsam auch ins Cardiotraining einsteigen.

Warm-up ist wichtig für Ihre Gelenke

Damit Ihre Gelenke beim Training keinen Schaden nehmen, müssen Sie sich gut aufwärmen – insbesondere bei belastenden Aktivitäten wie Laufen oder Krafttraining, aber auch bei Rückschlagspielen, Aerobic, Gymnastik und anderen Sportarten, die Muskeln, Sehnen und Gelenke beanspruchen.

Viele Überlastungsschäden entstehen erst im Laufe von mehreren Monaten und können durch ein gründliches Warm-up bis zu einem gewissen Grad verhindert werden. Es ist ähnlich wie bei einem Sportwagen, der vor dem Rennen erst einmal gründlich aufgeheizt werden muss. Beim Auto müssen der Motor aufgewärmt, die Kolben geschmiert und die Reifentemperatur erhöht werden. Auf den Körper bezogen geht es darum, die Gelenke mit Flüssigkeit zu versorgen, die Muskeln zu aktivieren und die Durchblutung zu fördern, damit der Körper dem Stress, der mit einer Trainingseinheit einhergeht, gewachsen ist.

Beim Aufwärmen läuft einiges ab, was den Körper auf die bevorstehende Belastung vorbereitet. Manches beugt Überlastungsschäden vor, anderes fördert »nur« Ihre Fitness, den Spaß am Training und weitere Aspekte einer guten Sporteinheit.

VORTEILE KURZ UND KNAPP

- Weniger Gelenk- und Sehnenverletzungen
- Gesteigerte Leistungsfähigkeit
- Mehr Ausdauer
- Besserer Gleichgewichtssinn und bessere Muskelkontrolle
- Verbesserte Beweglichkeit
- Kraftvollere, koordiniertere Muskelarbeit
- Mentale Vorbereitung auf das bevorstehende Training
- Aktivierung von Herz und Kreislauf

FIT DURCH ALLTAGSAKTIVITÄTEN

Bei den meisten Menschen haben Alltagsaktivitäten das Potenzial, zum größten Kalorienschlucker der Woche zu werden. Zwar können sie in Bezug auf die pro Minute verbrannten Kalorien nicht mit Laufen, Aerobic oder anderen intensiven Trainingsformen mithalten, doch die Menge macht's. Wenn Sie sich im Alltag viel bewegen, katapultiert das Ihren Kalorienverbrauch in einen Bereich, der auch die Pfunde purzeln lässt. Als zusätzliches Plus wirken diese Aktivitäten nicht appetitanregend und verleiten Sie daher nicht dazu, mehr zu essen.

Um von den Alltagsaktivitäten gesundheitlich bestmöglich zu profitieren, ist es allerdings wichtig – ebenso wie beim Sport –, eine Art Trainingsplan zu erstellen. Positive Resultate kommen leider nicht von allein. Sie müssen schon alle Möglichkeiten zur Bewegung nutzen und auch aktiv in Ihren Alltag einbauen.

Lassen Sie wirklich keine Chance aus, sich zu bewegen! Nehmen Sie die Treppe anstelle des Aufzugs, stehen Sie häufiger auf, bringen Sie den Müll raus, besuchen Sie Ihre Kollegen, statt ihnen eine E-Mail zu schreiben, und fahren Sie mehr Rad als Auto. Setzen Sie sich zum Ziel, sich im Laufe des Arbeitstags mindestens zweimal pro Stunde zu bewegen.

Ihrem Körper ist es völlig egal, ob Sie Ihre täglichen Kalorien durch viele kurze Aktivitäten, die eventuell von kleinen Pausen unterbrochen sind, oder durch länger andauernde Aktivitäten verbrennen. Sie können sich Ihr tägliches Aktivitätsprogramm also frei zusammenstellen, ohne sich über die Länge der einzelnen Tätigkeiten Gedanken machen zu müssen. Bei den Alltagsaktivitäten gilt somit »Kleinvieh macht auch Mist«. Hier gilt es, kreativ zu sein, um das persönliche Aktivitätsniveau erfolgreich zu steigern.

Ergänzen Sie das »Kleinvieh« möglichst aber noch um eine tägliche Aktivität, bei der Sie sich mindestens 30 Minuten kontinuierlich bewegen, und teilen Sie diese bei Bedarf in mehrere Häppchen auf. Die Kalorienausbeute liegt hier bei etwa 200 Kalorien pro Tag.

Vielen meiner Klienten fällt eine Steigerung des Aktivitätslevels am Wochenende am leichtesten. Falls es Ihnen auch so geht, können Sie das Wochenende zum Beispiel für eine ausgedehnte Fahrradtour nutzen oder Projekte im Haus oder in der Wohnung in Angriff nehmen, bei denen körperlicher Einsatz gefordert ist. Auf Ihrem Kalorienkonto machen sich diese zusätzlichen Aktivitätsstunden am Wochenende auf jeden Fall positiv bemerkbar.

Die tägliche Verbrennung erhöhen

So können Sie im Alltag mehr Kalorien verbrennen:

- Benutzen Sie immer die Treppe – rauf und runter.
- Stehen Sie bei jeder sich bietenden Gelegenheit auf.
- Unternehmen Sie in der Mittagspause einen zehnminütigen Spaziergang.
- Fahren Sie mit dem Fahrrad zur Arbeit, wenn es das Wetter erlaubt.
- Parken Sie das Auto möglichst weit weg vom Arbeitsplatz und gehen Sie den restlichen Weg zu Fuß.
- Warten Sie nicht auf den nächsten Bus, sondern gehen Sie schon zur nächsten Bushaltestelle.
- Stehen Sie mindestens dreimal in der Stunde auf und bewegen Sie sich.
- Machen Sie kurz vor dem Schlafengehen einen kleinen Abendspaziergang.
- Setzen Sie das Headset auf und gehen Sie beim Telefonieren umher.
- Schalten Sie den Fernseher aus und tun Sie irgendetwas Aktiveres.

KRAFTTRAINING, DAS IHRE GELENKE LIEBEN WERDEN

Krafttraining ist für Sie von immenser Bedeutung, denn starke Muskeln stützen Ihre Gelenke und machen präzisere Bewegungen möglich, was wiederum die Gelenke weniger verschleißt. Geht es Ihnen auch so wie vielen anderen und haben Sie ein eher schwieriges Verhältnis zu Fitnessstudios? Dann sollten Sie entweder versuchen, Ihre Aversion zu überwinden, oder alternative Angebote nutzen, die es vielleicht auch in Ihrer Nähe gibt.

Ich lege Ihnen allerdings ans Herz, unter der Aufsicht ausgebildeter Physiotherapeuten zu trainieren, die Ihnen angemessene Übungen zeigen können und kontrollieren, ob Sie diese korrekt ausführen. Gerade bei Rheumapatienten oder Menschen mit wenig Sporterfahrung ist dies wichtig, denn falsch ausgeführt können die Übungen Ihre Probleme sogar verschlimmern. Werden die Übungen hingegen korrekt durchgeführt, ebnen sie Ihnen den Weg zu einem schmerzfreien Alltag.

Die Deutsche Rheuma-Liga bietet auch ein spezielles Funktionstraining an, das als Warmwasser- oder Trockengymnastik stattfindet und Übungen beinhaltet, die die Gelenke zwar fördern, sie aber nicht überfordern. Informationen dazu finden Sie auf den Websites der Deutschen Rheuma-Liga.[6]

Vor dem Krafttraining

DAS RICHTIGE WARM-UP

Selbst die beste Kost kann Sie nicht vor Schäden schützen, die entstehen, wenn Sie Ihren Körper nicht vernünftig auf eine Sporteinheit vorbereiten oder wenn Sie zu einseitig trainieren. Investieren Sie etwas Zeit in ein gutes Warm-up, bevor Sie zum Beispiel in Ihre Laufschuhe schlüpfen und lossprinten. Und vergessen Sie beim Cardiotraining nicht, dass Ihre Gelenke auch unbedingt durch Kraftübungen gestärkt werden müssen.

Leider begegnet es mir im Alltag immer wieder, dass Leute das Warm-up einfach überspringen oder dass sie sich beim Krafttraining auf Körperregionen konzentrieren, die in ihrer primären Sportart gar nicht im Mittelpunkt stehen (viele Läufer trainieren zum Beispiel dezidiert ihren Oberkörper). Beides ist falsch, denn der Weg zu starken, geschmeidigen Gelenken führt nur über zielgerichtetes Warm-up und gezieltes Krafttraining.

Die Art des Aufwärmens unterscheidet sich allerdings je nachdem, ob ein Kraft- oder ein Cardiotraining folgt. Faktoren wie die Trainingsdauer, -intensität und der Belastungsgrad fließen ebenfalls in den Aufbau des Warm-ups mit ein.

Wie Sie auf den folgenden Seiten feststellen werden, habe ich bei den verschiedenen Warm-up-Formen auch noch einzelne Ernährungshinweise ergänzt. Das lag auf der Hand, denn natürlich hat auch das Essen großen Einfluss auf die Wirksamkeit Ihres Warm-ups und den Trainingseffekt.

Das Wichtigste am Warm-up ist die Vorbereitung der Gelenke, Sehnen und Muskeln auf die bevorstehende Belastung. Werden Ihre Gelenke und Sehnen beim Training großem Druck ausgesetzt, beugen Sie mit der Erwärmung derjenigen Gelenke, die ins Krafttraining involviert sind, Verletzungen vor.

Es ist nicht notwendig, alle der folgenden Aufwärmübungen auszuführen; es ist aber wichtig, die involvierten Körperteile zu aktivieren. Wenn Sie beispielsweise den gesamten Körper oder den Oberkörper trainieren möchten, sollten Sie sich möglichst an den Crosstrainer oder das Ruder-Ergometer begeben. Fahrrad-Ergometer oder Laufband sind weniger geeignet, da hier vor allem der Unterkörper gefordert wird und der Oberkörper somit nicht ausreichend auf die Übungen vorbereitet wird.

Ein gutes Aufwärmen auf dem Crosstrainer oder Ruder-Ergometer dauert fünf bis sechs Minuten, wobei Sie die Intensität langsam steigern sollten, bis Sie etwa 80 Prozent Ihrer Leistungsfähigkeit erreicht haben. Versuchen Sie, das Tempo im Minutentakt leicht zu erhöhen, bis Sie in der letzten Minute auf einem Level angekommen sind, in dem Sie zwar angestrengt sind, aber noch in kurzen Sätzen kommunizieren können. Verausgaben Sie sich jedoch nicht, schließlich sollte nach dem Warm-up noch genügend physische und mentale Kraft für das eigentliche Training vorhanden sein.

GUT GESTÄRKT BEGINNEN

Beim Krafttraining wird nicht nur der Körper belastet, es ist auch viel Konzentration gefordert. Um den Blutzuckerspiegel auf »Arbeitstemperatur« zu bringen und damit optimale Bedingungen für Ihre Konzentrationsfähigkeit und Ihre Stimmung zu schaffen, empfehle ich Ihnen, 15 bis 20 Minuten vor dem Training eine leichte Mahlzeit zu sich zu nehmen. Diese sollte ein wenig Gehirntreibstoff in Form von Kohlenhydraten beinhalten. Eine reife Banane ist zum Beispiel eine gute Idee. Manche trinken auch gern eine Tasse Kaffee vor dem Training. Studien ergaben, dass ein Schuss Koffein nicht nur die mentale Stärke, sondern auch die Schmerztoleranz erhöht. Sie können sich den Kaffee also ruhig gönnen und dann sogar noch einen Zahn zulegen.

Bonus-Tipp:

Wer Motivationsprobleme hat, sollte vor dem Training mitreißende Musik hören. Mein persönlicher Favorit ist »Eye of the Tiger« von Survivor. Wenn ich bei dieser Rocknummer ordentlich mitgröle, gibt mir das die nötige Power.

MINIPROGRAMM GELENKFREUNDLICHES KRAFTTRAINING

Dass ein starker Rumpf ein deutlich gewinnbringenderes Ziel ist als ein flacher Bauch mit Sixpack, sollte inzwischen jedem klar sein. Denn wenn man die sogenannte Core-Muskulatur, also die Muskeln rund um den Rumpf, trainiert, verbessert man dadurch seine Körperhaltung, entlastet die Lendenwirbelregion und kann auf lange Sicht Rückenproblemen vorbeugen.

Ebenso verhält es sich auch mit allen anderen Gelenken – bei einer schwachen Kniemuskulatur werden Sehnen, Knorpel und die übrigen Gelenkelemente bei jedem Schritt übermäßig belastet. Wenn Sie aber die gelenkumgebenden Muskeln stärken, bringt das eine ungeheure Entlastung, da die Muskeln einen Großteil der Druckeinwirkung abfedern. Darüber hinaus stabilisieren sie das Gelenk, was deutlich präzisere Bewegungen ermöglicht und Fehlbelastungen (die zunächst harmlos sind, auf Dauer aber zu schmerzhaftem Verschleiß und Entzündungen führen können) auf ein Minimum begrenzt.

Lassen Sie mich in diesem Zusammenhang mit einem hartnäckigen Mythos aufräumen: Wenn Sie regelmäßig Rad fahren, laufen, rudern oder andere Arten von intensivem Ausdauertraining betreiben, kräftigen Sie dadurch nicht automatisch auch Ihre Muskeln. Eine Belastung dieser Art ist einfach zu schwach, um Muskeln zu stärken.

Wenn Sie Ihre Gelenke entlasten möchten, geht aber kein Weg um die Kräftigung der umliegenden Muskeln herum. Und das gelingt Ihnen nur mit speziell darauf ausgelegten Kraftübungen ein paarmal die Woche.

Regelmäßige Besuche im Fitnessstudio mit zielgerichtetem Muskeltraining wären hier ideal, allerdings muss ich immer wieder feststellen, dass die meisten meiner Klienten sich dazu nur schwerlich motivieren können. Falls auch Sie zu dieser Gruppe gehören, können Sie stattdessen das folgende Miniprogramm absolvieren, und zwar entweder zu Hause oder während Ihres Cardiotrainings.

Falls Sie sich für das Miniprogramm entscheiden, dürfen Sie aber nicht vergessen, dass ein bisschen Alibitraining nebenbei nicht ausreicht. Sie müssen schon durchgängig trainieren und durchhalten, um Resultate zu erzielen. Wenn Sie Läufer oder Radfahrer sind und die dabei involvierten Gelenke kräftigen möchten, können Sie das folgende Miniprogramm nutzen, müssen sich aber darüber im Klaren sein, dass es sich hier nur um ein absolutes Minimum an Krafttraining handelt.

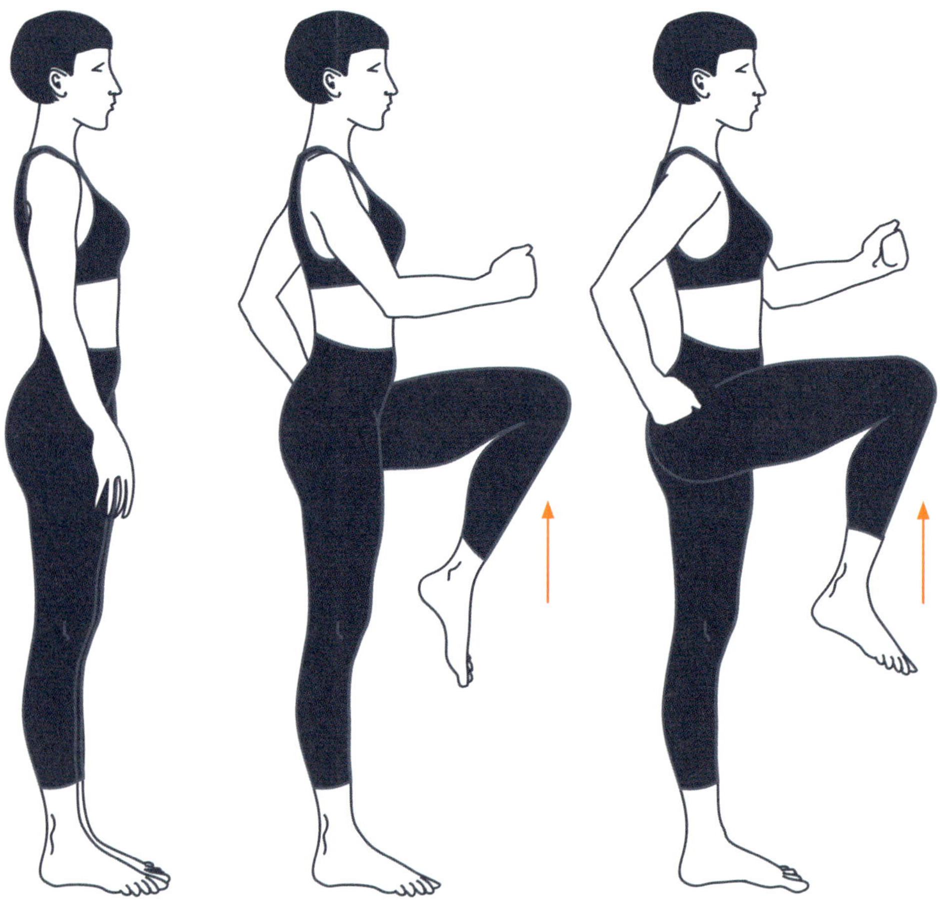

Warm-up:

BRINGEN SIE SICH AUF BETRIEBSTEMPERATUR

Beginnen Sie zunächst mit einem kurzen Aufwärmen, indem Sie fünf Minuten entweder dynamisch auf der Stelle gehen oder eine Stufe oder einen Hocker auf und ab gehen.

Das bringt den Puls auf Touren, Ihr Herz pumpt mehr Blut durch den Körper, die Gelenke werden aktiviert, und all das bereitet Sie auf das kommende Training vor, das aus einer Reihe verschiedener Übungen besteht. Jede dieser Übungen setzt sich aus einer festgelegten Anzahl von Sätzen und Wiederholungen zusammen. Das Ziel ist, die Muskeln zu kräftigen, doch dazu müssen sie bis an die Grenze ihrer Leistungsfähigkeit belastet werden, und die Übungen müssen mit Nachdruck ausgeführt werden.

Am wichtigsten ist hier jedoch, die Qualität der ausgeführten Übungen nicht außer Acht zu lassen und die Übungen äußerst exakt auszuführen. Falls Sie noch untrainiert sind, sehe ich es daher lieber, wenn Sie weniger Wiederholungen machen, sich dabei aber auf die korrekte Ausführung jeder einzelnen Wiederholung konzentrieren, statt zu versuchen, das Programm auf Biegen und Brechen durchzuziehen.

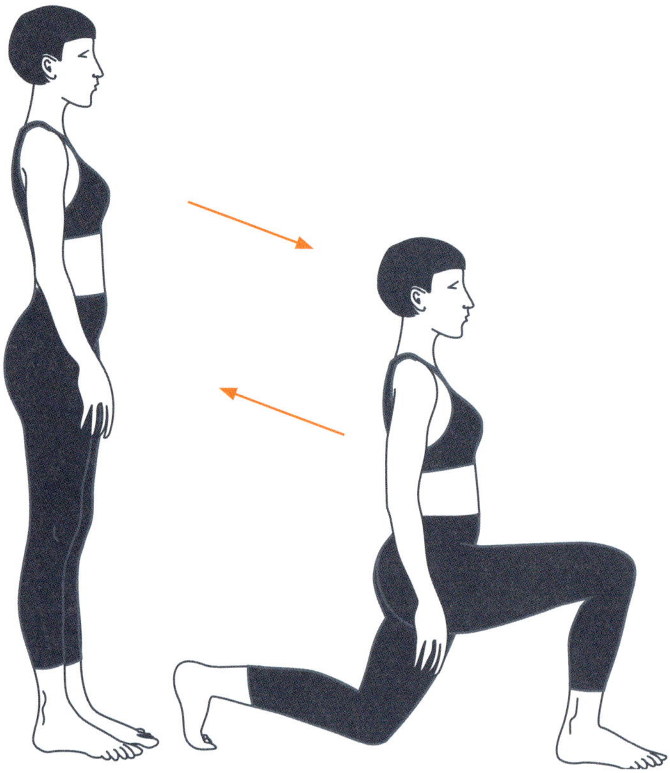

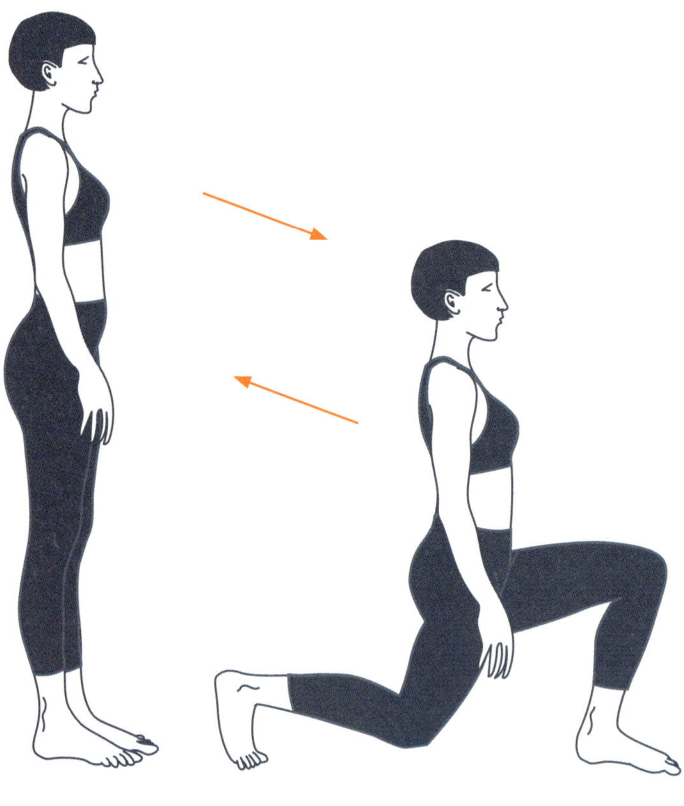

Übung 1:

LUNGES

ANZAHL

Führen Sie mit jedem Bein drei Sätze à 10–15 Wiederholungen aus. Wechseln Sie direkt von einem Bein auf das andere und machen Sie eine Minute Pause, wenn Sie einen Satz mit beiden Beinen abgeschlossen haben. Fahren Sie dann mit dem nächsten Satz fort.

ÜBUNG

Starten Sie aufrecht stehend mit den Füßen hüftbreit auseinander.

Setzen Sie ein Bein nach vorne und gehen Sie langsam und kontrolliert mit geradem Oberkörper in eine tiefe Kniebeuge (Ausfallschritt). Zählen Sie dabei »21, 22, 23«. Das vordere Bein sollte so weit vorne platziert werden, dass sich das Knie beim Absenken über den Zehenspitzen befindet. Wenn Sie die Schrittlänge zu kurz wählen, wird der Winkel zwischen Ober- und Unterschenkel zu spitz, was das vordere Knie belastet.

Halten Sie das vordere Knie während der gesamten Übung stabil – vor allem wenn die Kraft langsam nachlässt, beginnt das Knie rasch zu wackeln. Drücken Sie sich kraftvoll nach oben, konzentrieren Sie sich darauf, das Knie ruhig und gerade zu halten, und wiederholen Sie die Übung mit dem anderen Bein.

INTENSITÄT STEIGERN ODER VERRINGERN

Falls Sie Probleme mit dem Gleichgewicht haben, können Sie sich an einem Tisch, Stuhl oder Ähnlichem abstützen. Wer schon gut trainiert ist, kann eventuell zusätzliche Gewichte in Form von Wasserflaschen oder Hanteln in die Hände nehmen. Sollten während der Übung Schmerzen auftreten, gehen Sie nicht ganz so tief.

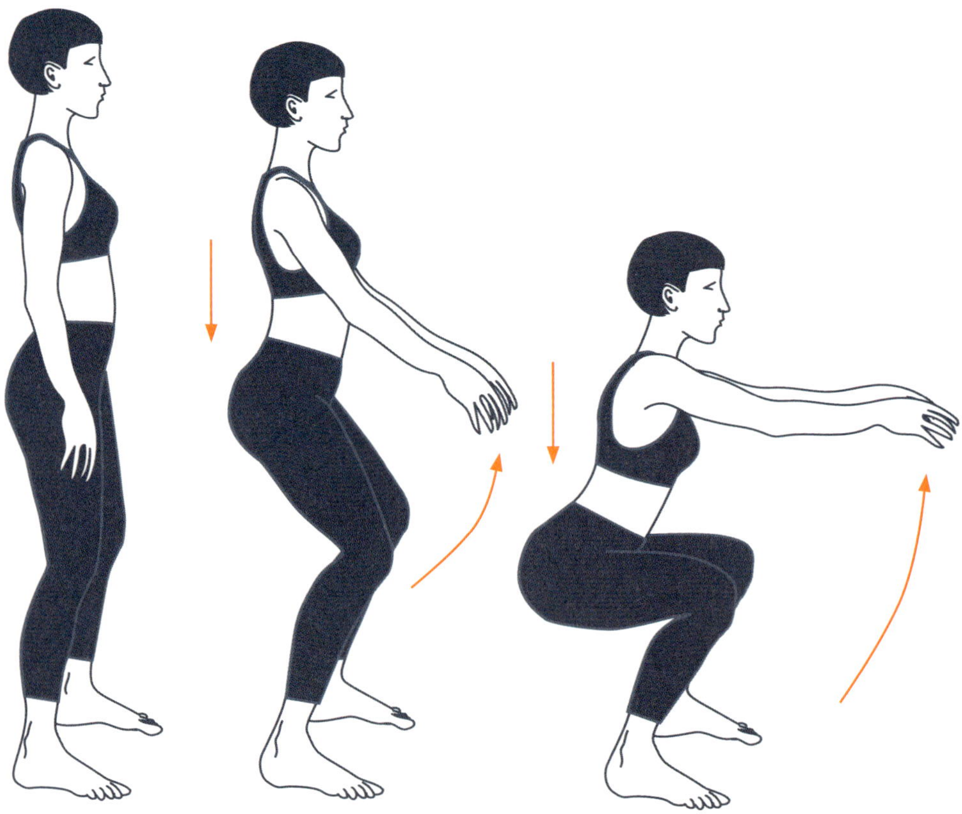

Übung 2:

SQUATS

ANZAHL

Machen Sie drei Sätze à 10–15 Wiederholungen. Zwischen den Sätzen 60–90 Sekunden Pause machen.

ÜBUNG

Starten Sie aufrecht stehend, die Füße hüftbreit auseinander. Die Zehen zeigen leicht nach außen.

Gehen Sie nun so tief in die Hocke, wie es Ihnen möglich ist, ohne die Fersen vom Boden anzuheben. Halten Sie die Knie dabei ruhig und den Rücken gerade. Heben Sie gleichzeitig die gestreckten Arme an, lassen Sie sie aber ganz locker. Das schafft Platz zwischen Knie und Brust und hilft bei der Balance.

Gehen Sie nur langsam in die Hocke und zählen Sie dabei »21, 22, 23«. Machen Sie unten eine Pause von einer Sekunde.

Spannen Sie beim Aufrichten die Gesäßmuskeln an, schieben Sie bewusst den Unterleib leicht nach vorne und führen Sie gleichzeitig die Arme wieder zurück. Halten Sie auch dabei die Knie ruhig.

Wiederholen Sie die Übung.

INTENSITÄT STEIGERN ODER VERRINGERN

Falls Sie Probleme beim kontrollierten Aufrichten haben, können Sie sich währenddessen zum Beispiel mit einer Hand an der Rückenlehne des Sofas abstützen. Es ist erstaunlich, wie wenig Unterstützung man eigentlich braucht, um über den ersten schweren Punkt des Hochdrückens hinauszukommen. Anspruchsvoller wird die Übung, wenn Sie zusätzlich Hanteln in den Händen nach unten oder vor der Brust halten.

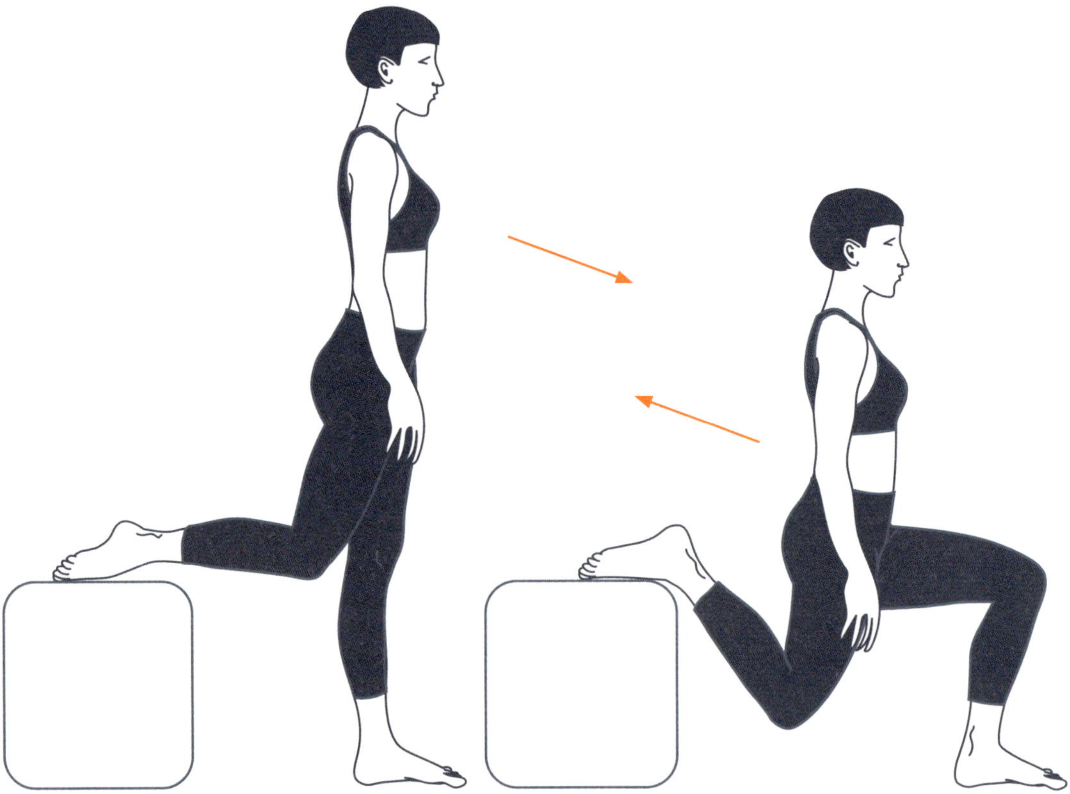

Übung 3:

BULGARIAN SPLIT SQUATS

ANZAHL

Machen Sie drei Sätze à 10–15 Wiederholungen. Wechseln Sie direkt von einem Bein zum anderen und machen Sie eine Minute Pause, wenn Sie einen Satz abgeschlossen haben.

ÜBUNG

Stellen Sie sich mit etwa 1 Meter Abstand mit dem Rücken vor eine Bank oder einen Hocker (ca. 45 cm hoch). Die Füße stehen hüftbreit auseinander.

Beugen Sie die Knie leicht, bewegen Sie ein Bein leicht gebeugt nach hinten und legen Sie den Fußrücken auf der Bank ab. Das vordere Bein sollte so weit vorne stehen, dass sich das Knie beim späteren Absenken des Körpers über den Zehenspitzen befindet. Steht der Fuß zu nah an der Bank, wird der Winkel zwischen Ober- und Unterschenkel zu spitz, was das vordere Knie belastet.

Gehen Sie langsam und kontrolliert in die Hocke und zählen Sie dabei »21, 22, 23«. Drücken Sie sich dann kraftvoll wieder hoch. Insbesondere wenn die Kraft langsam nachlässt, beginnt das Knie dabei rasch zu wackeln. Konzentrieren Sie sich darauf, das Knie während der gesamten Übung ruhig und gerade zu halten, und wiederholen Sie die Übung mit dem anderen Bein.

Achten Sie darauf, nicht ins Hohlkreuz zu verfallen. Halten Sie den Rücken beim Absenken gerade und drücken Sie sich wieder hoch, sobald Sie doch ins Hohlkreuz verfallen.

INTENSITÄT STEIGERN ODER VERRINGERN

Deutlich einfacher wird die Übung, wenn Sie den Fuß an einem niedrigeren Ort ablegen, zum Beispiel einem Steppbrett oder niedrigen Tischchen. Erhöhen Sie in den kommenden Wochen den Ablageort, indem Sie beispielsweise immer mehr Bücher übereinanderstapeln.

Intensiver wird die Übung durch Anheben des hinteren Beins. Achten Sie hier aber darauf, das Bein nicht höher zu heben, als es für Sie angenehm ist. Sie können die Belastung auch durch in den Händen nach unten oder vor der Brust gehaltene Hanteln erhöhen.

ANTIINFLAMMATORISCHES CARDIOTRAINING

Unter Cardiotraining oder Ausdauertraining versteht man ausdauernde Bewegungseinheiten, die das Herz-Kreislauf-System stärken. Beispiele dafür sind Walking, Radfahren und Schwimmen; aber auch Spinning, Laufen, Rudern und viele andere Sportarten fallen unter diese Kategorie.

Um das Herz-Kreislauf-System gesund zu halten und von den immunstärkenden Effekten des Trainings bestmöglich zu profitieren, sollten Sie zwei- bis dreimal wöchentlich trainieren. Falls Sie weit unter diesem Niveau liegen, möchte ich Sie durch die klugen Worte des ehemaligen britischen Premierministers Edward Stanley motivieren, der vor 150 Jahren so treffend bemerkte: »Wenn Sie heute keine Zeit für körperliche Ertüchtigung finden, müssen Sie sich früher oder später Zeit für eine Krankheit nehmen.«

Welche Art von Ausdauersport Sie wählen, bleibt ganz Ihnen überlassen. Wer hier bei null anfangen muss, sollte sich im Vorfeld jedoch genau überlegen, welche Sportart hier die passende wäre. Schließlich muss es etwas sein, das sich gut in den Alltag integrieren lässt und für das Sie sich auch regelmäßig motivieren können. Denn nur auf lange Sicht zahlt sich Cardiotraining aus.

Fragen Sie sich deshalb auch, was möglicherweise gegen die Ausdauersportart sprechen könnte, für die Sie sich interessieren. Bei Rheumapatienten ist es oft die mangelnde Belastungsfähigkeit ihrer Gelenke, es können aber auch andere Faktoren sein, wie eine zu lange Anfahrt, zu hohe mit dem Sport verbundene Kosten oder ungeeignete Trainingstermine, die im Wege stehen. Wenn sich schon gleich zu Beginn abzeichnet, dass es schwierig werden wird, das Trainingsprogramm regelmäßig zu absolvieren, sollten Sie sich lieber nach einer anderen Sportart umsehen.

Auch der Spaß sollte natürlich nicht zu kurz kommen. Schließlich ist es deutlich einfacher, sich für eine Sportart zu motivieren, die man mit Herzblut betreibt. Suchen Sie sich also etwas, auf das Sie wirklich Lust haben.

Das könnte beispielsweise etwas sein, das Sie früher schon einmal begeistert betrieben haben oder das Sie schon immer interessiert hat. Denn je mehr Lust Sie auf den Sport haben, den Sie wählen, desto größer ist die Chance, dass Sie Ihr Training auch in den kommenden Jahren noch gerne absolvieren.

DER OPTIMALE SCHLANKMACHER

Ein weiterer wichtiger Faktor, der nicht außer Acht gelassen werden sollte, ist, ob Sie durch den Sport auch abnehmen möchten. Nicht selten berichten mir nämlich Klienten, dass sie das Training irgendwann frustriert aufgegeben haben, weil dadurch keine Kilos gepurzelt waren. Grund könnte eine falsche Trainingsstrategie gewesen sein, die dem Fettabbau geradezu entgegengewirkt und den Körper dazu gebracht hat, eine besonders solide (Schutz-)Schicht Bauchfett anzulegen. Wenn Sie dem Fett zu Leibe rücken möchten, muss Ihr Training jedoch dezidiert auf Gewichtsverlust ausgerichtet werden.

Es sind aber nicht notwendigerweise schweißtreibende Sportarten, die zu Gewichtsverlust führen. Oft ist es das genaue Gegenteil, und das hängt davon ab, wie sehr das kraftraubende Training Ihren Appetit ankurbelt. Schließlich nützt es wenig, massenweise Kalorien zu verbrennen, wenn Sie danach viel mehr essen als gewöhnlich und der Effekt dadurch gegen null geht. Manchmal erzeugt hartes Training sogar regelrechten Heißhunger – und zwar auf Süßes. Und das kann Sie rein kalorienmäßig teuer zu stehen kommen!

Ob eine Trainingsform auch ein Schlankmacher ist, hängt davon ab, welchen Einfluss sie auf den Blutzuckerspiegel hat. Denn im Gegensatz zu den Alltagsaktivitäten und dem Krafttraining gefährdet Ausdauertraining die Balance Ihres Blutzuckerspiegels. Ja, Sie haben richtig gelesen! Wenn Sie mit einer Intensität trainieren, die Sie zum Schnaufen bringt und den Schweiß in Strömen fließen lässt, verbrennt Ihr Körper Kohlenhydrate, um sich mit der nötigen Energie zu versorgen.

Weil es in unserem Körper aber nicht so viele Kohlenhydrate gibt, kann der Blutzuckerspiegel rasch auf ein Niveau sinken, das Stress für den Körper bedeutet. Und der zeigt seine Unzufriedenheit dann in Form von Erschöpfung und Schwindel – und nicht zuletzt durch Heißhunger auf Süßes nach dem Training. Dem zu widerstehen, ist manchmal fast unmöglich, und weil der Hunger Sie auch den Rest des Tages begleitet, torpediert er damit jeden noch so standhaften Entschluss abzunehmen.

Sogar in Situationen, in denen der Blutzuckerspiegel nicht so stark sinkt und die Symptome so schwach sind, dass Sie sie kaum bemerken, greift das relativ harte Training Ihre Zuckerdepots an. Das führt dann nicht notwendigerweise zu Hungerattacken. Es kann aber zu einem »leicht« gesteigerten Appetit kommen, der Sie dazu verleitet, bei der nächsten Mahlzeit etwas kräftiger zuzulangen.

Es reagiert aber anscheinend nicht jeder Mensch mit Hungerattacken auf intensive Sporteinheiten. Britische Forscher fanden vor einigen Jahren heraus, dass manche ihrer Probanden nach dem Sport einen deutlich gesteigerten Appetit verzeichneten, andere davon aber nahezu unbetroffen waren. Zu welcher der beiden Gruppen Sie gehören, können Sie zum Beispiel herausfinden, indem Sie im Anschluss ans Training bewusst nachspüren, ob der Heißhunger kommt oder nicht.

Wer Ersteres feststellt, sollte intensiven Sport in Zukunft vermeiden und seine Trainingsstrategie an dieses Manko anpassen. Verlegen Sie sich auf Trainingseinheiten, die aufgrund ihrer geringeren Intensität Ihre Fettdepots angreifen. »Geringe Intensität« heißt in diesem Zusammenhang, dass Sie während der Einheit noch genügend Luft zum Sprechen haben. Wenn Sie allein unterwegs sind, können Sie testweise auch ein wenig vor sich hinsummen, falls Ihnen Selbstgespräche peinlich sind. Eine entspannte Radausfahrt oder ein strammer Spaziergang sind also echte Schlankmacher – wer hätte das gedacht? Ähnliches gilt auch für Kraftsport, der den Appetit kaum beeinflusst und damit den Fettabbau fördert.

Anders als bei intensivem Cardiotraining wird der Appetit durch sanften Sport deutlich weniger gefördert, und es werden nur die Fettdepots angegriffen und nicht der Blutzuckerspiegel belastet. Dies belegen auch einige Studien, in denen die Kalorienzufuhr von Probanden im Anschluss an ein eher leichtes Ausdauertraining mit der Kalorienzufuhr nach einem harten Ausdauertraining verglichen wurde. Beide Gruppen trainierten so lange, bis sie 350 Kilokalorien verbrannt hatten. Da die Gruppe, die härter trainiert hatte, bei den folgenden Mahlzeiten viel stärker zulangte als die andere Gruppe, relativierte sich das Training bei ihnen fast komplett. Dagegen nahmen diejenigen, die sich weniger stark belastet hatten, nur eine Menge zu sich, die etwa einem Drittel der verbrannten Kalorien entsprach.

Über die Intensität des Trainings nachzudenken, lohnt sich auch noch aus anderen Gründen. So fanden Forscher heraus, dass der Körper bei gleichbleibend hartem Training große Mengen des Stresshormons Cortisol ausschüttet. Dieses lässt aber leider das innere Bauchfett wachsen und macht damit den Kampf gegen den ungeliebten und auch gefährlichen Bauchspeck schwierig. Je länger und härter Ihr Cardiotraining ausfällt, desto mehr Stress bedeutet das für den Körper. Und es kann dazu führen, dass das Fett die Organe nur umso mehr umklammert, statt sie loszulassen.

Cortisol hat zudem noch einen weiteren unangenehmen Nebeneffekt. Wenn es sich nämlich längere Zeit im Körper befindet, wirkt es proinflammatorisch. Bei Rheumapatienten, die konstant mit hoher Intensität trainieren, können die Beschwerden also sogar noch wachsen.

Wählen Sie deshalb möglichst eine Sportart aus, bei der sich die Intensität leicht regulieren lässt. Wenn es Ihre Hüften und Knie mitmachen, empfehle ich Ihnen, stramme Fußmärsche zu unternehmen. Das ist mit das Beste, was Sie für Ihren Körper tun können. Und das ist nicht nur meine subjektive Meinung, auch zahlreiche Studien beweisen, dass regelmäßige Spaziergänge eine enorm gesundheitsfördernde Wirkung haben. Integrieren Sie sie deshalb in Ihr Wochenprogramm.

Wenn Sie beim Spazierengehen ein höheres Tempo vorlegen (Walking) und es als Teil des Trainings nutzen, stärken Sie dadurch Herz und Muskeln. In vielerlei Hinsicht können Sie davon in ähnlicher Weise profitieren wie vom Laufen – nur dass Sie sich die übermäßige Belastung der Gelenke, die mit dem Laufen einhergeht, sparen. In einigen Bereichen übertrifft das Walking sogar Spinning oder Laufen, hierzu mehr im Kapitel »Warum Walking gegen Entzündungen hilft« auf Seite 160.

Aufwärmen vor dem Cardiotraining

DAS RICHTIGE WARM-UP

Um vor dem eigentlichen Training die Muskeln aufzuwärmen, Herz und Kreislauf auf Touren zu bringen und die Gelenke zu schmieren, ist es eine gute Idee, die Sportart, für die Sie sich entschieden haben, in einer geringeren Intensität auszuführen. Wer zum Beispiel einen Intervalllauf macht, könnte zunächst fünf Minuten langsam auf der Stelle joggen. Tempo machen müssen Sie hier nicht, es geht nur darum, die Muskeln aufzuwärmen und den Puls leicht zu erhöhen.

Nach diesem einleitenden Warm-up müssen die Gelenke weiter aktiviert werden; zum Beispiel durch Anfersen (3 x 25 Tritte) und Kniehebelauf (3 x 25 Hebungen), gefolgt von 20 Walking Lunges (siehe folgende Seite).

Nun müssen wir den Puls noch etwas weiter in die Höhe treiben und uns mental auf das Training vorbereiten, und zwar mit drei Steigerungsläufen. Hierzu über 50 Meter das Tempo fast bis zum Sprinten steigern, dieses Tempo weitere 25 Meter halten und dann wieder locker zum Startpunkt zurückjoggen. Dieses Prinzip kann man auch auf andere Trainingsarten übertragen. Nutzen Sie hierbei die Zeit als Faktor, indem Sie das Tempo 15 Sekunden fast bis zum Vollgas steigern, dieses Tempo dann 5 Sekunden halten und sich dann 60 Sekunden bei geringerer Aktivität erholen.

Bonus-Tipp:

Ziehen Sie sich beim Warm-up ein wärmendes Kleidungsstück über, das Sie dann beim eigentlichen Training ablegen. Wer bei einer harten Sporteinheit zu warm angezogen ist, riskiert eine Überhitzung des Körpers, die wiederum leistungsmindernd wirkt. Empfehlenswert ist eine Windjacke, die man später einfach in die Gesäßtasche stecken kann.

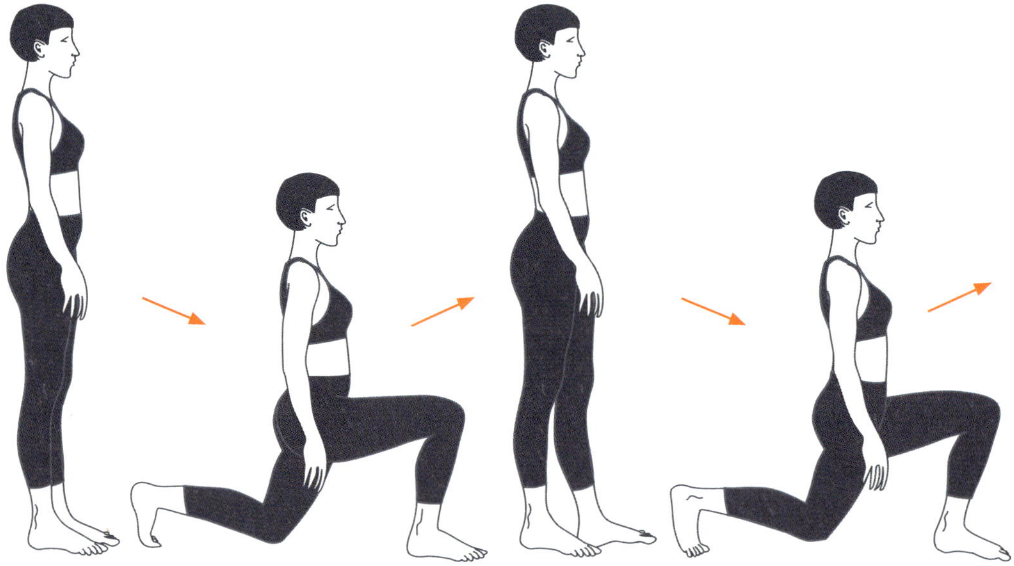

WALKING LUNGES

ANZAHL

20 Wiederholungen mit jedem Bein, also 40 Schritte insgesamt.

ÜBUNG

Hier brauchen Sie ein wenig Platz oder müssen ein paarmal wenden. Die Übung ähnelt dem klassischen Lunge (s. Seite 147), doch statt wieder in die Startposition zurückzukehren, bewegt man sich hier vorwärts. Man zieht nach dem Ausfallschritt beim Hochkommen das hintere Bein nach vorne, kommt in einer flüssigen Bewegung hoch und macht ohne Unterbrechung mit dem anderen Bein den nächsten Ausfallschritt. Auch hier die Knie ruhig halten und bei Schmerzen nicht ganz so tief gehen.

GUT GESTÄRKT BEGINNEN

Weil der Darm während eines intensiven Konditionstrainings nicht mit ausreichend Blut versorgt wird, fällt dem Körper die Verdauung zunehmend schwer. Zudem ist er so sehr mit der körperlichen Belastung beschäftigt, dass die Verdauung erst einmal hintangestellt wird. Um Bauchkrämpfe zu vermeiden, sollten Sie daher unmittelbar vor einem Training nichts mehr essen. Am besten timen Sie Ihre Mahlzeit so, dass Ihr Magen sie größtenteils verdauen konnte und Sie beim Training bereits von der enthaltenen Energie profitieren können.

Bei Trainingsformen, die Ihren Mageninhalt ordentlich durcheinanderwirbeln, wie Laufen oder Zirkeltraining, sollte das Essen 2,5 bis 3 Stunden zuvor auf den Tisch kommen. Beim Radfahren oder Rudern kann man sich auch noch 1,5 bis 2 Stunden vorher stärken.

Mahlzeiten, die vor einem Training eingenommen werden, sollten Sie nachhaltig mit Energie versorgen, ohne den Magen zu beschweren. Dementsprechend sollten sie Kohlenhydrate, etwas Fett und Proteine enthalten. Zum Beispiel eine Scheibe Vollkornbrot mit Käse und dazu eine Tomate oder Paprikaschote. Oder eine Banane mit 20 bis 25 Mandeln oder eine Schale Joghurt mit Müsli.

Achten Sie vor dem Sport auch auf einen ausgeglichenen Wasserhaushalt, denn Ihre Körperzellen arbeiten nur dann optimal, wenn ihr Flüssigkeitsbedarf restlos gedeckt ist. Es ist deshalb für alle Körperfunktionen enorm wichtig, den ganzen Tag über regelmäßig Wasser zu trinken, denn nur so bleibt der Flüssigkeitshaushalt ausgeglichen. Kurz vor dem Feierabendtraining rasch noch 1,5 Liter Wasser zu trinken, bringt leider herzlich wenig.

WARUM WALKING GEGEN ENTZÜNDUNGEN HILFT

Beim Walking bleibt Ihr Puls auf »Konversationsniveau« und Ihre Beinmuskeln bilden keine Milchsäure. Dennoch verbrennen Sie Kilometer für Kilometer jede Menge Kalorien. Mit der Kalorienanzahl, die beim Laufen verbrannt wird, kann sie zwar nicht ganz mithalten, man kommt aber pro zurückgelegtem Kilometer immerhin auf eine Kilokalorie pro Kilo Körpergewicht. Eine 70 Kilo schwere Frau verbrennt also 70 Kilokalorien pro Kilometer Walking.

Wer eine Stunde lang zügig geht, hat demnach bereits etwa 500 Kilokalorien verbrannt – was dem Inhalt einer ganzen Tafel Schokolade entspricht!

Weiterer Pluspunkt beim Walken: Es ist fast überall und zu jedem Zeitpunkt möglich. Auch wer gerade seine Kinder beaufsichtigt und deshalb ans Haus gefesselt ist, kann immer noch den Garten, die Wohnung oder die Treppe als Betätigungsfelder nutzen. Ja sogar wenn Sie auf der Stelle gehen, profitiert Ihr Körper davon.

Darüber hinaus ist Walking eine so milde Trainingsform und belastet Gelenke und Sehnen so wenig, dass Sie sich hier im Gegensatz zum Laufen das Aufwärmen sparen und direkt loslegen können.

Auch die mentalen Vorteile des Gehens sind nicht zu verachten, wie schon die alten Philosophen wussten und Sie sicherlich auch schon festgestellt haben: Die Lösung eines Problems, über die Sie bei der Arbeit lange nachgegrübelt haben, kommt bei einem Spaziergang plötzlich wie von selbst.

Das Gehen hilft auch gegen Stress, weil es Ihnen im hektischen Alltag einen Freiraum bietet, in dem Sie zur Ruhe kommen können. Forscher der University of Wisconsin fanden beispielsweise heraus, dass Probanden mit milden Depressionen nach regelmäßigem Sport inklusive vieler Spaziergänge zu 90 Prozent eine Verbesserung spürten.

Als möglichen Grund für diesen beeindruckenden Effekt, der dem einer Meditation oder einer psychotherapeutischen Gruppentherapie in nichts nachsteht, geben die Forscher an, dass die bessere körperliche Fitness und die stressreduzierende Wirkung der Bewegung auch für eine Steigerung des Selbstbewusstseins sorgten.

Beim Walken steigt Ihr Puls, Ihre Muskeln verbrennen Fett und Kohlenhydrate, und Ihr Stoffwechsel kommt in Schwung. Eine im *Journal of Epidemiology and Community Health* veröffentliche Studie ergab: Wenn man zwölf Wochen lang dreimal wöchentlich einen halbstündigen strammen Fußmarsch unternimmt, sinkt der Blutdruck dadurch um fast fünf Prozent.

Auch der Cholesterinspiegel sinkt durch regelmäßiges Walken. Die Ursache dafür ist laut dem US-amerikanischen »National Cholesterol Education Program« sowohl physischer als auch psychischer Natur. Außer dass das Herz-Kreislauf-System direkt – und durch Gewichtsverlust und Fettabbau auch indirekt – profitiert, kommt ihm nämlich auch die stressreduzierende Wirkung zugute, mit der oft eine Blutdrucksenkung einhergeht.

INTERVALL-WALKING IST BESONDERS EFFEKTIV

In einer Übersichtsstudie stellten Forscher fest, dass das Risiko für zerstörerischen Knochenschwund an der Hüfte durch regelmäßiges Walking um bis zu 40 Prozent sinkt. Um die Knochen effektiv zu stärken, empfiehlt sich insbesondere zügiges Gehen in hügeligem Gelände. Denn das Bergabgehen versetzt den Beinen intensive Stöße, die den Körper nachweislich zur Knochenstärkung stimulieren.

Neben den gesundheitsfördernden Effekten steigert man durch Walking auch die Kondition. Sie können also nicht nur durch Laufen eine bessere Fitness erreichen, sondern auch beim Walking – zumindest wenn es Ihnen ordentlich Schweiß auf die Stirn treibt.

Die besten Resultate erzielen Sie hier mit Intervall-Walking. Das heißt, Sie gehen nicht gleichbleibend mit derselben Geschwindigkeit, sondern wechseln bewusst zwischen ruhigen, betont langsamen und sehr schnellen Abschnitten, in denen sich Ihre Beine wie Trommelschlägel bewegen. Erhöhen Sie die Geschwindigkeit nicht, indem Sie die Schrittlänge vergrößern, sondern indem Sie die Schrittmenge pro Minute erhöhen. Das steigert den Puls. Und Herz, Lunge und Muskeln sorgen gemeinschaftlich dafür, dass Sauerstoff in die Energiespeicher der Muskeln gepumpt wird. Der Lohn ist ein deutlicher Fitnessschub, der in den Tagen nach dem Walking eintritt.

Auch gesundheitlich können Sie vom Intervalltraining profitieren, denn hier wird die Insulinempfindlichkeit Ihrer Muskeln viel stärker angeregt als bei normalem Gehen. Die Insulinempfindlichkeit gibt an, wie gut Ihr Körper in der Lage ist, den Zucker aus dem Blut zur Verbrennung in die Muskeln zu transportieren. Diabetiker zum Beispiel haben eine schlechte Insulinempfindlichkeit, was auch als Insulinresistenz bezeichnet wird. Wer aber zweimal wöchentlich ein Intervall-Walking absolviert, senkt damit markant das Risiko, an Diabetes Typ 2 zu erkranken. Das Immunsystem wird beim Intervalltraining zunächst ein wenig geschwächt, es stärkt sich nachfolgend aber selbst wieder. Auf diese Weise verbessert sich schrittweise die Fähigkeit des Körpers, Gelenkentzündungen zu bekämpfen.

Japanische Forscher konnten in einer Versuchsreihe nachweisen, dass sogenanntes Interval Walking Training (IWT) die maximale Sauerstoffkapazität (VO_2max) um 20 Prozent steigerte. Das IWT umfasste fünf bis acht Trainingseinheiten à 3 Minuten mit zügigem Gang, die unterbrochen wurden von 2–3 Minuten mit lockerem Gang. Die Probanden empfanden das Training als wahren Jungbrunnen.

Was IWT so effektiv macht, sind die fest definierten Tempospitzen. Natürlich ist ein ganz normaler Spaziergang ebenfalls gesund, doch wer dabei zusätzlich noch seinen Kreislauf herausfordert, profitiert deutlich mehr. Der Zeitaufwand hält sich ebenfalls in Grenzen, denn wenn Sie das Tempo erhöhen, steigt damit auch die Ausbeute pro Minute, und schon mit 30 bis 45 Minuten Intervall-Walking zweimal pro Woche erreicht man einen deutlichen Fitnessanstieg. Intervalltraining ist recht anstrengend, rechnen Sie also mit ordentlich Schweiß auf der Stirn, leichter Säurebildung in den Beinen und kräftig pumpender Lunge. Die Anstrengung zahlt sich aber definitiv aus.

Ein weiteres Plus beim Intervall-Walking: Weil es sich gut in den Alltag integrieren lässt, fällt es leichter, hier auch über Jahre am Ball zu bleiben und regelmäßig zu trainieren. Dies wurde auch durch eine Studie belegt, in der Probanden an einem fünfmonatigen Intervallversuch teilnahmen und von den Forschern zwei Jahre später nochmals befragt wurden. Es stellte sich heraus, dass 70 Prozent der Teilnehmer ihr Trainingsprogramm weiterhin absolvierten – ein unglaublich hoher Prozentsatz im Vergleich zu anderen Sportarten und ein Beweis für die gute Anwendbarkeit. Darüber hinaus ist Intervall-Walking ein echter Schlankmacher. Der Kalorienverbrauch pro Minute ist hoch, und das verrät auch bald der Blick auf die Waage. In einer Studie nahmen Versuchspersonen innerhalb von 16 Wochen durchschnittlich 4,5 Kilo ab, weil sie in ihrem Leben nur eines verändert hatten: Sie hatten regelmäßig ein Intervall-Walking absolviert. Zudem stieg Ihre maximale Sauerstoffkapazität um mehr als 15 Prozent.

Kleidung fürs Intervall-Walking

Anders als bei einem Spaziergang sollte beim Intervall-Walking Sportkleidung getragen werden. Schließlich geraten Sie hier ordentlich ins Schwitzen und beanspruchen Ihre Füße.

Mit der richtigen Kleidung sind Sie gegen Hitzestau, Wind und Wetter gewappnet, und mit den richtigen Schuhen vermeiden Sie Ungemach in Form von Blasen, Scheuerstellen und Einschneiden. Hier die fünf wichtigsten Elemente eines Walking-Outfits:

FUNKTIONSTOP ODER -UNTERHEMD

Insbesondere für Frauen ist das Top eines der wichtigsten Teile des Walking-Outfits. Funktionskleidung transportiert nicht nur den Schweiß nach außen und hält die Haut trocken und warm – aufgrund des weichen Materials und der flachen Nähte scheuert auch nichts. Zudem bietet ein gut sitzendes Top oder Kompressionstop auch den Brüsten Halt. Bei Männern sollte das Funktionsunterhemd ebenfalls scheuerfrei sitzen und den Schweiß abtransportieren – eine Stütze für die Brüste ist hoffentlich nicht nötig.

WINDJACKE

Bei starkem Wind kühlt der Oberkörper rasch aus, was durch eine ultradünne funktionelle Windjacke leicht verhindert werden kann. Wer sehr kälteempfindlich ist, sollte sich eine Softshelljacke zulegen. Dieser Hybrid aus Fleecejacke und Windjacke wärmt und ist gleichzeitig schön winddicht.

Achten Sie beim Kauf aber auf jeden Fall darauf, dass die Jacke für Läufer geeignet ist und dass Sie im Bereich der Ärmel genügend Bewegungsfreiheit haben. Zudem sollten die Nähte so gestaltet sein, dass sie in den Achselhöhlen nicht scheuern.

TIGHTS ODER LAUFHOSEN

Tights sind eng anliegende Sporthosen, in denen man volle Bewegungsfreiheit hat. Sie sollten beim Intervall-Walking nicht zu dick sein. Ziehen Sie an kühlen, windigen Tagen lieber noch eine dünne winddichte Hose darüber.

Wer keine Tights mag, kann durchaus auch auf eine gewöhnliche Jogginghose ausweichen. Wichtig ist allerdings, dass sie gut sitzt und man darin ausreichend Bewegungsspielraum hat. In beiden Fällen empfiehlt sich allerdings die Investition in eine Funktionsunterhose, die den Schweiß abtransportiert und den Unterleib warm hält.

LAUFSOCKEN

Entscheidend für ein angenehmes Trainingserlebnis sind außerdem spezielle Laufsocken. Sie sorgen nicht nur für ein angenehmes Fußklima, weil der Schweiß nach außen abtransportiert wird. Durch entsprechend gepolsterte Bereiche schützen sie auch Fersen und Zehen, die besonders »scheuergefährdet« sind. Kaufen Sie Socken ohne Nähte. Laufsocken aus dünner Merinowolle sind für Menschen ideal, die schnell unter kalten Füßen leiden.

SCHUHE

Im Handel sind zwar spezielle Walking-Schuhe erhältlich, doch sie haben viel Ähnlichkeit mit Laufschuhen, und man kann zum Walken daher auch in seine Laufschuhe schlüpfen. Beiden Schuhtypen gemeinsam ist die gute Dämpfung an der Ferse und unter dem Vorderfuß. Diese entlastet Beine und Füße beim Laufen auf hartem Untergrund. Der Walking-Schuh ist so konstruiert, dass der Fuß bei der Bewegung bestmöglich gestützt wird, um eine Fehlbelastung der Gelenke zu vermeiden. Das ist insbesondere für Rheumageplagte von Vorteil.

Wer viel über Schotter- und Waldwege geht, sollte sich einen Schuh mit grobem Sohlenprofil zulegen. Falls Ihnen allerdings stets viele Schlammlöcher und Pfützen begegnen, sind wasserdichte Schuhe eine gute Idee.

6-Wochen-Programm mit den 3 wichtigsten Trainingselementen

Das Programm besteht aus 2 x Walking + 2 x Krafttraining pro Woche. Wenn es die Zeit erlaubt, ergänzen Sie das Programm gerne um Yoga, Pilates und jede Menge Alltagsaktivitäten. Wie der Name schon sagt, sollten Alltagsaktivitäten täglich ausgeführt werden – auch Treppensteigen, Putzen, Spielen mit den Kindern oder ein Spaziergang zur Bushaltestelle oder dem Bahnhof gehören dazu.

Woche 1

TAG 1:
5 Minuten normales Walking, dann 5 x 3 Minuten Intervall-Walking, bei dem Sie so schnell gehen, wie Sie nur können. Zwischen jedem Intervall 2 Minuten normal walken.

TAG 2:
Krafttraining (z. B. das Miniprogramm auf Seite 142).

TAG 3:
10 Minuten normales Gehen, dann 8 x 1 Minute Bergauf-Intervall-Walking an einem steilen Hügel oder einer Treppe; dazwischen 1–2 Minuten normales Gehen zurück zum Startpunkt.

TAG 4:
Krafttraining.

Woche 2

TAG 1:
5 Minuten normales Walking, dann 5 x 3 Minuten Intervall-Walking, bei dem Sie so schnell gehen, wie Sie nur können. Zwischen jedem Intervall 2 Minuten normal walken.

TAG 2:
Krafttraining.

TAG 3:
10 Minuten normales Gehen, dann 10 x 1 Minute Bergauf-Intervall-Walking an einem steilen Hügel oder einer Treppe; dazwischen 1–2 Minuten normales Gehen zurück zum Startpunkt.

TAG 4:
Krafttraining.

Woche 3

TAG 1:
5 Minuten normales Walking, dann 6 x 3 Minuten Intervall-Walking, bei dem Sie so schnell gehen, wie Sie nur können. Zwischen jedem Intervall 2 Minuten normal walken.

TAG 2:
Krafttraining.

TAG 3:
10 Minuten normales Gehen, dann 10 x 1 Minute Bergauf-Intervall-Walking an einem steilen Hügel oder einer Treppe; dazwischen 1–2 Minuten normales Gehen zurück zum Startpunkt.

TAG 4:
Krafttraining.

Woche 4

TAG 1:
5 Minuten normales Walking, dann 6 x 3 Minuten Intervall-Walking, bei dem Sie so schnell gehen, wie Sie nur können. Zwischen jedem Intervall 2 Minuten normal walken.

TAG 2:
Krafttraining.

TAG 3:
10 Minuten normales Gehen, dann 4 x 3 Minuten Intervall-Walking; zwischen den Intervallen 2 Minuten walken. Danach 6 x 1 Minute Bergauf-Intervall-Walking an einem steilen Hügel oder einer Treppe; dazwischen 1–2 Minuten normales Gehen zurück zum Startpunkt.

TAG 4:
Krafttraining.

Woche 5

TAG 1:
5 Minuten normales Walking, dann 4 x 5 Minuten Intervall-Walking, bei dem Sie so schnell gehen, wie Sie nur können. Zwischen jedem Intervall 3 Minuten normal walken.

TAG 2:
Krafttraining.

TAG 3:
10 Minuten normales Gehen, dann 4 x 3 Minuten Intervall-Walking; zwischen den Intervallen 2 Minuten normal walken. Danach 6 x 1 Minute Bergauf-Intervall-Walking an einem steilen Hügel oder einer Treppe; dazwischen 1–2 Minuten normales Gehen zurück zum Startpunkt.

TAG 4:
Krafttraining.

Woche 6

TAG 1:
5 Minuten normales Walking, dann 4 x 5 Minuten Intervall-Walking, bei dem Sie so schnell gehen, wie Sie nur können. Zwischen jedem Intervall 3 Minuten normal walken.

TAG 2:
Krafttraining.

TAG 3:
10 Minuten normales Gehen, dann 5 x 3 Minuten Intervall-Walking; zwischen den Intervallen 2 Minuten normal walken. Danach 5 x 1 Minute Bergauf-Intervall-Walking an einem steilen Hügel oder einer Treppe; dazwischen 1–2 Minuten normales Gehen zurück zum Startpunkt.

TAG 4:
Krafttraining.

Kapitel 7

GUT SCHLAFEN UND STRESS ABBAUEN

von Martin Kreutzer

Wenn es darum geht, rheumatische Erkrankungen und Überlastungsschäden auf eine natürliche Weise zu lindern, darf ein Abschnitt über gewisse Parameter in unserem Leben nicht fehlen, an denen sich erfahrungsgemäß nur schwer etwas ändern lässt, die aber eine große Auswirkung auf unser Immunsystem haben.

Unser Organismus ist komplex, und alles funktioniert nur dann wie geschmiert, wenn es nicht nur unserem Körper, sondern auch unserem Geist gut geht. Auf den ersten Blick erscheint es vielleicht abstrus, dass unser Gemüt Einfluss auf unsere Gelenkschmerzen haben soll, doch psychischer Stress ruft nachweislich Entzündungen hervor. Zahlreiche Studien ergaben, dass gestresste Menschen nicht nur Herz-Kreislauf-Probleme bekamen. Es bestand auch ein eindeutiger Zusammenhang zwischen Stress und Entzündungen in rheumageplagten Gelenken.

Der dänische Psychologe Bobby Zachariae bringt es in seinem bisher nur auf Dänisch erhältlichen Lehrbuch *Lær at håndtere stress* über den Umgang mit Stress folgendermaßen auf den Punkt:

»Stress ist das Resultat negativer Gedanken, Gefühle und Verhaltensreaktionen, die durch belastende Situationen in uns ausgelöst werden. [...] Jahrzehntelange Forschung konnte belegen, dass andauernder Stress sich negativ auf unser psychisches und physisches Wohlbefinden auswirken kann. Stress führt zur Ausschüttung von Stresshormonen, die unser Herz-Kreislauf-System, Immunsystem, Gehirn und andere biologische Prozesse im Körper beeinflussen. Stress kann sich auch indirekt auf unsere Gesundheit auswirken, indem er unser Gesundheitsverhalten ändert. So fehlt uns oft die Energie für Sport oder eine gesunde Ernährung, wenn wir gestresst sind. Stress kann zudem zu erhöhtem Zigaretten- und Alkoholkonsum oder zu Schlafstörungen führen.«

In den Fokus geraten ist vor allem das Stresshormon Cortisol. Es putscht zwar auf und hilft uns durch harte Zeiten, doch der Preis für das gesteigerte Leistungsniveau ist hoch. Schon nach wenigen Tagen mit erhöhtem Cortisolspiegel steigt der Entzündungsgrad in unserem Körper, was sich auch durch körperliche Symptome bemerkbar machen kann. Möglicherweise bildet sich ein Ekzem, Ihr Asthma meldet sich wieder, oder Ihr Gelenk beginnt erneut zu schmerzen. Cortisol agiert in Ihrem Körper wie ein Pyromane, der ständig neue Brandherde legt. Und die Feuerwehr, Ihr Immunsystem, kommt mit dem Löschen der Feuer kaum noch nach. Wenn die Kapazitäten fehlen, um sie alle zu löschen, greift das Feuer unter Umständen auch auf Ihre Knie über und löst dort schmerzhafte Entzündungen aus.

In eine optimale antiinflammatorische Lebensweise sollte daher auch nachhaltiger Stressabbau miteinfließen. Denn je stabiler und ausgeglichener Sie sind, desto bessere Arbeitsbedingungen findet Ihr Immunsystem vor. Bei meinen Klienten versuche ich stets, ein wenig an der Oberfläche zu kratzen, um herauszufinden, ob sie unter Stress leiden. Falls ja, lege ich ihnen ans Herz, Maßnahmen für einen entspannteren Alltag zu treffen.

Leider wurde bisher nicht endgültig festgelegt, wie genau der ideale Stresslevel aussieht und wie man ihn erreicht. Und natürlich ist mir auch klar, dass man den Stress in Ihrem Leben nicht mit ein paar Zeilen in einem Buch einfach fortzaubern kann. Mir war es allerdings ein Anliegen, Ihnen den Zusammenhang zwischen Stress und Rheuma vor Augen zu führen und Sie dazu zu animieren, in Ihrem Leben kleinere oder größere Kurskorrekturen vorzunehmen, um Stress abzubauen.

Manchmal müssen in diesem Zusammenhang auch unangenehme Entscheidungen gefällt werden. So haben einige meiner Klienten sogar ihren Job gekündigt oder sich zu einer längst fälligen Scheidung durchgerungen.

Glücklicherweise sind im Allgemeinen aber deutlich weniger drastische Veränderungen nötig. Ein Gespräch mit dem Chef über den Arbeitsumfang kann helfen. Ebenso kann es guttun, dem Partner klarzumachen, dass die mit allzu vielen Aktivitäten vollgestopften Wochenenden reiner Stress für Sie sind.

Zum Glück haben Sie als Leser dieses Buches auch den großen Vorteil, schon viel über Ernährung und Bewegung gelernt zu haben, was Ihnen zu mehr Energie und weniger Stress verhelfen sollte.

Was Sie essen, kann nämlich tatsächlich ein wichtiges Werkzeug zum Stressabbau sein. Wie zahlreiche Studien belegen, können bestimmte Substanzen aus der Nahrung psychischem Stress bis zu einem gewissen Grad entgegenwirken. Ein Beispiel ist Vitamin C. Wie deutsche Forscher herausfanden, führte eine tägliche Vitamin-C-Zufuhr bei zwei zentralen Stressparametern zu einer messbaren Verbesserung: Zum einen sank der Blutdruck bei einer hohen Vitamin-C-Einnahme markant, zum anderen reduzierte sich die Menge des Stresshormons Cortisol im Blut. Auch alle Kohlsorten, wie Rotkohl, Rosenkohl, Brokkoli und Weißkohl, ebenso aber rote Paprika, Kiwi, Schwarze Johannisbeere und Heidelbeere verhelfen zu mehr psychischer Belastbarkeit. Und weil diese Lebensmittel ohnehin Teil einer antiinflammatorischen Ernährung sind, schlagen Sie hier also gleich zwei Fliegen mit einer Klappe.

Weit wichtiger, als einzelne Pflanzenstoffe zuzuführen, ist es allerdings, dem Körper mithilfe der Kost ausreichend Energie zu liefern, damit er besser gegen Stress gewappnet ist. Denken Sie nur daran, wie schwierig es ist, über den Nachmittag zu kommen, wenn der Blutzuckerspiegel im Keller ist! Ferner hilft die antiinflammatorische Kost Ihrem Körper dabei, potenzielle Folgewirkungen durch lang andauernden Stress zu bewältigen. In Zeiten, in denen Sie sich gestresst fühlen, ist der Verzehr von entzündungshemmenden Lebensmitteln daher besonders wichtig.

Das Training, mit dem Sie Ihre gelenkumgebenden Muskeln stärken, Ihr Gewicht reduzieren und das Herz-Kreislauf-System in Schwung bringen, ist ein weiterer wichtiger Baustein bei der Bekämpfung von Stress und seinen Folgen. Grund für den positiven Effekt des Sports ist unter anderem, dass Sie sich hier eine kleine Auszeit gönnen und den Alltagsstress hinter sich lassen können. Außerdem sinkt der Cortisolspiegel beim Sport nachweislich. Besonders ausgeprägt ist dieser Effekt, wenn Sie sich in die Natur begeben. Wie Studien belegten, wirkt der Aufenthalt in Wäldern – mit oder ohne Sport – stressreduzierend und stimmungsaufhellend. Vor allem die Kombination aus Training und Natur führt zu einem Rückgang des Stresshormons Cortisol und hat positiven Einfluss auf Herz und Blutdruck. Durch Sport lösen sich darüber hinaus all die Spannungen, die Sie durch stundenlanges Verharren in derselben Position am Arbeitsplatz aufgebaut haben. Das Gehirn wird besser durchblutet, Sie stärken das Herz-Kreislauf-System und sind so besser gegen Alltagsstress gerüstet.

GUTER SCHLAF IST WICHTIG

Wenn Sie Ihrem Immunsystem und damit auch Ihren Gelenken wirklich etwas Gutes tun möchten, dann kuscheln Sie sich in Ihr Bett und begeben Sie sich ins Land der Träume. Denn nirgends wird die Immunabwehr mehr entlastet und gestärkt als dort. Die Bedeutung des Schlafs wurde in zahlreichen Studien untersucht, die allesamt zu dem Schluss kamen, dass der Cortisolspiegel schon nach wenigen Tagen mit unzureichendem Schlaf anstieg und die körperliche Regeneration gehemmt wurde.

Rein physiologisch sind die ersten Stunden des Schlafs vor allem der Reparatur von zerstörtem Gewebe und der Stärkung der Abwehrkräfte zugedacht. In dieser Phase wird das Gehirn von Stoffwechselprodukten gereinigt, und mithilfe der Omega-3-Fettsäuren werden zerstörte Gehirnzellen repariert. Der Schlaf dient aber nicht nur der körperlichen Regeneration, es werden auch Tageseindrücke verarbeitet, damit man nach dem Erwachen wieder aufnahmefähig ist. Zu wenig Schlaf verringert die Stresstoleranz und erhöht dadurch das Risiko, nachfolgend stärker unter Stress zu leiden.

Wie viel Schlaf wir brauchen, ist ganz individuell. In einer Phase mit akuten Gelenkschmerzen sollten Sie Ihrem Körper aber definitiv etwas mehr Schlaf gönnen. Die Schlafdauer ist im komplexen Phänomen Schlaf allerdings nur ein kleines Puzzleteil.

Beim Schlafen geht es nicht nur darum, eine bestimmte Stundenanzahl zu absolvieren, sondern vor allem darum, eine gute Schlafqualität sicherzustellen. Weil der Schlaf für Ihre Genesung von so großer Bedeutung ist, rate ich Ihnen, die folgenden Empfehlungen zur Schlafhygiene zu beherzigen und in Ihrem Schlafverhalten falls nötig Anpassungen vorzunehmen:

Sechs Wege zu einem besseren Schlaf

1. FRÜH GENUG ZU BETT GEHEN

Die meisten Schlafforscher raten zu sieben bis acht Stunden Schlaf. Wenn Sie allerdings gerade Schmerzen plagen oder Ihr Körper sich nach dem Sport schlecht regeneriert, kann der Bedarf schon einmal auf neun bis zehn Stunden Schlaf am Stück steigen.

Da bei den meisten von uns der Wecker zu einer bestimmten Zeit klingelt, sollte man ganz einfach zurückrechnen, wann die gewünschte Stundenzahl erreicht ist, und zu dieser Zeit dann auch wirklich schlafen gehen – ganz gleich, welche TV-Serien locken oder welche unerledigten Aufgaben warten.

2. DAS HIRN AUF SCHLAF EINSTIMMEN

Bevor wir in den Schlafmodus übergehen können, müssen wir unseren Geist erst einmal auf die Ruhephase einstimmen. Ein erhöhter Spiegel an Stresshormonen im Blut erschwert natürlich das Einschlafen und auch das Durchschlafen.

Deshalb ist die liebgewonnene Angewohnheit, kurz vor dem Zubettgehen noch E-Mails oder die sozialen Netzwerke zu checken, gänzlich kontraproduktiv. Insbesondere bei ausgeschaltetem Licht, das heißt, wenn wir im sonst dunklen Zimmer auf den Handy- oder Tabletbildschirm starren, verhindert das Bildschirmlicht die Ausschüttung des Schlafhormons Melatonin, das uns auf den Schlaf vorbereitet. Darüber hinaus konfrontiert man sich gegebenenfalls mit beunruhigenden Nachrichten, die unangenehme Gedanken auslösen können. Wenn Sie diese Gedanken dann mit ins Bett nehmen, führt das zu einem viel unruhigeren, nur oberflächlichen Schlaf. Ich rate Ihnen deshalb, die letzten E-Mails ein paar Stunden vor dem

Zubettgehen zu checken oder am nächsten Morgen früh aufzustehen und die E-Mails gut ausgeruht zu lesen.

3. GRELLES LICHT VERMEIDEN

Forscher konnten nachweisen, dass helles Licht die Menge des Schlafhormons Melatonin im Blut sinken lässt. Es ist daher ratsam, in den Stunden vor dem Zubettgehen das Licht zu dimmen oder auszuschalten. Vor allem künstliches blauweißes Licht, wie das des Smartphone-Bildschirms, lässt Sie schlechter einschlafen. Schalten Sie zum Beispiel Fernseher und Computer aus, zünden Sie Kerzen an und kreieren Sie eine gemütliche »Höhlenatmosphäre«.

Wie sieht es mit dem Lichteinfall in Ihrem Schlafzimmer aus? Vielleicht ist es notwendig, Verdunklungsvorhänge anzuschaffen oder eventuelle LEDs abzukleben, um unnötige Lichtquellen zu eliminieren.

Wer trotzdem noch einmal auf das Smartphone blicken möchte, sollte den Nachtmodus aktivieren. Dadurch verschiebt sich die Farbtemperatur des Bildschirms langsam ins Rötliche, und der Melatoninverlust verringert sich.

4. STIMULANZIEN EINSCHRÄNKEN

Der Genuss von Alkohol oder koffeinhaltigen Getränken, selbst in kleinen Mengen, kann zu einem oberflächlicheren Schlaf führen.

Ich empfehle Ihnen daher, jeglichen Alkoholgenuss auf die Wochenenden zu verschieben, an denen man meist ausschlafen kann und die negativen Auswirkungen des Alkohols auf den Schlaf besser kompensieren kann.

Das in Cola, Kaffee und Energy-Drinks enthaltene Koffein stimuliert das Nervensystem und hemmt zudem die Melatoninausschüttung. Es ist ganz unterschiedlich, wie Menschen auf Koffein reagieren, der Großteil meiner Klienten weiß aber sehr genau, ob es Einfluss auf ihren Schlaf hat oder nicht. Und Sie? Gehören Sie vielleicht zu denjenigen, die nach einem doppelten Espresso am Abend wunderbar schlafen können?

5. INTENSIVE SPORTEINHEITEN VERMEIDEN

Sport ist ein äußerst wichtiger Teil einer antiinflammatorischen Lebensweise. Ein hartes Krafttraining oder intensives Cardiotraining sollte allerdings möglichst in den Morgen- oder Nachmittagsstunden stattfinden. Denn starke körperliche Belastung kurz vor dem Zubettgehen erschwert das Einschlafen. Schuld daran sind aufputschende Hormone, die beim Sport ausgeschüttet werden. Diese wirken im Körper noch stundenlang nach und rauben Ihnen gegebenenfalls den Schlaf.

6. SUBSTANZEN VERMEIDEN, DIE PHYSISCHEN STRESS AUSLÖSEN

Ich habe in diesem Kapitel ja bereits einleitend beschrieben, dass psychischer Stress Auswirkungen auf unseren Körper haben kann. Stress ist aber nicht nur reine Kopfsache, er kann auch körperlicher Art sein. Physischer Stress kann die Wirkung des Immunsystems regelrecht untergraben und den Kampf gegen rheumatische Erkrankungen deutlich erschweren. Dies geschieht zum Beispiel durch zu viel und zu hartes Training, wie ich es im Kapitel über rheumalindernde Sportarten beschrieben habe.

Auch Alkohol ist ein extrem entzündungsfördernder Stoff. Jedes Mal wenn Alkohol in Ihrem Blut zirkuliert, muss Ihr Immunsystem Überstunden leisten. Und dieser Angriff auf Ihr Abwehrsystem erhöht das Risiko, dass Ihr Rheuma erneut aufflammt.

Was Ihr Körper braucht, ist antiinflammatorische Kost, kein proinflammatorischer Alkohol. Betrachten Sie Alkohol als das, was er ist:

ein giftiges Stimulans, dessen Genuss auf ein Minimum begrenzt werden sollte. Ein oder zwei Alkoholeinheiten in der Woche sollten nicht überschritten werden. Vor allem in Zeiten mit starker körperlicher oder psychischer Belastung empfiehlt es sich, die Finger vom Alkohol zu lassen – auch wenn der Drang in solchen Zeiten vielleicht am größten ist.

Zigarettenrauch ist ebenfalls reines Gift. Eine Reihe von wissenschaftlichen Studien ergab, dass zwischen dem Rauchen und einem erhöhten Risiko für rheumatoide Arthritis ein eindeutiger Zusammenhang bestand. Zudem fand man heraus, dass rheumatoide Arthritis bei Rauchern einen schwereren Verlauf nimmt und auch schwieriger zu behandeln ist. Der dänische Rheumaverbund zitiert beispielsweise eine Studie des schwedischen Karolinska-Instituts, nach der Patienten mit frisch diagnostizierter Arthritis weniger gut auf die Medikamente ansprachen, wenn sie Raucher waren. Drei Monate nach Behandlungsbeginn schlug das Medikament Methotrexat bei nur 27 Prozent der Raucher gut an, während 36 Prozent der Nichtraucher einen positiven Effekt verzeichneten.

Zahlreiche Studien, in denen der Zusammenhang zwischen Umwelt und Vererbung untersucht wurde, ergaben zudem, dass Rauchen bei einer entsprechenden genetischen Disposition Rheuma förderte. Das ist angesichts der bekanntermaßen proinflammatorischen Wirkung des Rauchens eigentlich nicht weiter verwunderlich. Menschen, die an einer rheumatischen Gelenkerkrankung leiden, empfehle ich deshalb dringendst, sich das Rauchen abzugewöhnen.

Wer bereits erfolglos auf eigene Faust versucht hat, vom Glimmstängel loszukommen, kann sich auch professionelle Hilfe suchen. Auf der Internetseite Ihrer Krankenkasse finden Sie Tipps zur Rauchentwöhnung samt Links zu verschiedenen Therapieformen, die den Abschied von der Zigarette erleichtern.

Kapitel 8

REZEPTE

von Simon Weisdorf

Jetzt geht es ab in die Küche, wo wir antiinflammatorische Gerichte zaubern werden, die wirklich etwas bewirken – und die dazu noch umwerfend schmecken.

Bei der Entwicklung der Rezepte war es uns wichtig, dass sie vor entzündungshemmenden Stoffen nur so strotzen sollten. Auch wenn sie auf den Fotos vielleicht wie ganz gewöhnliche gesunde Gerichte aussehen – sie haben es wahrlich in sich und stecken voller nützlicher Substanzen in perfekt dosierten Mengen.

Schließlich liegt das Tagesziel bei so manchem Rheumageplagten bei mehr als 150 Gramm Kohl, und da reicht ein kleines Blättchen Grünkohl auf dem Teller nicht aus. Gleiches gilt für MUFA – hier müssen Sie es auf immerhin 45 Gramm am Tag bringen.

Obwohl es nicht in den Rezepten steht, müssen Obst und Gemüse vor der Verwendung selbstverständlich gesäubert werden. Bei Biowaren reicht ein kurzes Abwaschen von Staub und Erde meist aus. Bei anderen Waren müssen auch noch die Reste von Pflanzenschutzmitteln oder anderen Chemikalien beseitigt werden, und zwar durch gründliches Waschen oder durch Entfernen der eigentlich sehr gesunden Schale.

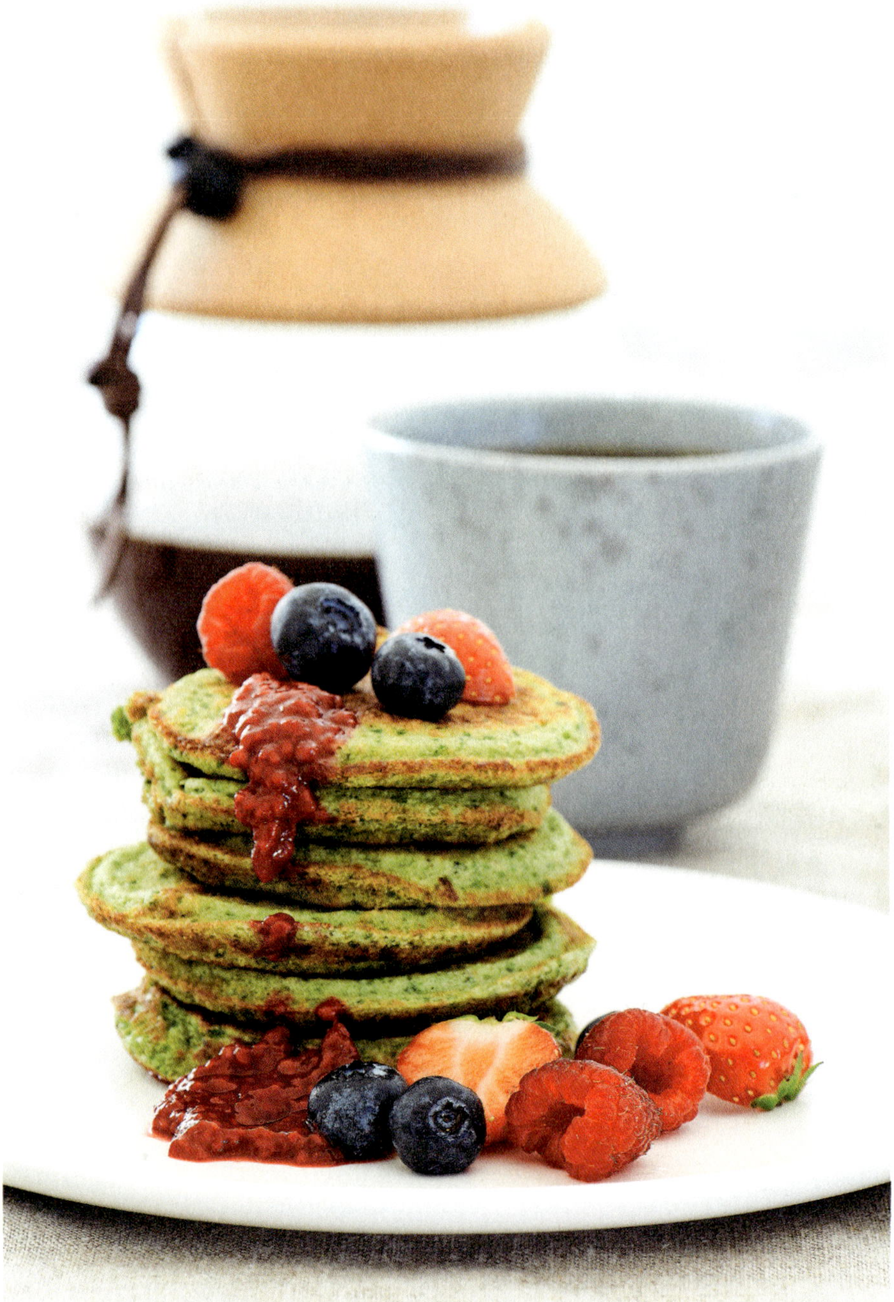

HAFERPFANNKUCHEN
mit Spinat, Ingwer und frischen Beeren

Für ca. 18–20 Pfannkuchen

100 g Haferflocken
2 Handvoll frische Spinatblätter
2 Eier
200 ml fettarme Milch
1 EL Skyr
1 große Banane
1 EL Erdnussbutter
1 TL Backpulver
1 TL Ingwerpulver
1 Msp. Salz
Etwas Rapsöl
1 Handvoll frische Beeren

1. Die Haferflocken in einem Mixer oder einer Küchenmaschine fein mahlen und beiseitestellen.
2. Spinat, Eier, Milch, Skyr, Banane und Erdnussbutter im Mixer glatt pürieren. Die gemahlenen Haferflocken, Backpulver, Ingwerpulver und Salz unterrühren und den Teig 15 Minuten ruhen lassen.
3. Etwas Öl in einer kleinen Pfanne auf kleiner Stufe erhitzen und darin dicke Pfannkuchen ausbacken – etwa 5 Minuten auf jeder Seite. Nach Belieben mit einem Beerenmus aus gemischten Beeren oder mit frischen Heidelbeeren, Himbeeren, Brombeeren oder Erdbeeren servieren.

Leicht gemacht:

Für ein schnelles Beerenmus eine Handvoll gefrorene Beeren mit etwas Wasser ein paar Minuten kochen.

BIRCHER-MÜSLI
mit Walnüssen und Früchten

Für 2 Personen

100 g Hafer-, Roggen- oder Gerstenflocken
100 ml fettarme Milch
Saft von ½ Orange
30 g getrocknete Cranberrys
½ Apfel
½ Banane
1 EL Walnusskerne
100 ml probiotischer Joghurt mit Lactobacillus acidophilus oder Schwedenmilch
1 Handvoll Heidelbeeren
1 Handvoll Himbeeren

1. AM VORABEND: Haferflocken, Milch und Orangensaft in eine Schüssel geben. Die Cranberrys grob hacken und zufügen. Mit Frischhaltefolie abdecken und über Nacht in den Kühlschrank stellen.
2. AM MORGEN: Den Apfel grob reiben, die Banane in Scheiben schneiden und die Nüsse hacken. Mit dem probiotischen Joghurt unter das Müsli rühren und mit frischen Heidel- und Himbeeren servieren.

CHIA-FRÜHSTÜCKSBREI
mit Erdnussbutter und Erdbeeren

Für 2 Personen

1 EL Chiasamen
1 EL Gerstenflocken
100 ml Kokosmilch
1 EL Erdnussbutter
100 ml Wasser
300 g Skyr
1 TL flüssiger Honig
1 Handvoll Erdbeeren
1 EL Kokoschips oder Kokosraspel

1. AM VORABEND: Chiasamen und Gerstenflocken in eine Schüssel oder ein Schraubglas geben. Kokosmilch, Erdnussbutter und Wasser unterrühren. Die Schüssel mit Frischhaltefolie abdecken, das Schraubglas verschließen und über Nacht in den Kühlschrank stellen.
2. AM MORGEN: Skyr und Honig unter den Chiabrei rühren. Die Erdbeeren halbieren, untermengen. Mit Kokoschips oder -raspeln bestreuen und servieren.

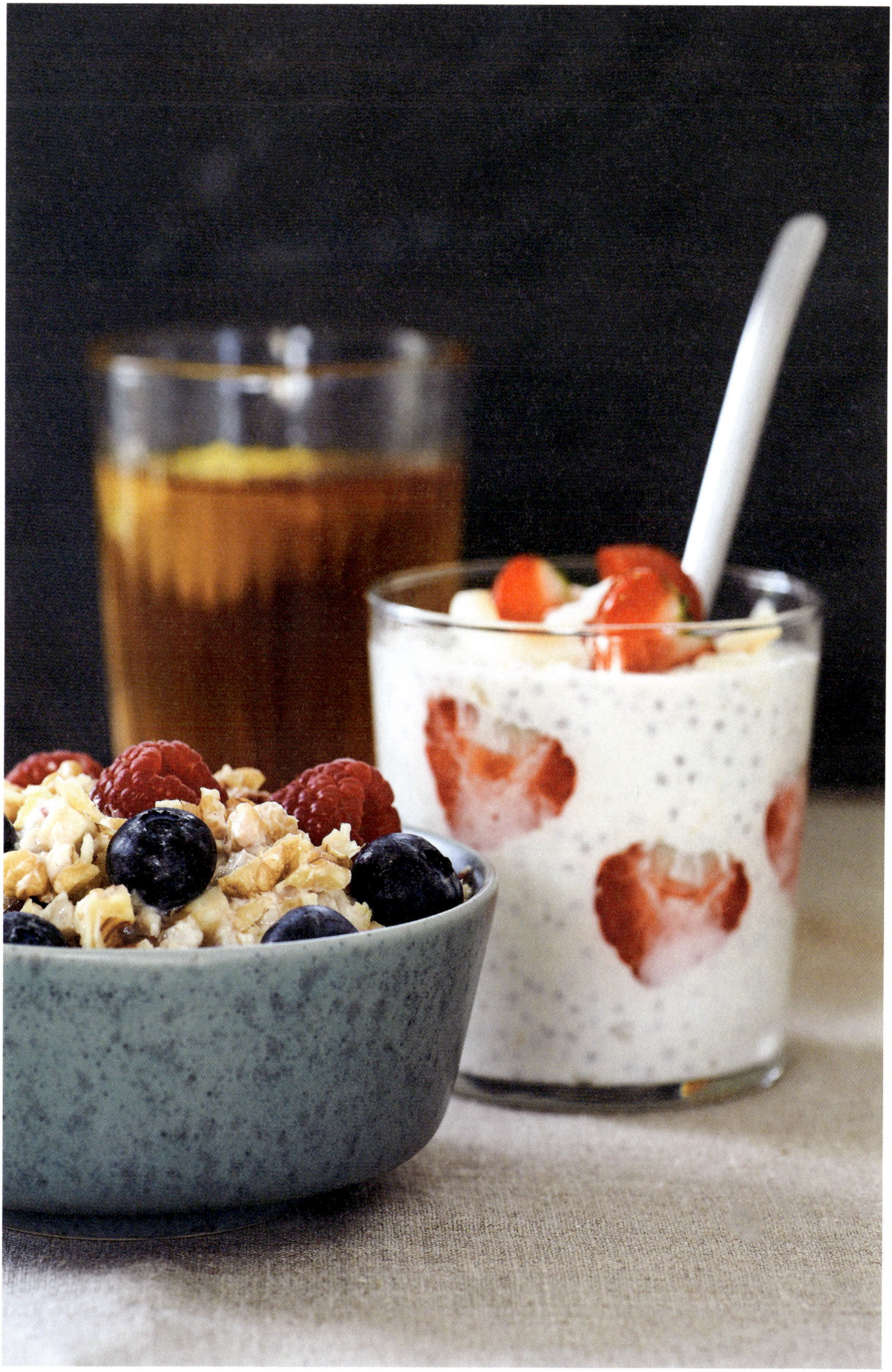

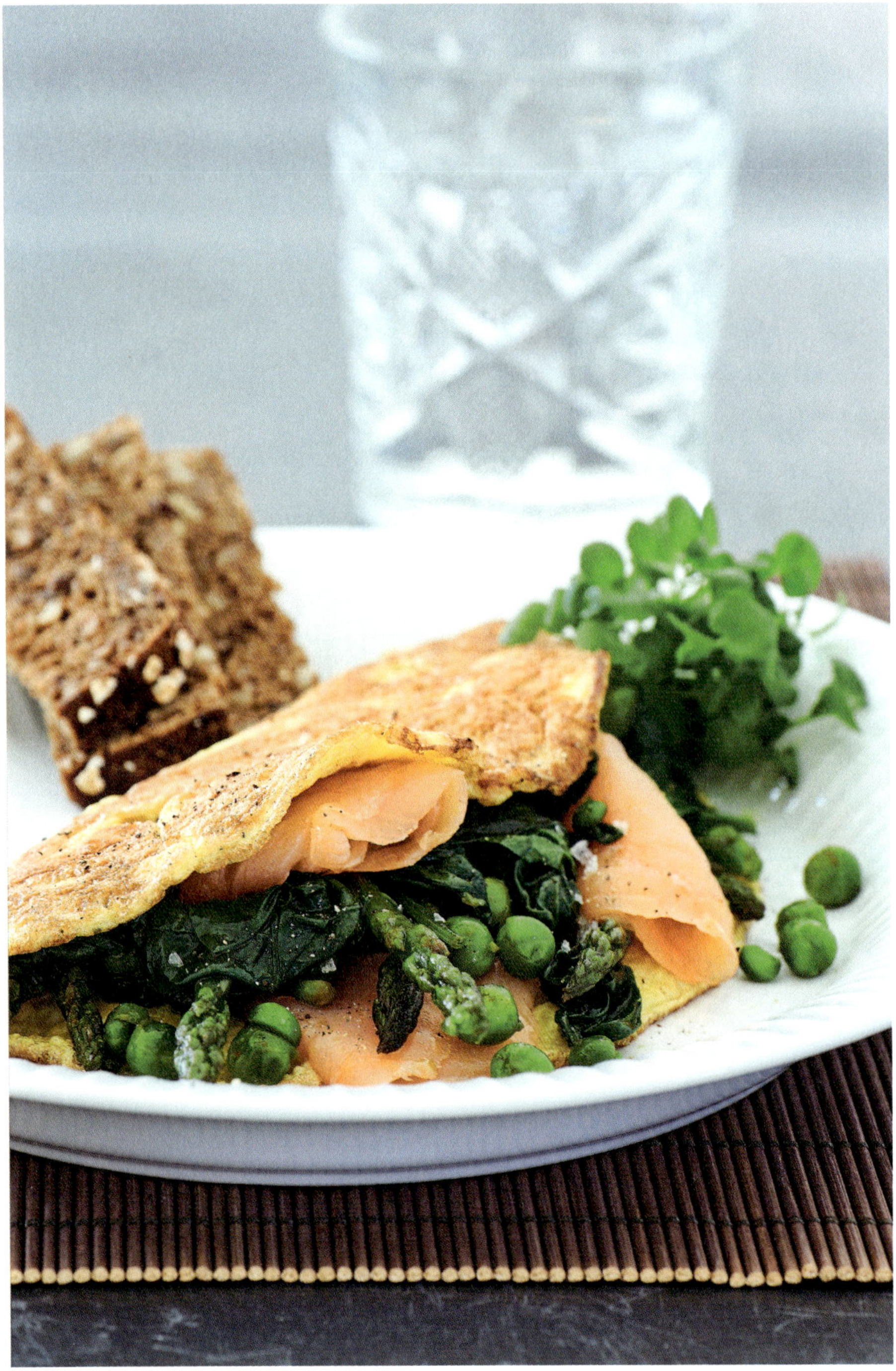

OMELETTE
mit Spargel, Erbsen, Spinat und Räucherlachs

Für 2 Personen

1 EL Olivenöl
6–7 grüne Spargelstangen
1 Handvoll Erbsen (frisch oder aufgetaut)
½ TL Kurkumapulver
1 Handvoll frische Spinatblätter
2 Eier
4 Scheiben Räucherlachs
2 Scheiben Vollkornbrot
1 Handvoll Brunnenkresse

1. Eine mittelgroße Pfanne auf mittlerer Stufe erhitzen und die Hälfte des Öls hineingeben. Den unteren, holzigen Teil des Spargels abschneiden. Den Spargel ein paar Minuten braten. Erbsen und Kurkuma zufügen und 1 Minute weiterbraten. Den Spinat kurz unterrühren, dann die Pfanne vom Herd nehmen. Das Gemüse auf einen Teller geben und beiseitestellen.
2. Das restliche Öl in die Pfanne geben. Die Eier verquirlen und in die Pfanne gießen. Wenn die Eier an der Oberseite fast gestockt sind, das Gemüse darauf verteilen. Mit den Lachsscheiben belegen, das Omelette überklappen und vom Herd nehmen.
3. Das Brot rösten und das Omelette zusammen mit einer Scheibe Brot mit viel Brunnenkresse servieren.

Leicht gemacht:

Anstelle von frischem Spinat können Sie auch Tiefkühlspinat verwenden. Diesen dann bereits zusammen mit den Erbsen hinzufügen und ein paar Minuten länger braten.

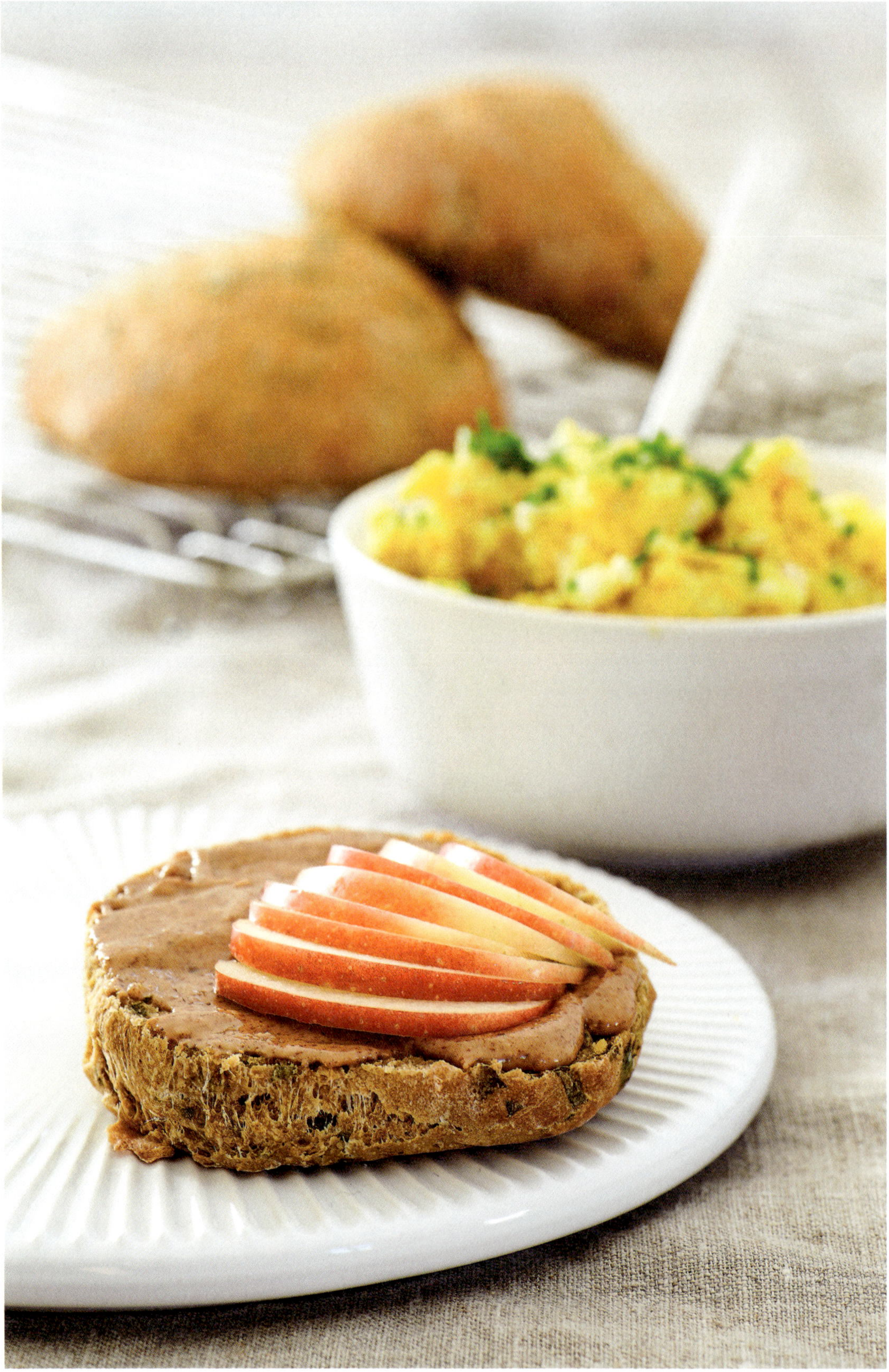

ÜBER-NACHT-BRÖTCHEN
mit Spinat und Karotten

Für ca. 8–10 Brötchen

10 g frische Hefe
350 ml kaltes Wasser
1 große Karotte (ca. 100 g)
2 Handvoll frische Spinatblätter
400 g helles Weizenvollkornmehl (aus weißem Weizen) oder normales Vollkornmehl
100 g Roggenmehl
1 TL Meersalz
2 EL Rapsöl
2 EL Joghurt

1. AM VORABEND: Die Hefe im Wasser in einer großen Schüssel oder Rührmaschine unter Rühren auflösen. Die Karotte raspeln, den Spinat grob hacken und mit den restlichen Zutaten 5 Minuten zu einem Teig verkneten.
2. Die Schüssel mit Frischhaltefolie abgedeckt über Nacht in den Kühlschrank stellen.
3. AM MORGEN: Den Backofen auf 200 °C (Heißluft) vorheizen. Ein Backblech mit Backpapier auslegen. Aus dem Teig mit zwei Löffeln oder mit eingeölten Händen Kugeln formen. Diese auf dem Blech 30 Minuten gehen lassen. Dann ca. 20 Minuten goldbraun backen. Sie sind durchgebacken, wenn sie beim Klopfen auf die Unterseite hohl klingen. Lauwarm mit beispielsweise Nussbutter (s. Seite 189) und ein paar Apfelscheiben genießen.

RÜHREI
mit Feta und Blumenkohl

Für 2 Personen

4 Eier
50 g Blumenkohl
1 TL Biozitronenabrieb
25 g Feta, zerbröckelt
1 Msp. Kurkumapulver
Etwas Salz, viel Pfeffer
1 EL Olivenöl
¼ rote Zwiebel, in feinen Ringen

1. Die Eier in einer Schüssel verquirlen. Den Blumenkohl fein hacken und mit Zitronenabrieb, Feta, Kurkuma, Salz und Pfeffer unter die Eier rühren.
2. Eine Pfanne auf mittlerer Stufe erhitzen, das Öl zufügen und die Zwiebel darin etwa 1 Minute braten. Die Eiermasse zufügen und unter gelegentlichem Rühren stocken lassen.

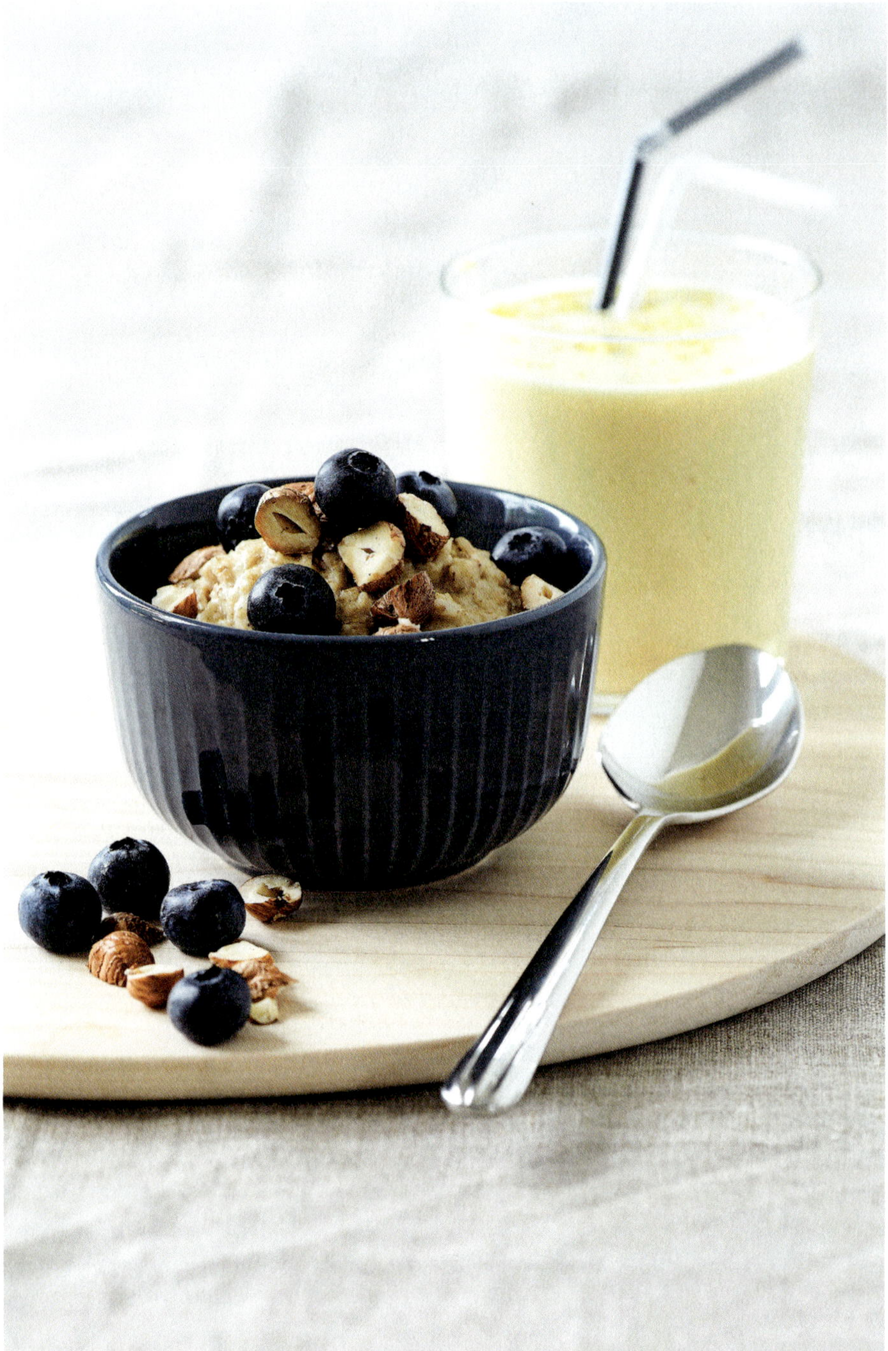

HAFERBREI
mit Ingwer und Haselnüssen

Für 2 Personen

NUSSBUTTER

100 g Haselnuss- oder Mandelkerne

1 TL Rapsöl

HAFERBREI

200 g Hafer-, Gersten- oder Roggenflocken (oder eine Mischung)

½ TL Salz

Ca. 800 ml Wasser

1 EL Nussbutter

Frisch geriebener Ingwer (1 cm)

2 Eier

1 Handvoll Heidelbeeren

1 Handvoll Haselnusskerne

1. Für die Nussbutter Haselnüsse oder Mandeln 8–10 Minuten in einem auf 200 °C (Heißluft) vorgeheizten Ofen rösten. Die Haut mit einem Geschirrtuch abreiben. Die Nüsse mit dem Öl 7–8 Minuten in einem Mixer mahlen, bis eine glatte Masse entstanden ist. Währenddessen mehrmals die an den Wänden anhaftende Masse nach unten schieben. Im Kühlschrank hält sich die Nussbutter etwa zwei Wochen.
2. Für den Haferbrei Getreideflocken, Salz und Wasser in einem Topf auf kleiner Stufe erhitzen. Nussbutter und Ingwer unterrühren und auf kleiner Stufe 8–10 Minuten köcheln lassen (je gröber die Flocken, desto länger die Garzeit).
3. Die Eier verquirlen, unter den fertigen Brei rühren und 1 Minute garen. Warm mit Heidelbeeren und Haselnüssen servieren.

SMOOTHIE
mit Ananas und Banane

Für 2 Personen

2 Bananen

200 g frische Ananas

Saft von ¼ Zitrone

2 EL Rapsöl

3 EL Skyr

Frisch geriebener Ingwer (½ cm)

Evtl. 50 ml Wasser

1. Bananen und Ananas schälen und in grobe Stücke schneiden.
2. Alle Zutaten in einem Mixer zu einem glatten Smoothie verarbeiten. Eventuell mit etwas Wasser verdünnen.

CAESAR SALAD
mit Hähnchen und Roggenbrot-Croûtons

Für 2 Personen

200 g Hähnchenbrustfilet (1 großes Filet)
Etwas Olivenöl zum Braten
100 g Brokkoli
Salz
200 g Römersalat (1 kleiner Salatkopf)
100 g Rotkohl
100 g Erbsen (frisch oder aufgetaut)
150 g Cherrytomaten, halbiert

DRESSING
2 EL Skyr
2 EL fettarme Milch
1 EL Mayonnaise
1 TL Dijonsenf
1 TL flüssiger Honig
1 EL fein geriebener Parmesan
1 kleine Knoblauchzehe, zerdrückt
1 Msp. getrockneter Oregano
schwarzer Pfeffer aus der Mühle
2–3 Sardellenfilets, zerdrückt

TOPPING
1 TL Olivenöl
2 Scheiben Vollkornbrot
Ca. 15 g Parmesan, gehobelt

1. Die Hähnchenbrust 10–12 Minuten auf jeder Seite grillen oder in etwas Olivenöl braten. Leicht abkühlen lassen, derweil den Salat zubereiten.
2. Den Brokkoli in Röschen teilen, in einer Schüssel mit Salz bestreuen und mit kochendem Wasser übergießen. Etwa 1 Minute ziehen lassen, dann durch ein Sieb abgießen und abkühlen lassen.
3. Den Strunk des Römersalats herausschneiden und die Blätter in 1 cm breite Streifen schneiden. Den Rotkohl fein raspeln. Beides mit Erbsen und Tomaten in eine Salatschüssel geben.
4. In einer Schüssel alle Zutaten für das Dressing verrühren.
5. Die Brotscheiben mit etwas Olivenöl beträufeln und leicht salzen. In einer Pfanne oder im Ofen einige Minuten auf jeder Seite knusprig rösten und grob würfeln.
6. Den Salat mit reichlich Dressing, dicken Scheiben Hähnchenfleisch, Croûtons und Parmesanspänen anrichten.

Leicht gemacht:

Wer keine Sardellenfilets zu Hause hat, kann sie auch durch eine kleine Prise Salz und 1 Teelöffel Zitronensaft ersetzen.

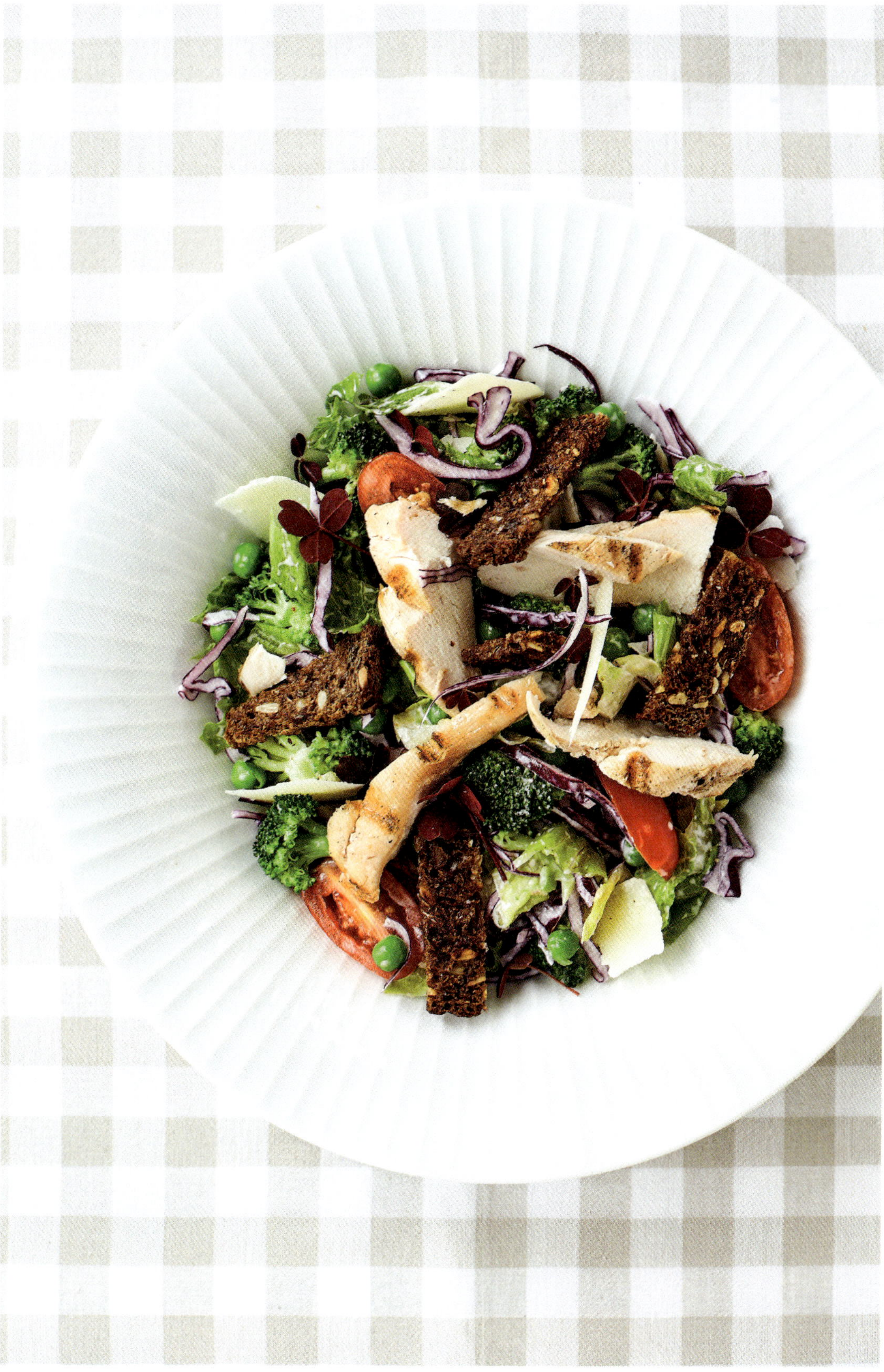

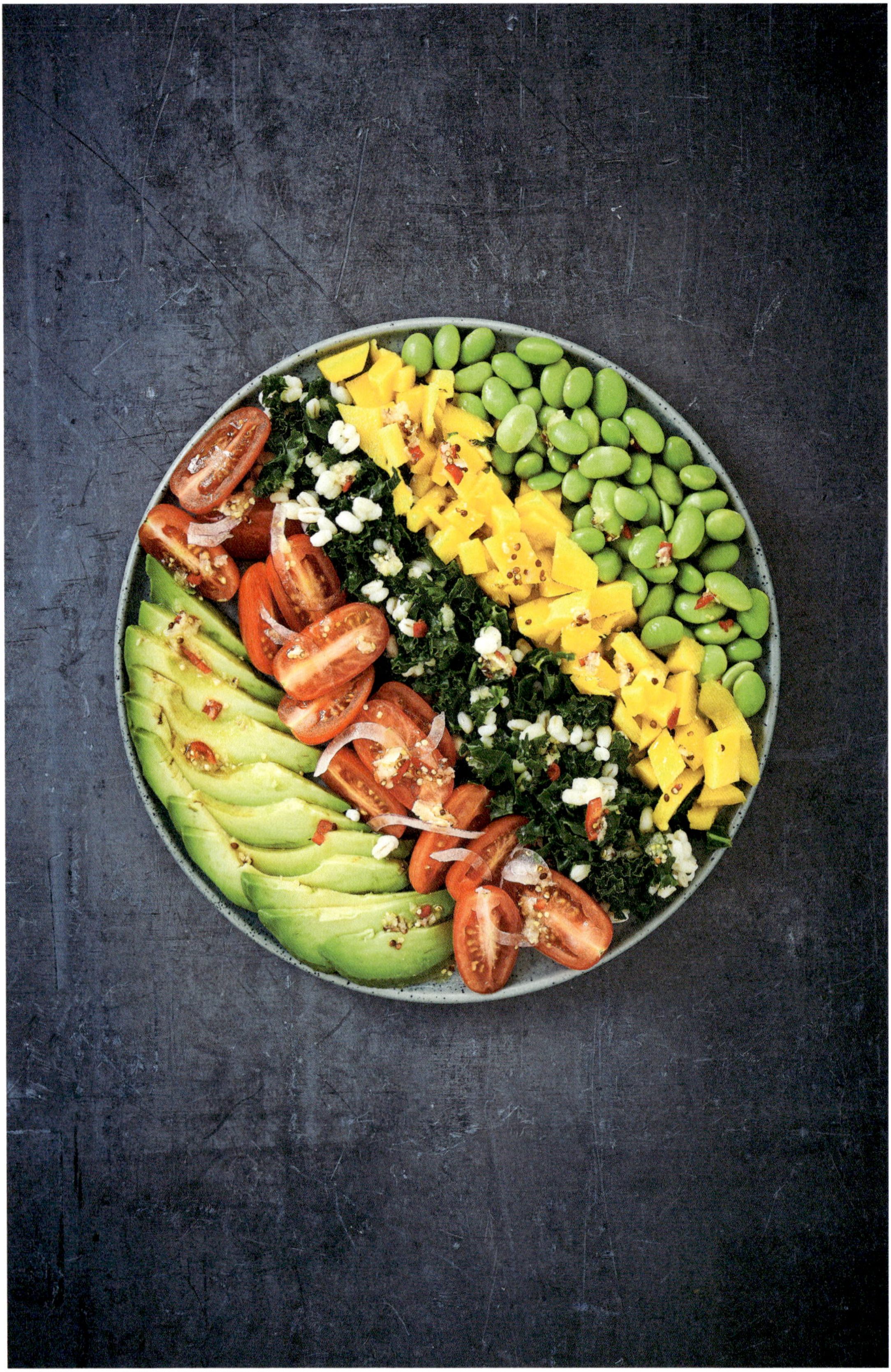

RAINBOW BOWL
mit Edamame, Avocado und Mango

Für 2 Personen

75 g Perlgraupen
2 Handvoll Grünkohlblätter
100 g Cherrytomaten
1 TL rote Zwiebel
½ Mango
75 g TK-Edamame (gepalt)
1 Avocado

INGWERDRESSING
2 TL Apfelessig
2 EL Raps- oder Olivenöl
½ TL Dijonsenf
¼ rote Chilischote, entkernt und fein gehackt
Frisch geriebener Ingwer (1 cm)
½ TL Honig
Salz und Pfeffer

1. Die Graupen in leicht gesalzenem Wasser 20–22 Minuten gar kochen. Den Grünkohl fein hacken und unter die Graupen rühren. Ohne Deckel abkühlen lassen.
2. Die Cherrytomaten halbieren, die rote Zwiebel in hauchdünne Scheiben schneiden. Beides mischen. Die Mango schälen und fein würfeln. Die Edamamebohnen auftauen lassen; hierzu eventuell mit kochendem Wasser übergießen. Die Avocado halbieren, entkernen, schälen und das Fruchtfleisch in dünne Scheiben schneiden.
3. In einer Schüssel alle Zutaten für das Dressing verquirlen.
4. Alle Zutaten in Streifen auf einem Teller oder einer Platte anrichten und mit dem Dressing übergießen.

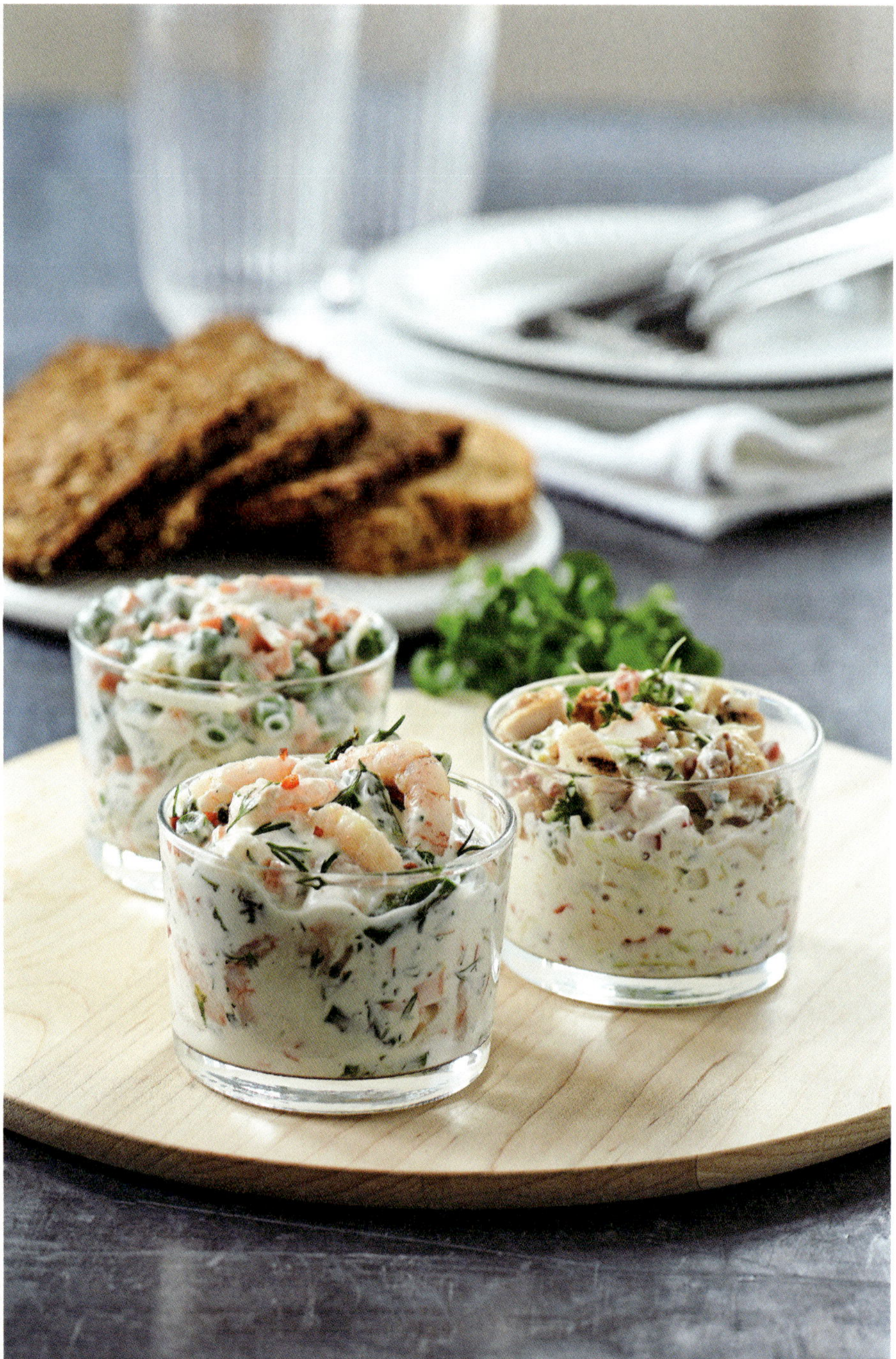

GARNELEN-, HÜHNCHEN- UND ITALIENISCHER SALAT

Für 2 Personen (pro Salat)

BASISDRESSING
(für 1 Salat)
3 EL Skyr
2 EL Mayonnaise
1 TL Biozitronenabrieb
1 große Prise Salz
Reichlich schwarzer Pfeffer aus der Mühle

GARNELENSALAT
4–5 grüne Spargelstangen
Etwas Olivenöl
1 Karotte
½ rote Chilischote, entkernt
150 g gegarte, ausgelöste Garnelen
2 EL gehackter Dill

HÜHNCHENSALAT
100 g gebratenes Hühnerfleisch
½ rote Paprikaschote
50 g Spitzkohl
1 TL Dijonsenf
2 EL Kresse

ITALIENISCHER SALAT
1 Karotte
50 g Knollensellerie
75 g Erbsen (frisch oder aufgetaut)
½ TL fein gehackte Schalotte
2 EL gehackte Petersilie

BASISDRESSING
Alle Zutaten gut verrühren.

GARNELENSALAT
Den Spargel in einer heißen Pfanne in etwas Olivenöl ein paar Minuten braten, dann klein schneiden. Die Karotte sehr fein würfeln. Chili fein hacken. Garnelen, Gemüse und Dill mit dem Dressing verrühren.

HÜHNCHENSALAT
Das gebratene Hühnerfleisch fein würfeln (½ cm Seitenlänge). Die Paprikaschote entkernen und sehr fein würfeln. Den Spitzkohl raspeln oder in dünne Streifen schneiden. Alles mit Senf und Kresse unter das Dressing rühren.

ITALIENISCHER SALAT
Die Karotte sehr fein würfeln, den Sellerie grob reiben. Mit den Erbsen in eine Schüssel geben. Das Gemüse mit kochendem Wasser übergießen, etwa 1 Minute ziehen lassen, dann durch ein Sieb abgießen. Mit Schalotte und Petersilie unter das Dressing rühren. Zum Beispiel auf in Scheiben geschnittenem Hühnerfleisch servieren.

Leicht gemacht:

Der Hühnchensalat lässt sich auch mit gebratenen Hühnerfleischresten vom Vortag herstellen.

SCHARFE GARNELEN
mit sautiertem Schwarzkohl und Zitronen-Aioli

Für 2 Personen

GARNELEN

200 g gegarte, ausgelöste Garnelen

2 EL Olivenöl

1 EL Zitronensaft

½ rote Chilischote, fein gehackt

1 Knoblauchzehe, in Scheiben

KOHL

1 Bund Schwarzkohl (Palmkohl), ca. 12–13 Blätter

2 EL Olivenöl

½ rote Zwiebel

1 EL Sojasoße

Schwarzer Pfeffer aus der Mühle

100 g asiatische Vollkornnudeln

ZITRONEN-AIOLI

2 EL Mayonnaise

1 EL Zitronensaft

Abrieb von ¼ Biozitrone

1 kleine Knoblauchzehe, zerdrückt

1. Die Garnelen 30 Minuten in Olivenöl, Zitronensaft, Chili und Knoblauch im Kühlschrank marinieren.
2. Die Schwarzkohlblätter vom Strunk befreien, die Blätter in feine Streifen schneiden. Eine Pfanne auf hoher Stufe vorheizen, das Öl hineingeben und den Kohl mit Zwiebeln, Sojasoße und reichlich Pfeffer darin kurz sautieren.
3. Die Nudeln in leicht gesalzenem Wasser nach Packungsanweisung garen. Abgießen und unter den Kohl rühren.
4. Die Garnelen abgießen, die Marinade auffangen und in einer heißen Pfanne einige Minuten kochen. Vom Herd nehmen, die Garnelen hineingeben und in der Marinade wenden.
5. Alle Zutaten für die Zitronen-Aioli verrühren und sofort mit den restlichen Zutaten servieren.

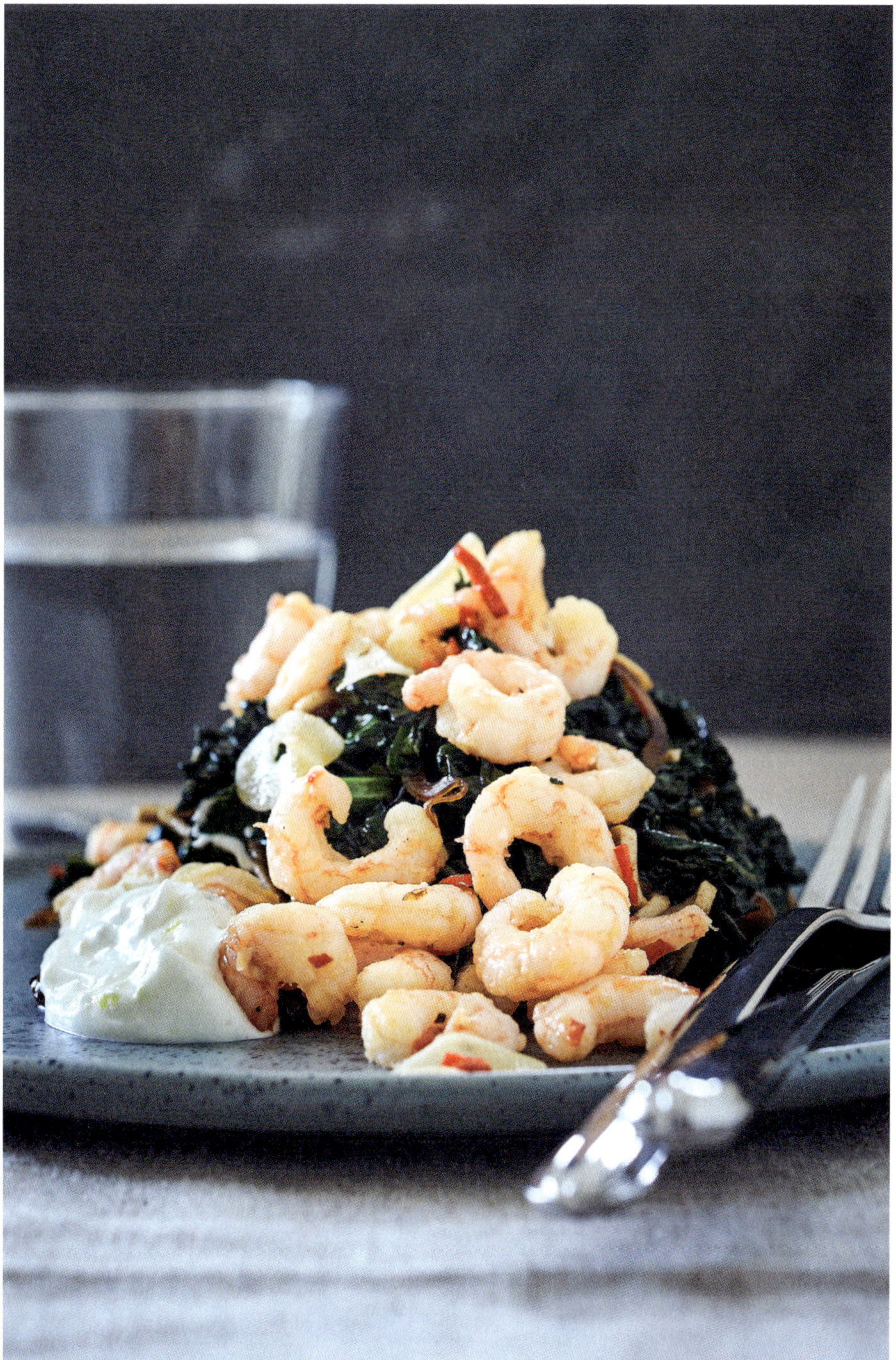

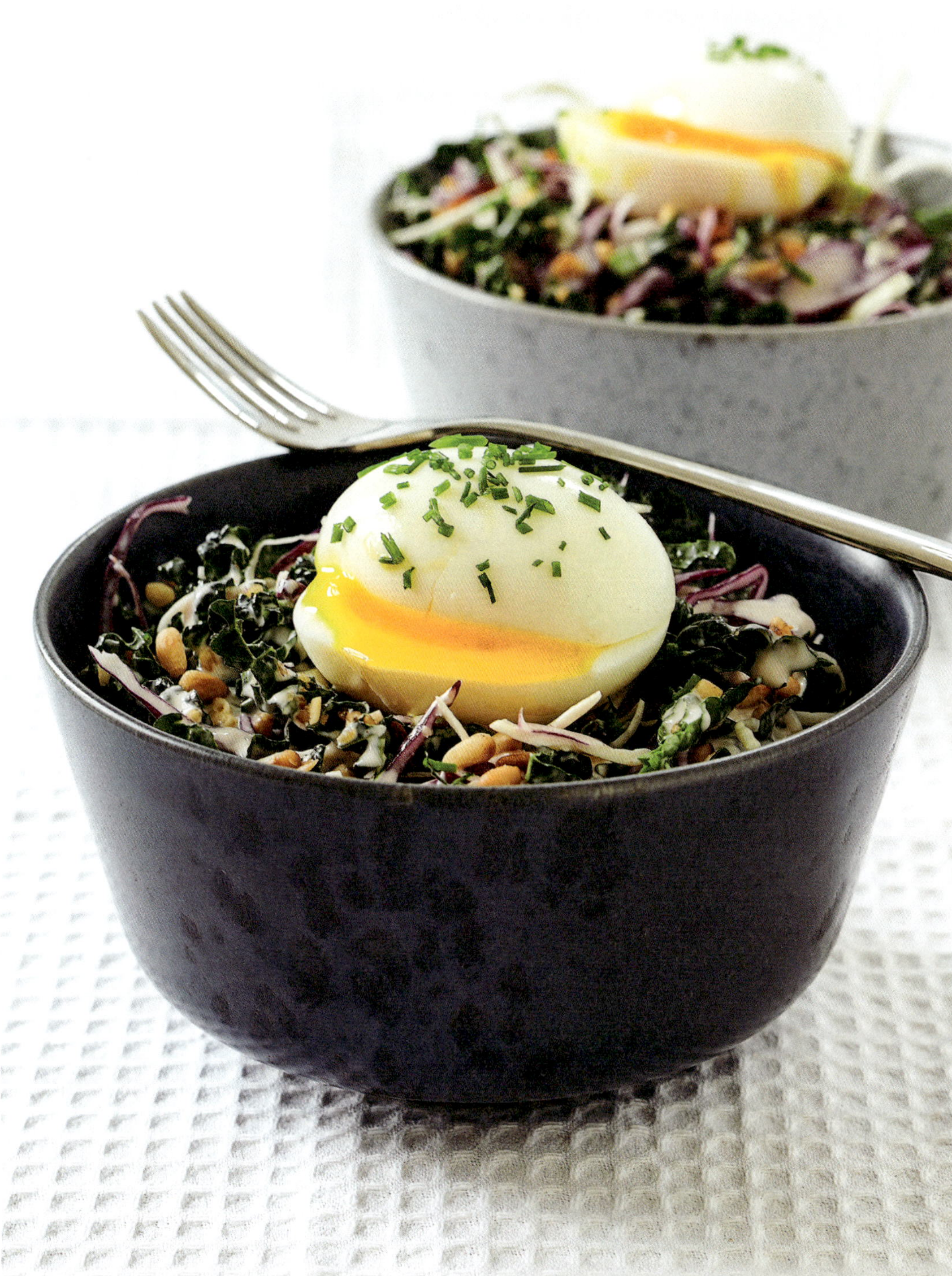

KOHLSALAT CAPRESE
mit Sean-Connery-Dressing und weich gekochten Eiern

Für 2 Personen

3 Eier (Größe M)

SEAN-CONNERY-DRESSING

1 kleine Knoblauchzehe

fFrisch geriebener Ingwer (2 cm)

1–2 TL scharfe Chilisoße (nach Geschmack)

1 EL Honig

1 TL Reisweinessig

2 EL Mayonnaise

2 EL Joghurt

1 TL Tahini (Sesampaste)

KOHLSALAT

100 g Schwarzkohl (Palmkohl)

100 g Weißkohl

100 g Rotkohl

2 EL Pinienkerne

1 EL fein gehackter Schnittlauch

1. Wasser in einem Topf aufkochen, die Eier vorsichtig hineinlegen und 6 Minuten kochen. Sofort in kaltem Wasser abkühlen lassen.
2. Die Zutaten für das Dressing in einem Mixer oder einer Küchenmaschine glatt pürieren.
3. Die drei Kohlsorten fein raspeln und unter das Dressing rühren. Die Pinienkerne ein paar Minuten in einer trockenen Pfanne rösten. Den Salat mit je einem aufgeschnittenen Ei, Pinienkernen und Schnittlauch servieren.

Bonus-Info:

Das Dressing stammt aus Stockholm und wird dort zu gedämpftem Gemüse und Meeresfrüchten serviert. Eine direkte Verbindung zu Sean Connery gibt es nicht, vielmehr suchten die Dressing-Erfinder nur nach einem einprägsamen, aufmerksamkeitsstarken Namen.

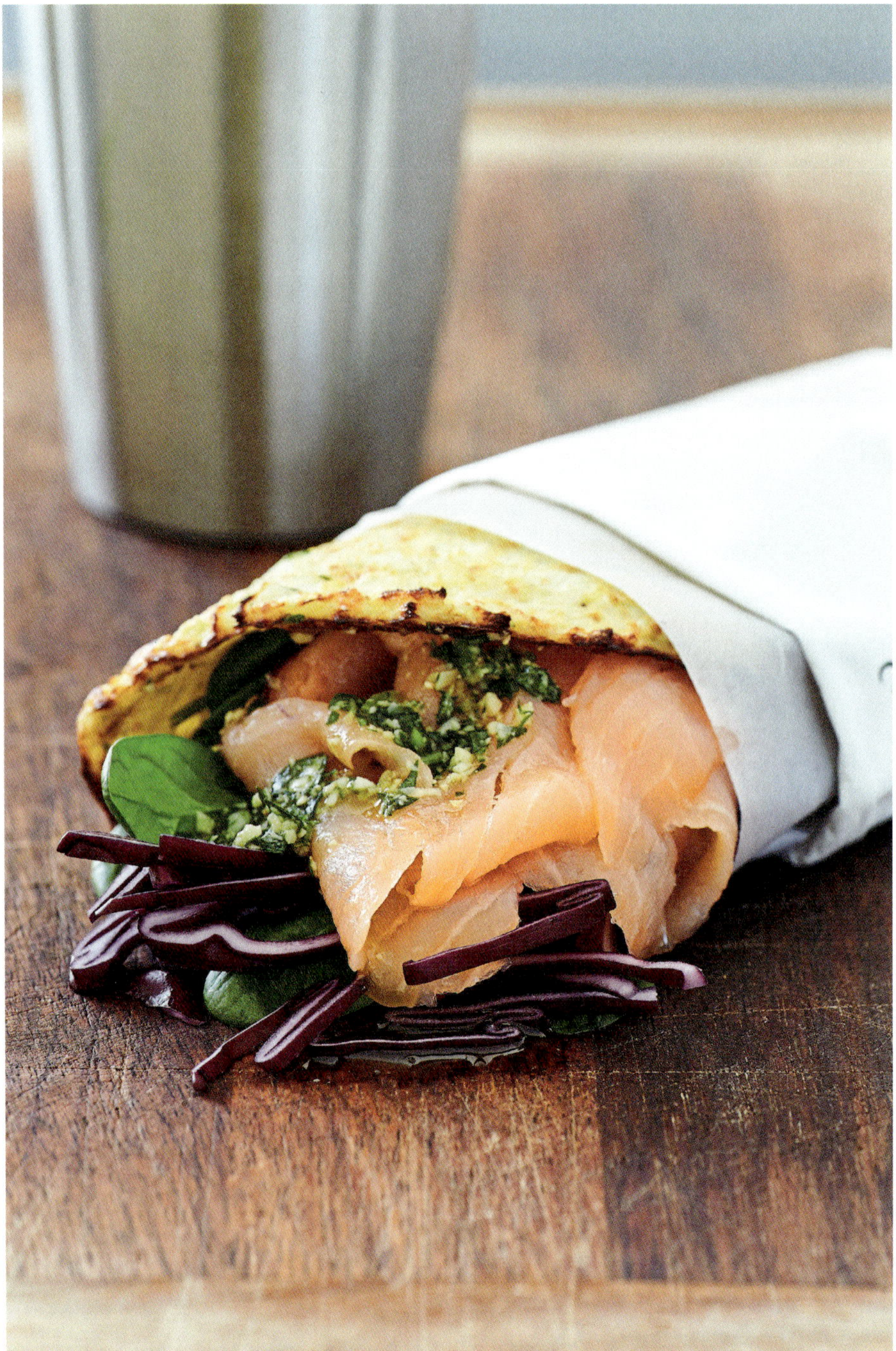

BLUMENKOHL-TACOS
mit Räucherlachs und Pesto

FÜR 2 PORTIONEN

TACOS

250 g Blumenkohl

1 Ei

20 g Parmesan (am Stück), fein gerieben

1 TL fein gehackter Schnittlauch

Salz und Pfeffer

2 TL Olivenöl

PESTO

1 große Handvoll frisches Basilikum

25 g Pinienkerne

1 Knoblauchzehe

25 g Parmesan (am Stück)

Abrieb von ½ Zitrone

5 EL Olivenöl

2 EL Wasser

FÜLLUNG

100 g Rotkohl, geraspelt

1 Handvoll frische Spinatblätter

2 Scheiben Räucherlachs

1. Den Blumenkohl grob reiben oder hacken. Ein paar Esslöffel Wasser in einem Topf aufkochen und den Kohl darin 10 Minuten dämpfen. In einem sauberen Geschirrtuch ausdrücken.
2. Den Backofen auf 200 °C (Heißluft) vorheizen. Blumenkohl, Ei, Parmesan, Schnittlauch, Salz und Pfeffer verrühren. Die Masse halbieren und auf ein mit Backpapier ausgelegtes Backblech geben. Beide Portionen zu einem etwa 5 mm dicken Fladen auseinanderdrücken und mit Olivenöl bestreichen. Etwa 20 Minuten goldbraun backen und auf einem Kuchengitter abkühlen lassen.
3. Basilikum, Pinienkerne und Knoblauch fein hacken, den Parmesan grob reiben. Mit Zitronenabrieb, Olivenöl und Wasser zu einem groben Pesto verrühren.
4. Die Blumenkohlpfannkuchen mit dem Pesto bestreichen, mit Rotkohl, Spinat und Lachs belegen und aufrollen.

Leicht gemacht:

Das Pesto reicht für mehr als zwei Tacos; den Rest in ein Schraubglas füllen. Im Kühlschrank hält es sich problemlos eine Woche.

GRÜNER SALAT
mit Hähnchen, Quinoa und Vanille

FÜR 2 PORTIONEN

70 g Quinoa
1 Hähnchenbrustfilet
Etwas Olivenöl zum Braten
100 g Spitzkohl
2 Handvoll Rucola
4 EL schwarze Kalamata-Oliven (ohne Stein)
1 Handvoll Petersilie, grob gehackt
2 EL Cashewkerne

VANILLEDRESSING
1 EL Apfelessig
½ TL Vanillezucker
1 TL Honig
2 EL Olivenöl
Salz und Pfeffer

1. Die Quinoa 12 Minuten in kochendem Wasser garen und durch ein Sieb abgießen. Eine Pfanne erhitzen und die Hähnchenbrust darin in Olivenöl 10–12 Minuten auf jeder Seite braten.
2. Den Spitzkohl fein raspeln, mit Rucola, Oliven, Petersilie und Cashewkernen vermengen.
3. In einem kleinen Glas mit Schraubverschluss alle Zutaten für das Dressing verquirlen.
4. Das Hähnchenfleisch würfeln und mit Gemüse und Quinoa vermengen. Das Dressing erst kurz vor dem Servieren unterrühren.

Tipp:

Der Salat bleibt knackiger, wenn man das Dressing erst kurz vor dem Servieren zufügt. Bei Bedarf bis dahin in einem Einmachglas oder einem Gefrierbeutel lagern.

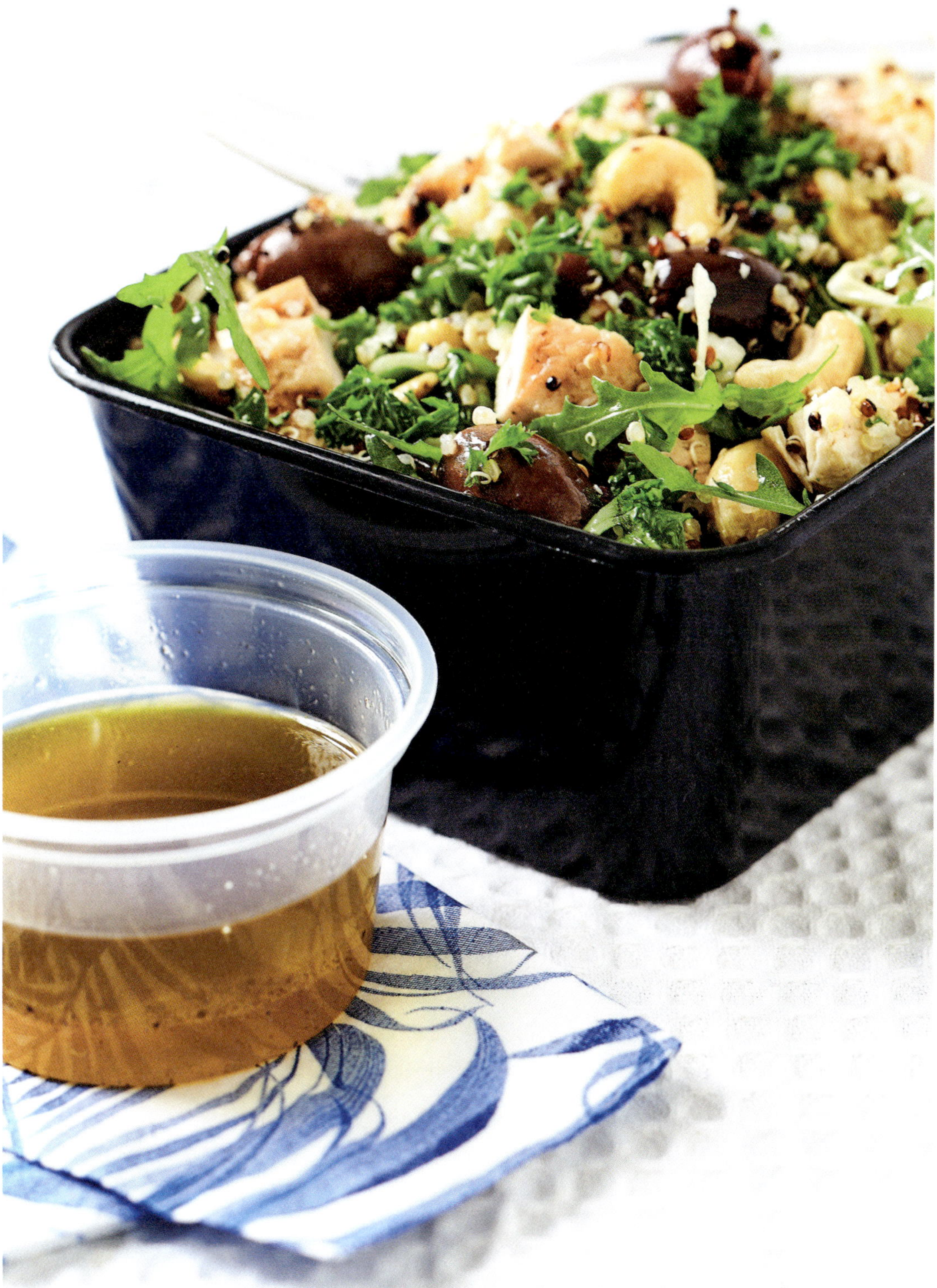

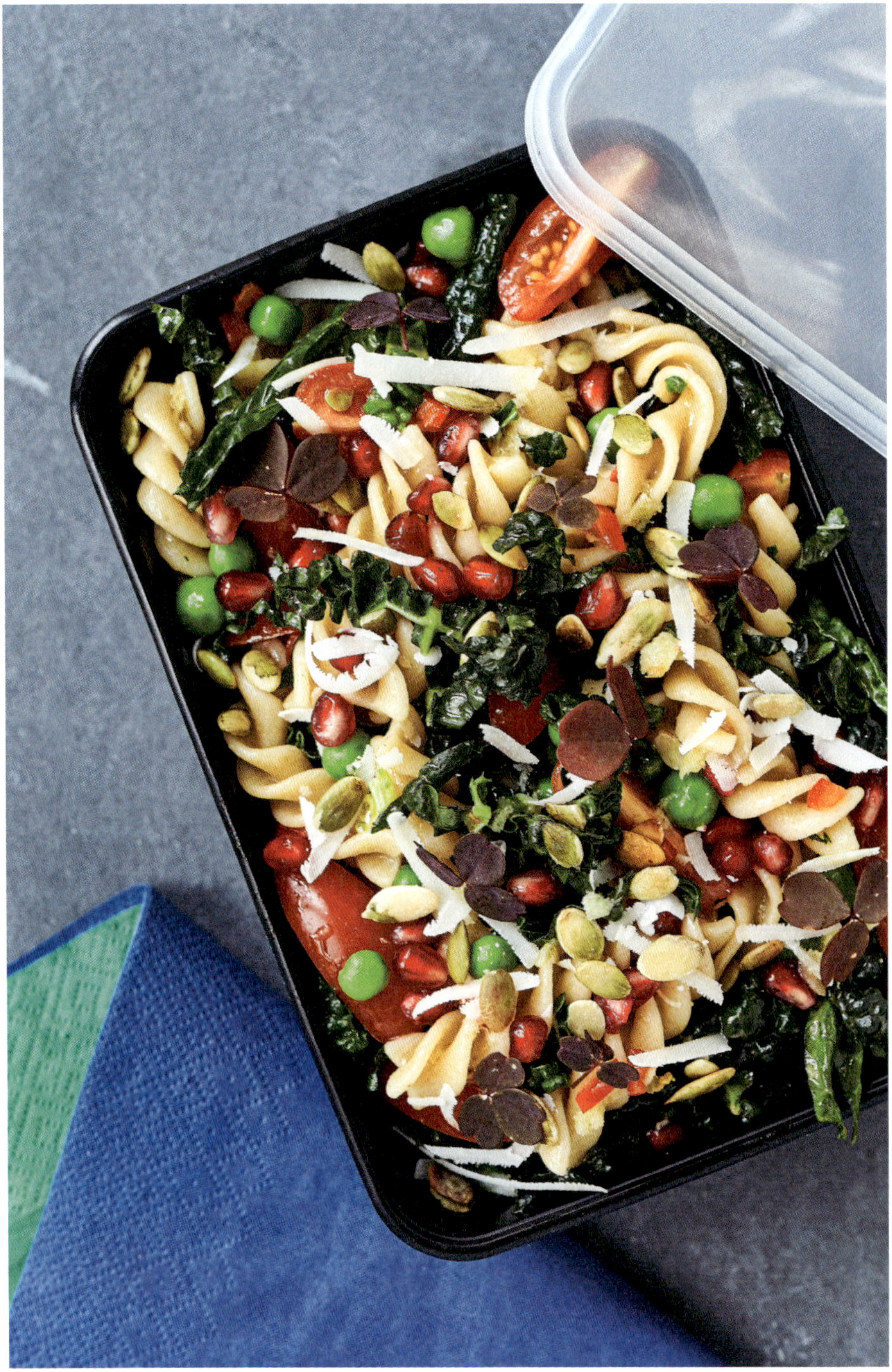

VOLLKORN-NUDELSALAT
mit Tomaten, Erbsen und Granatapfel

FÜR 2 PORTIONEN

150 g Vollkornnudeln, z. B. Fusilli

2 EL Kürbiskerne

200 g Cherrytomaten

3 Schwarzkohlblätter (Palmkohl)

20 g Parmesan (am Stück)

100 g Erbsen (frisch oder aufgetaut)

Kerne aus ¼ Granatapfel (= 2 EL Kerne)

2 EL roter Sauerklee

DRESSING

¼ rote Chilischote, entkernt

Frisch geriebener Ingwer (½ cm)

3 EL Olivenöl

1 EL Apfelessig

1. Die Nudeln nach Packungsanweisung garen und abkühlen lassen. Die Kürbiskerne in einer trockenen Pfanne rösten, bis sie leicht golden geworden sind.
2. Die Tomaten vierteln. Die Schwarzkohlblätter vom Strunk befreien, die Blätter in feine Streifen schneiden. Den Parmesan grob reiben und mit Tomaten, Kohl, Erbsen, Granatapfelkernen und Sauerklee vermengen. Unter die Nudeln heben.
3. Für das Dressing die Chili fein hacken und mit Ingwer, Olivenöl und Essig verrühren. Erst kurz vor dem Servieren unter den Salat heben. Mit den Kürbiskernen bestreuen und servieren.

Tipp:

Wer den Salat mit zur Arbeit nehmen möchte, sollte ihn vor Ort in den Kühlschrank stellen. Falls das nicht möglich ist, gibt es einen Trick: Einfach gefrorene Erbsen in den Salat geben – sie tauen langsam auf und halten dabei den Salat kalt und frisch.

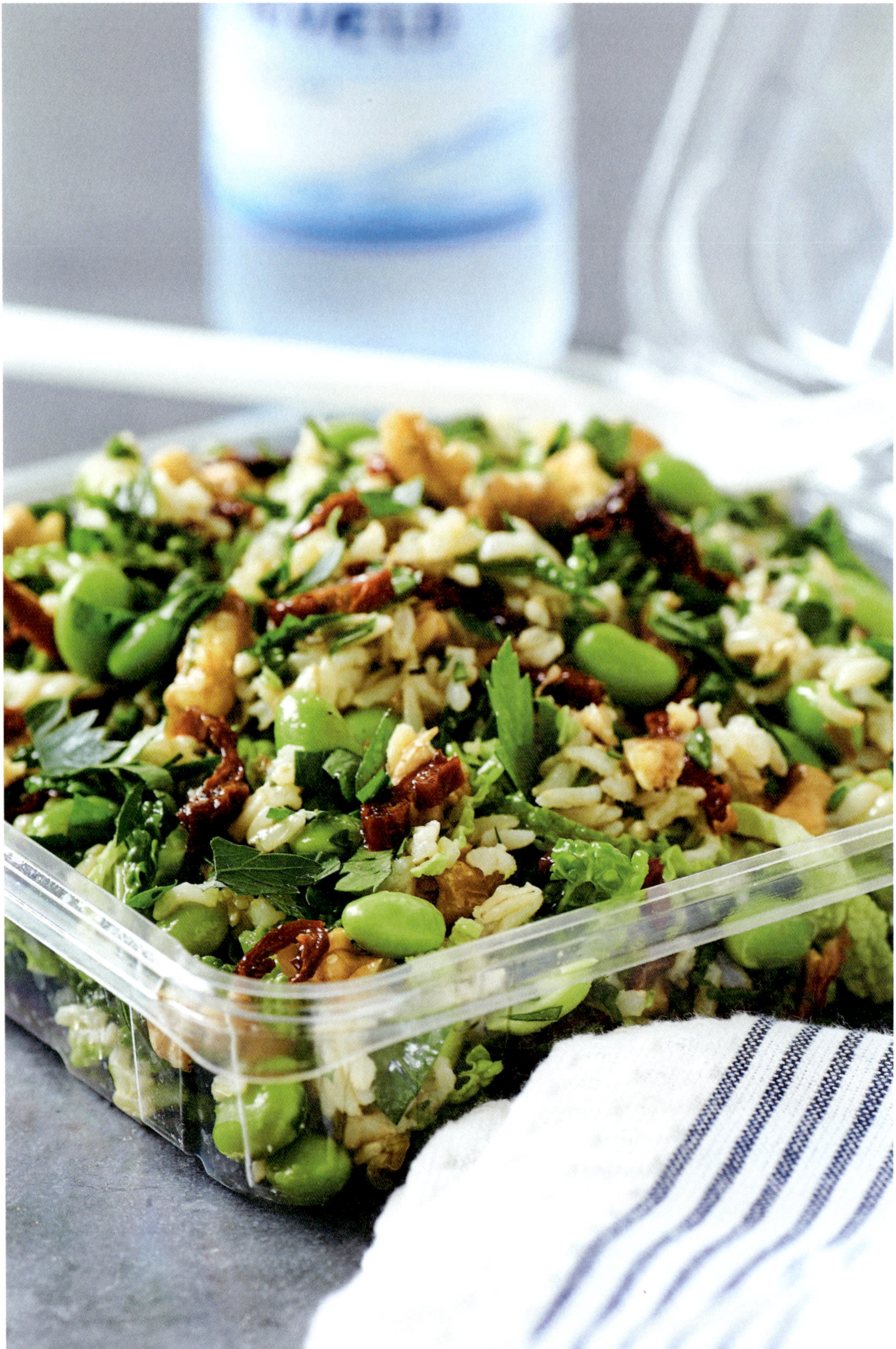

REISSALAT
mit Wirsing, sonnengetrockneten Tomaten und Walnüssen

Für 2 Portionen

40 g Vollkornreis, z. B. Basmati
100 g Wirsing
1 Handvoll glatte Petersilie
50 g Walnusskerne
100 g gepalte TK-Edamame (aufgetaut)

DRESSING
Saft von ½ Zitrone
4 EL Olivenöl
Etwas Salz und Pfeffer
50 g sonnengetrocknete Tomaten (nicht in Öl eingelegt)

1. Den Reis nach Packungsanleitung garen und abkühlen lassen. Den Wirsing raspeln, die Petersilie fein hacken und die Walnüsse grob hacken. Alles mit den Edamame unter den Reis heben.
2. Für das Dressing Zitronensaft und Olivenöl mit je 1 Prise Salz und Pfeffer verquirlen. Die Tomaten fein hacken und bis zum Servieren im Dressing ziehen lassen. Dann unter den Salat heben.

Leicht gemacht:

Wenn es zum Abendessen Reis geben soll, kochen Sie am besten eine Portion mehr und verarbeiten sie zu diesem Salat. Wenn Reis direkt nach der Zubereitung in den Kühlschrank wandert, hält er sich dort mehrere Tage.

HÜHNCHENAUFSTRICH
mit Grünkohl, Feta und Chili

Für 2 Personen

1 großes Hähnchenbrustfilet
Etwas Olivenöl zum Braten
1 Handvoll Grünkohlblätter
1 Handvoll frischer Spinat
50 g Feta
1 EL Skyr
1 EL Mayonnaise
1 Knoblauchzehe
½ rote Chilischote
Abrieb und Saft von ¼ Biozitrone
Schwarzer Pfeffer aus der Mühle

1. Eine Pfanne erhitzen und das Hähnchenfleisch darin in Olivenöl 10–12 Minuten auf jeder Seite braten. In kleine Stücke schneiden und völlig auskühlen lassen.
2. Das Fleisch zusammen mit den verbliebenen Zutaten in einem Mixer oder einer Küchenmaschine pürieren, bis ein feiner hellgrüner Aufstrich entstanden ist. Er schmeckt köstlich auf einer Scheibe Vollkornbrot.

Leicht gemacht:

Mit diesem Aufstrich im Kühlschrank können Sie eine Scheibe Brot jederzeit in eine vollwertige Mahlzeit verwandeln. Er hält sich problemlos 2–3 Tage.

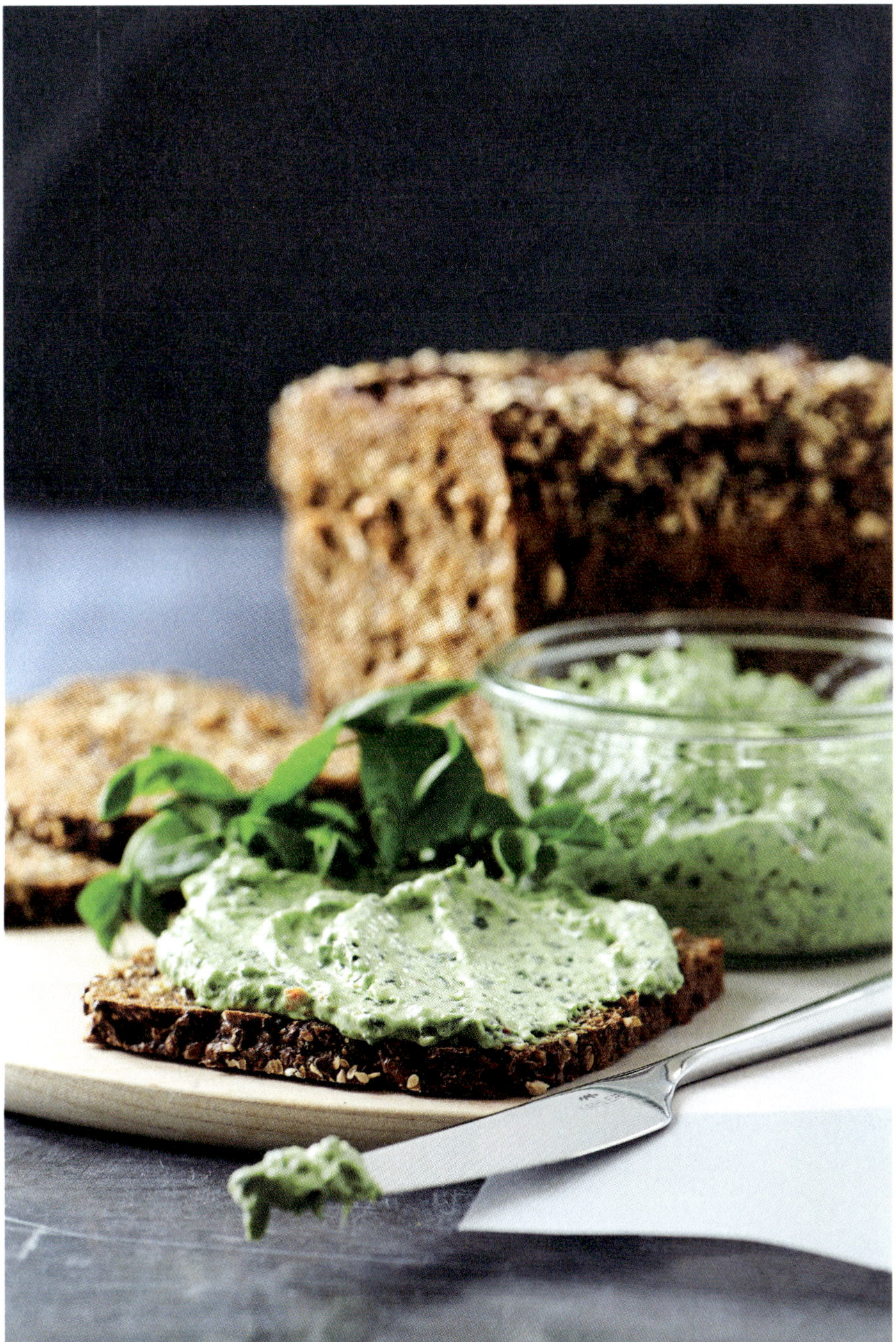

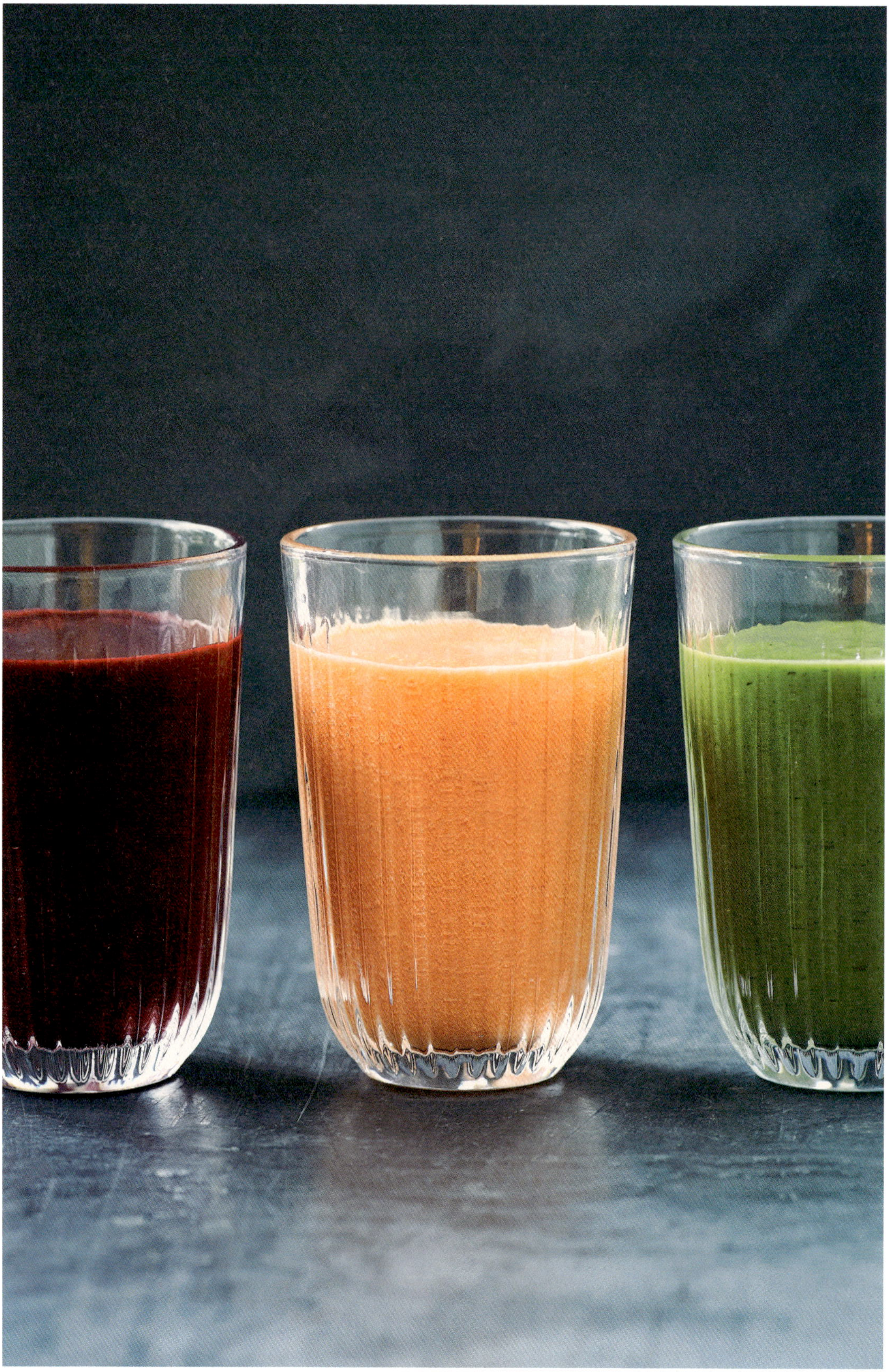

SMOOTHIES
rot, gelb und grün

Für 2 Portionen (pro Smoothie)

ROT

1 mittelgroße Rote Bete (ca. 175 g)

1 Apfel

150 g TK-Beeren (z. B. ein Mix aus Himbeeren, Brombeeren, Heidelbeeren und Erdbeeren)

Saft von 1 Zitrone

Frisch geriebener Ingwer (2 cm)

2 EL Rapsöl

100 ml Wasser

GELB

2 mittelgroße Karotten (ca. 175 g)

1 Orange

1 gelbe Chilischote

1 frische Kurkumawurzel

Frischer Ingwer (2 cm)

2 TL Mandel- oder Nussbutter (s. Rezept Seite 189)

200 ml fettarme Milch

GRÜN

1 Handvoll frischer Spinat

½ Avocado

1 Apfel

1 Kiwi

1 Banane

10 frische Minzeblätter

200 ml Wasser

2 TL Mandel- oder Nussbutter (s. Rezept Seite 189)

ROT

Die Rote Bete schälen und klein schneiden. Den Apfel schälen und das Kerngehäuse entfernen. Alle Zutaten in einem Mixer glatt pürieren.

GELB

Die Karotten schälen und klein schneiden. Die Orange schälen, die weiße Haut und eventuelle Kerne entfernen. Die Chili halbieren, Kerne und innere Scheidewände entfernen. Kurkuma und Ingwer schälen. Alle Zutaten im Mixer glatt pürieren. Eventuell mit etwas Wasser verdünnen.

GRÜN

Den Spinat gründlich waschen. Die Avocado halbieren, entkernen und das Fruchtfleisch mit einem Löffel aus der Schale schaben. Den Apfel schälen und das Kerngehäuse entfernen. Kiwi und Banane schälen. Dann alle Zutaten glatt pürieren.

Sauber bleiben:

Kurkuma und Rote Bete färben nicht nur Ihre Speisen, sondern auch Ihre Hände. Ziehen Sie beim Schälen deshalb möglichst Einweghandschuhe oder einen Gefrierbeutel über die Hände.

ENERGIERIEGEL
mit Cranberrys, Vanille und Zartbitterschokolade

Ergibt 10 Stück

50 g Mandelkerne
50 g Haselnusskerne
50 g Walnusskerne
25 g Zartbitterschokolade (70 % Kakaoanteil)
25 g getrocknete Cranberrys
25 g Rosinen
50 g Datteln (ohne Stein)
50 g Haferflocken
50 g Kokosraspel
1 TL Vanillezucker
75 g Honig
Evtl. Rapsöl zum Einfetten

1. Den Backofen auf 150 °C (Heißluft) vorheizen. Mandeln, Nüsse, Schokolade, Cranberrys, Rosinen und Datteln grob hacken und mit Haferflocken, Kokosraspeln und Vanillezucker mischen. Den Honig unterrühren.
2. Eine quadratische Backform mit 20 cm Seitenlänge mit etwas Rapsöl einfetten oder mit Backpapier auslegen. Die Masse fest in die Form pressen (1½ cm dick) und etwa 20 Minuten backen, bis sie an den Rändern hellbraun geworden ist. Völlig auskühlen lassen, dann in 10 Riegel schneiden.

Leicht gemacht:

Die Riegel einzeln in Butterbrotpapier einwickeln und in einer Keksdose aufbewahren. Wenn sich am Nachmittag der Hunger meldet, ist so immer ein Riegel griffbereit.

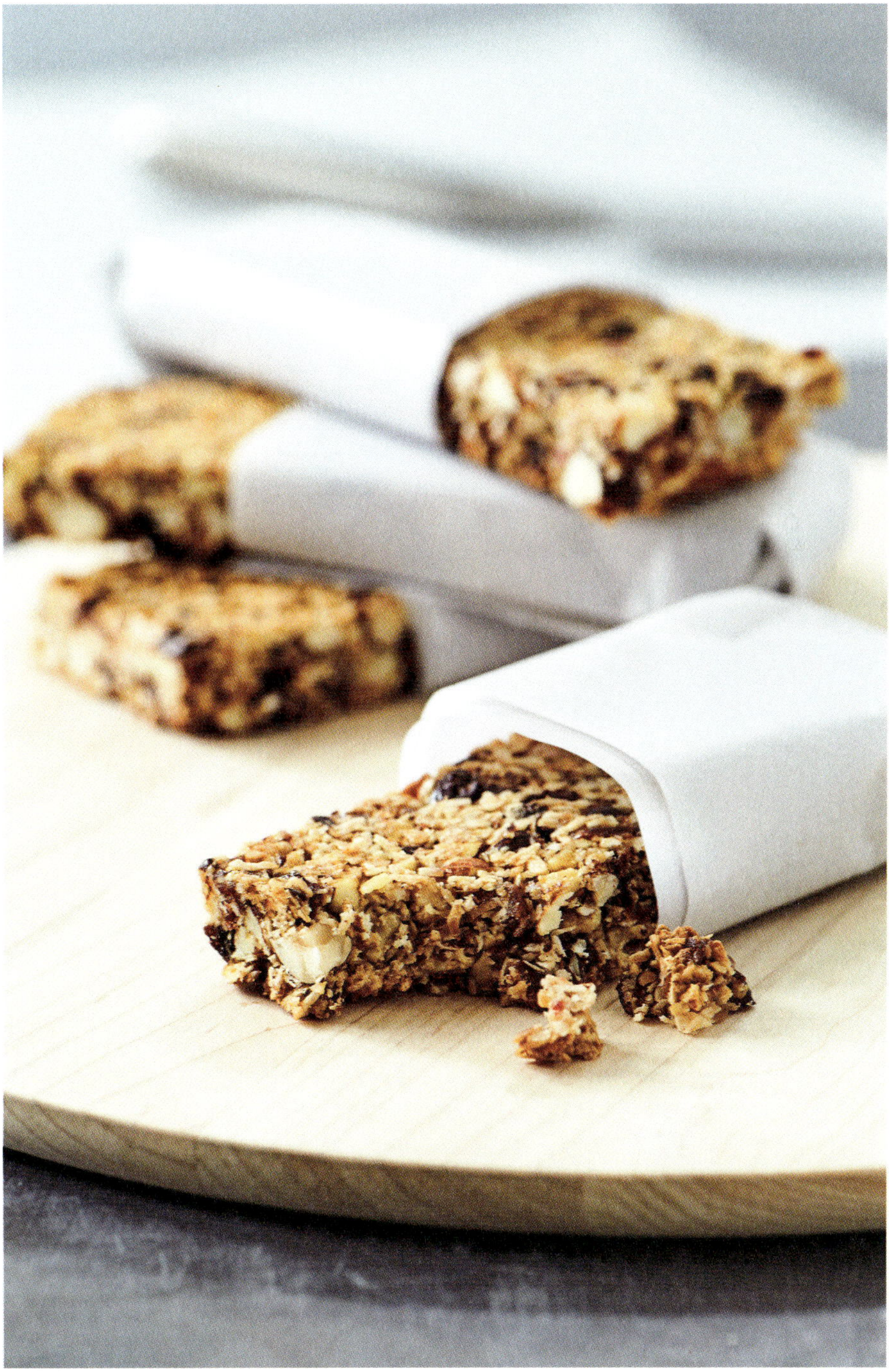

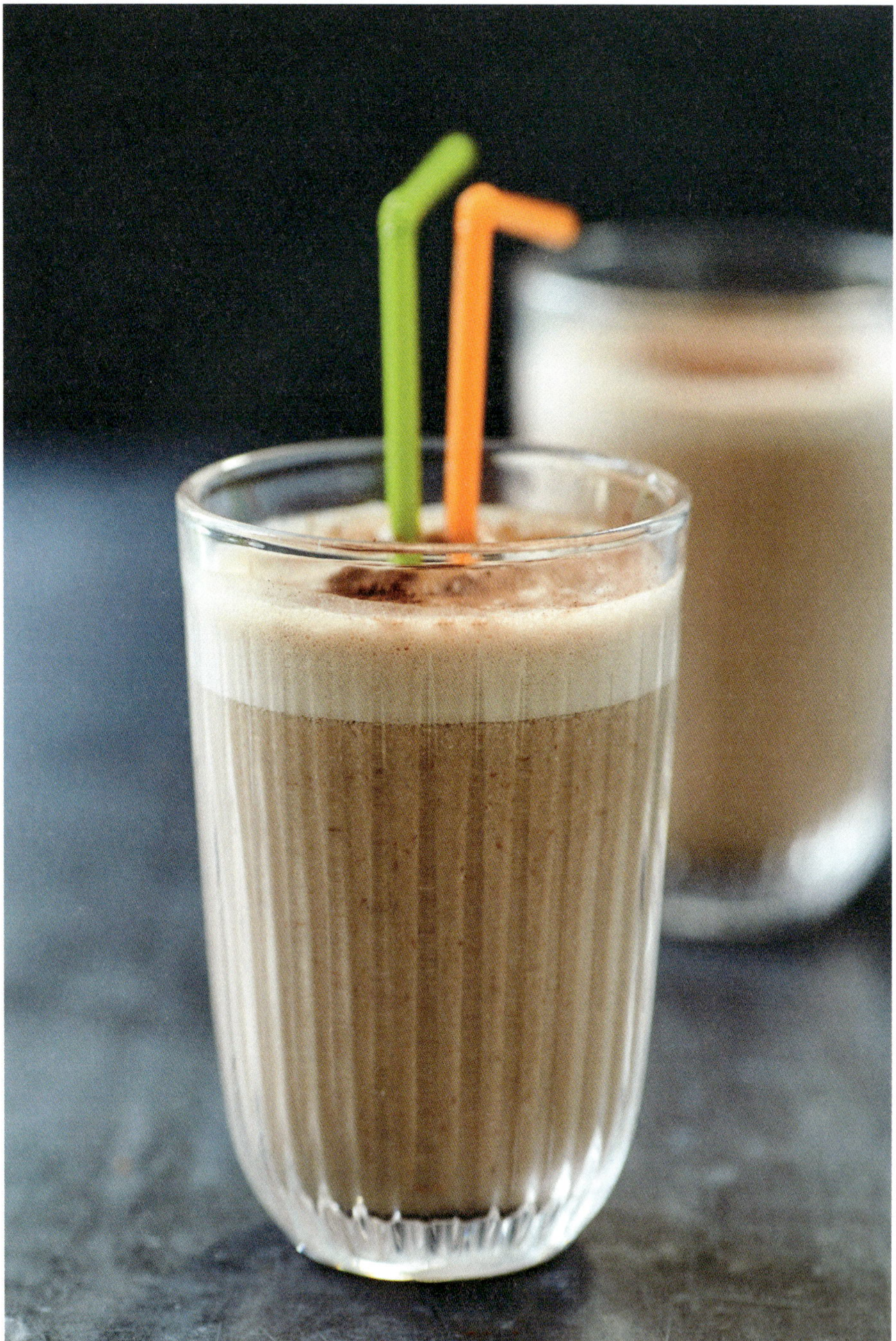

SHAKE
mit Mandeln, Kakao und Ingwer

Für 2 Personen

50 g Mandelkerne
300 ml kaltes Wasser
200 g Schwedenmilch oder Dickmilch
1 EL Honig
1 TL Ingwerpulver
2 TL ungesüßtes Kakaopulver

1. Die Mandeln im Mixer oder in der Küchenmaschine sehr fein mahlen. Nach und nach das Wasser zufügen. Dann die restlichen Zutaten zugeben und etwa 1 Minute mixen.
2. Den Shake kalt mit etwas Kakao bestäubt servieren.

Leicht gemacht:

Ebenso wie Mandeln lassen sich auch die meisten Nüsse fein mahlen und dann zu Breien, Kuchen oder – wie hier – zu einem Shake verarbeiten. Testen Sie zum Beispiel Walnüsse, Haselnüsse oder Paranüsse. Wichtig ist nur, die Nüsse ganz fein zu mahlen, damit der Shake nicht zu körnig wird.

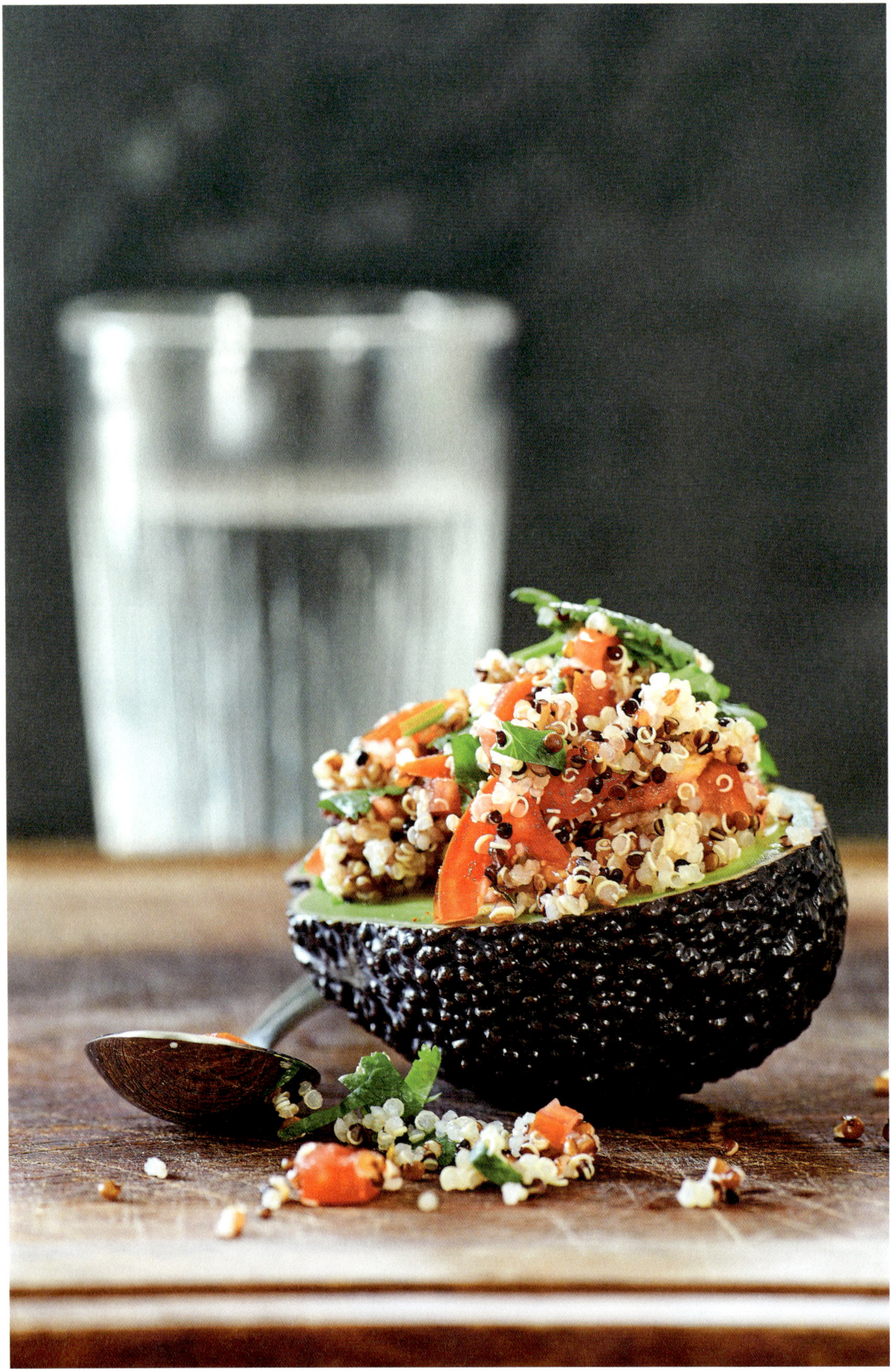

GEFÜLLTE AVOCADO
mit Quinoa, Tomaten und Koriander

Für 2 Personen

2 EL Quinoa
4 Cherrytomaten
1 kleines Sträußchen frischer Koriander (oder glatte Petersilie)
Saft von 1 Limette
1 Msp. Salz
1 Msp. Cayennepfeffer
1 Avocado

1. Die Quinoa 12 Minuten in kochendem Wasser garen und abkühlen lassen.
2. Tomaten und Koriander grob hacken und mit Quinoa, Limettensaft, Salz und Cayennepfeffer in einer Schüssel mischen.
3. Die Avocado halbieren und den Kern entfernen. Das Loch mit der Quinoa-Mischung füllen und die Avocadohälfte mit einem Löffel aus der Schale essen.

Leicht gemacht:

Es lohnt sich, gleich eine große Portion der Quinoa-Füllung zuzubereiten, denn sie hält sich im Kühlschrank etwa drei Tage. So kann man sich diese köstliche Zwischenmahlzeit jederzeit blitzschnell zusammenstellen.

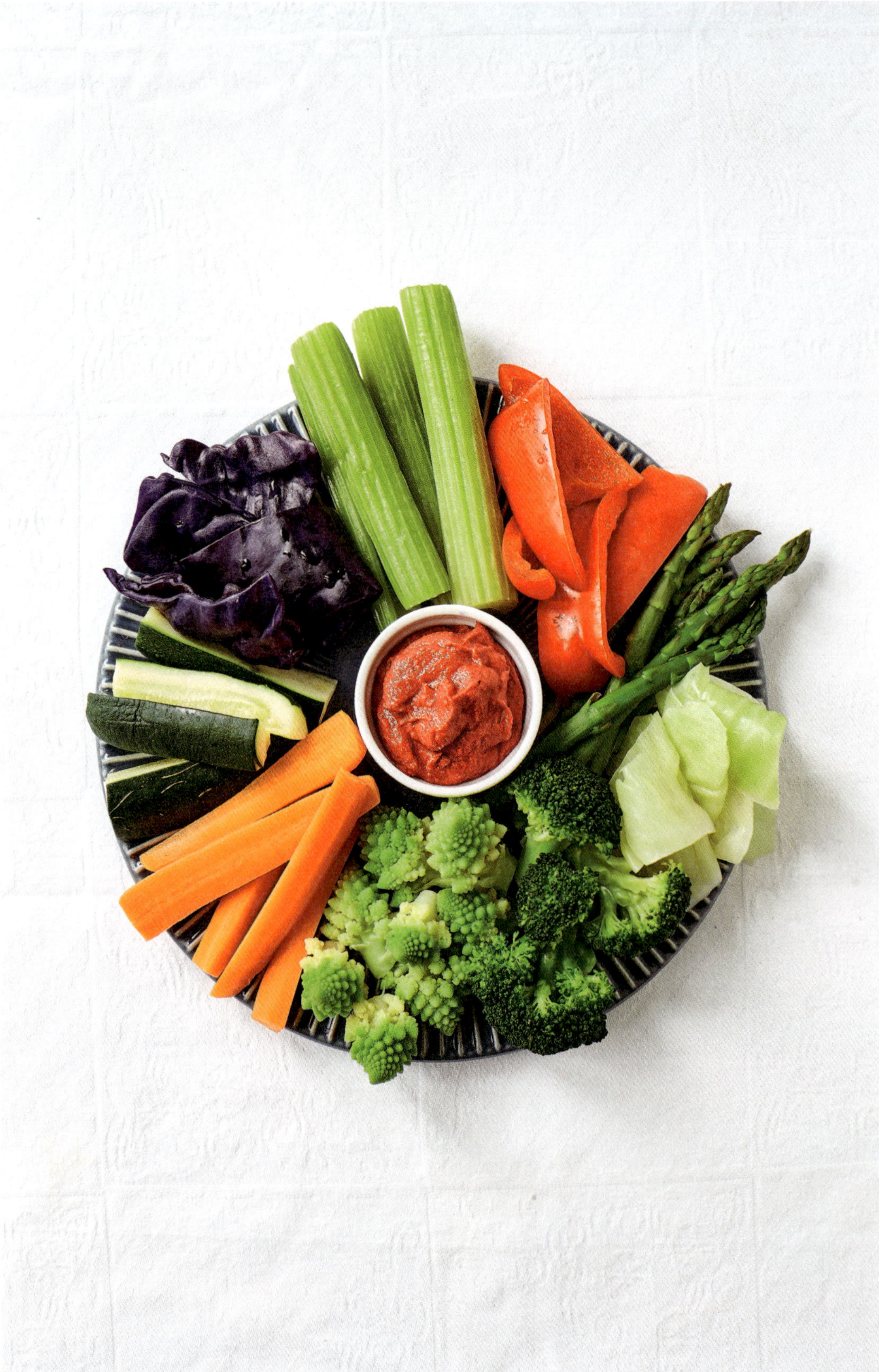

GEDÄMPFTES GEMÜSE
mit rotem Hummus

ROTER HUMMUS

200 g Rote Bete

1 Dose Kichererbsen (400 g)

1 EL Tahini (Sesampaste)

100 ml Olivenöl

2 Knoblauchzehen

1 ganze Kurkumawurzel, geschält

1 TL gemahlener Kreuzkümmel

Saft von ½ Zitrone

Salz und Pfeffer

GEMÜSE

Brokkoli, Romanesco, Karotte, Zucchini, Rotkohl, Weißkohl, Stangensellerie, Paprikaschote, Knollensellerie, Spargel oder anderes Gemüse nach Gusto

1. Die Rote Bete schälen und klein schneiden. In einen Topf mit kochendem Wasser geben (sie sollte so eben vom Wasser bedeckt sein) und etwa 25 Minuten garen. Etwas Kochwasser abnehmen, um den Hummus ggf. zu verdünnen. Das restliche Wasser abgießen und die Rote Bete abkühlen lassen.
2. Rote Bete, Kichererbsen, Tahini, Olivenöl, Knoblauch, Kurkuma, Kreuzkümmel, Zitronensaft, Salz und Pfeffer glatt pürieren.
3. Das Gemüse putzen, schälen und in mundgerechte Stücke schneiden.
4. Das Gemüse in einem Bambusdämpfer, in der Mikrowelle oder in einem Topf mit Sieb oder Dämpfeinsatz (oder im Dämpfofen) dämpfen, bis es gar, aber noch bissfest ist. Die Garzeit der einzelnen Gemüsesorten ist unterschiedlich, machen Sie deshalb zwischendurch eine Garprobe. Grünkohl, Brokkoli und grüner Spargel sind nach ein paar Minuten gar, Karotten und Stangensellerie brauchen etwas länger.

Leicht gemacht:

Dieses Rezept ergibt mehr Hummus, als Sie benötigen. Reste können Sie auch zu Hühnchen oder den Falafeln auf Seite 250 servieren.

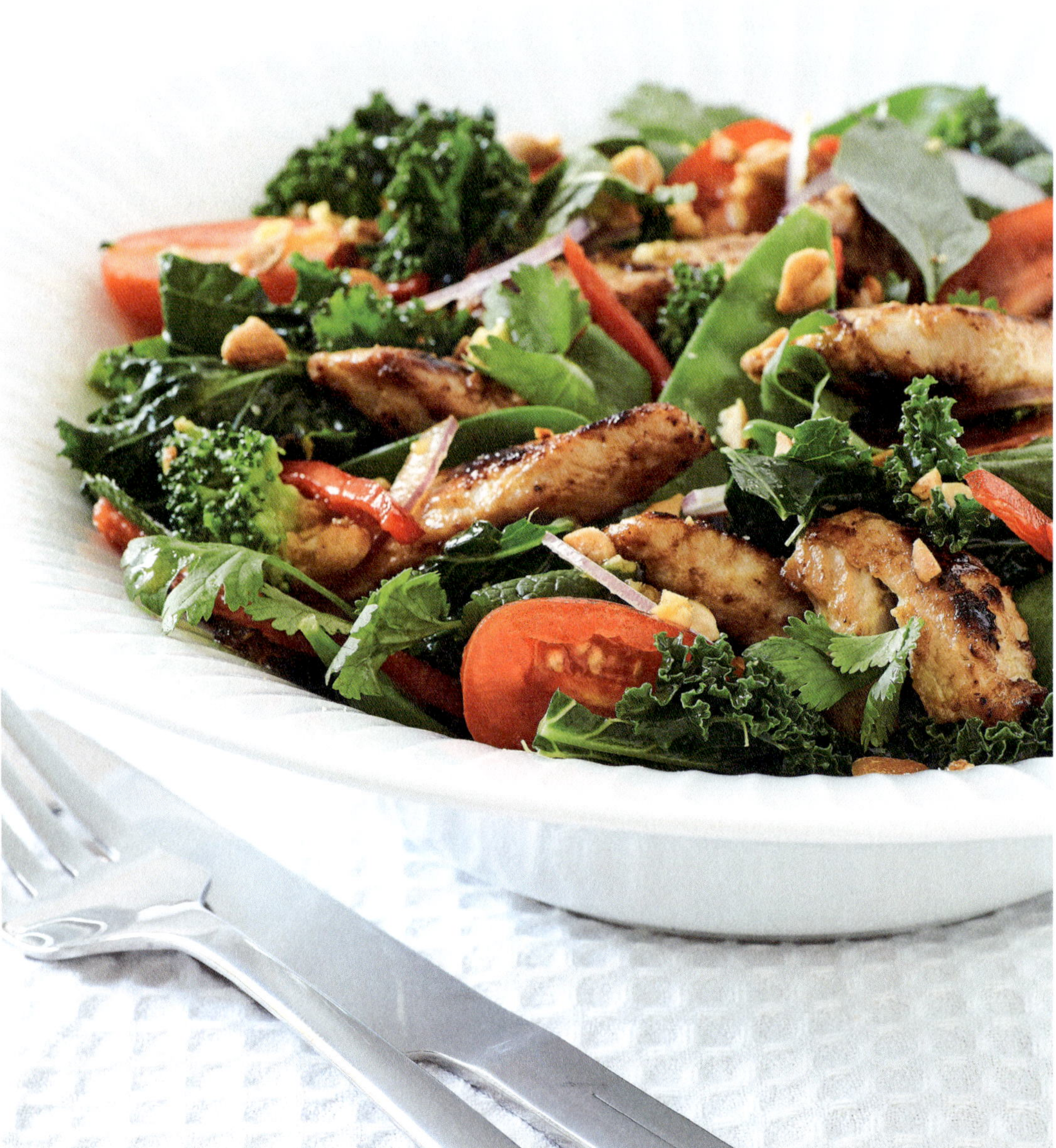

THAI-SALAT
mit mariniertem Putenfleisch

Für 2 Personen

MARINADE/DRESSING
4 EL Rapsöl
2 TL Sojasoße
1 TL Tahini (Sesampaste)
2 TL Honig
Saft von ½ Limette
3 TL Fischsoße
Frisch geriebener Ingwer (2 cm)
1 Knoblauchzehe, fein gehackt
200 g Putenfleisch, in Streifen (z. B. Putenbrust)

SALAT
150 g Grünkohl
½ Brokkoli
100 g Zuckererbsen
2 rote Paprikaschoten
150 g Cherrytomaten
½ kleine rote Zwiebel
1 Handvoll Basilikum
1 Handvoll Koriander
1 Handvoll Minze

TOPPING
2 EL gesalzene Erdnüsse, grob gehackt

1. Rapsöl, Sojasoße, Tahini, Honig, Limettensaft, Fischsoße, Ingwer und Knoblauch verrühren. Die Hälfte der Mischung für das Dressing beiseitestellen, den Rest mit dem Fleisch in einen Gefrierbeutel geben. Mindestens 1 Stunde oder über Nacht im Kühlschrank marinieren.
2. Den Grünkohl in kleine Stücke reißen, den Brokkoli in Röschen zerteilen. Beides mit den Zuckererbsen in eine Schüssel geben und mit kochendem Wasser übergießen. 1 Minute ziehen lassen, dann durch ein Sieb abgießen und darin abkühlen lassen.
3. Die Paprikaschote von Kernen befreien und in feine Streifen schneiden. Die Tomaten halbieren. Die Zwiebel in hauchdünne Scheiben schneiden, die Kräuter fein zerzupfen.
4. Gemüse und Kräuter in eine Salatschüssel geben und im Dressing wenden.
5. Die Erdnüsse einige Minuten in einer trockenen Pfanne rösten und auf Backpapier abkühlen lassen. Das Fleisch samt Marinade in derselben Pfanne 6–7 Minuten unter mehrmaligem Wenden braten.
6. Den Salat in tiefen Tellern gekrönt von lauwarmem Putenfleisch und ein paar Erdnüssen servieren.

Tipp:

Aus dem Brokkolistrunk lässt sich ein köstliches Pesto herstellen (s. Rezept Seite 253).

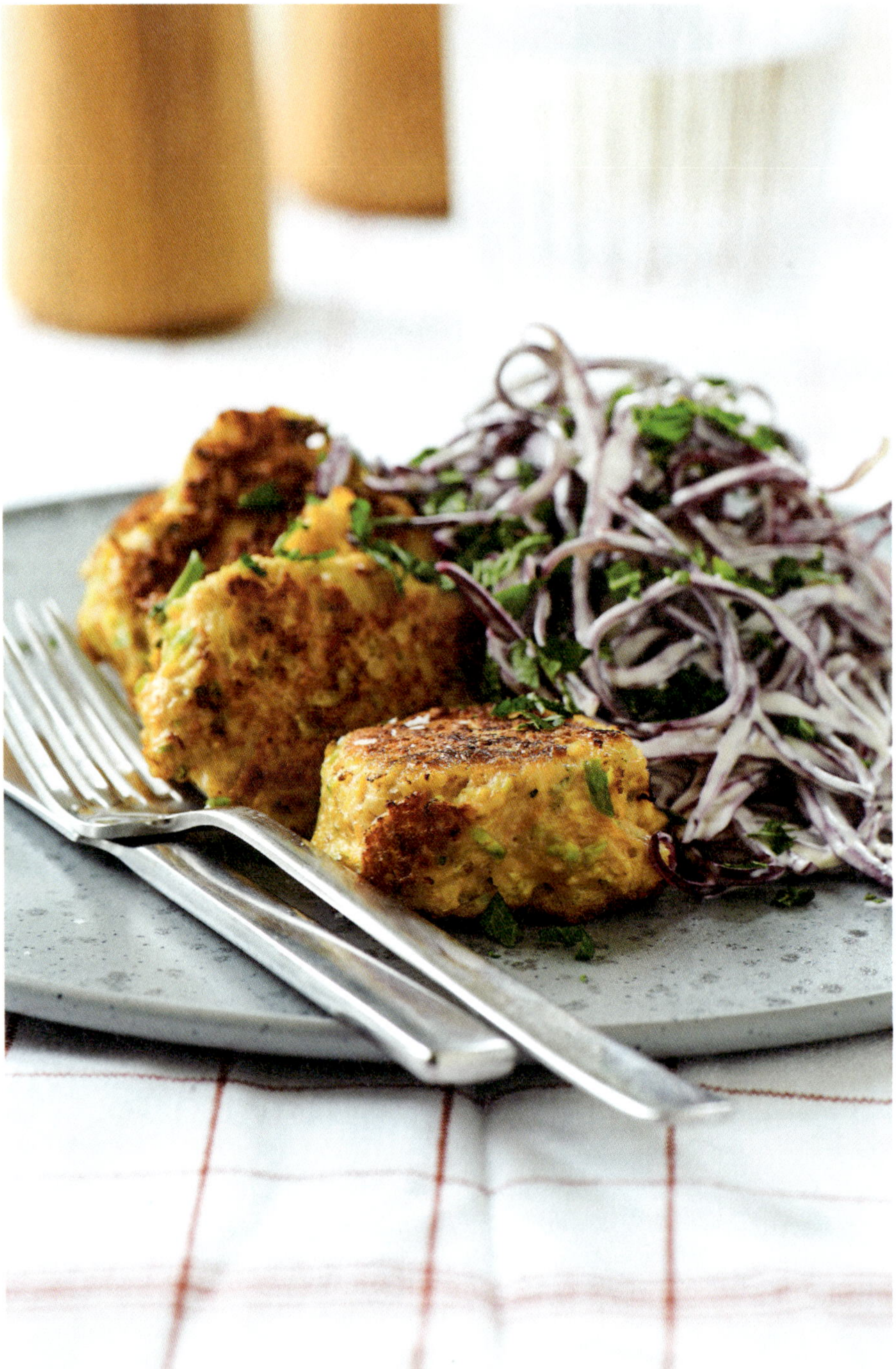

HÜHNCHENFRIKADELLEN
mit rotem Coleslaw

Für 2 Personen

FRIKADELLEN

300 g mageres Hähnchen-Hackfleisch

1 Ei

50 g Haferflocken

50 ml fettarme Milch

1 große Karotte, fein gerieben

75 g Rosenkohl, in feinen Scheiben

Abrieb von ½ Biozitrone

½ TL Cayennepfeffer

4–5 frische Minzeblätter, fein gehackt

Salz und Pfeffer

Olivenöl zum Braten

COLESLAW

200 g Rotkohl

2 EL Schwedenmilch

1 EL hochwertige Mayonnaise (aus Rapsöl)

2 TL Senf

1 kleine Knoblauchzehe, zerdrückt

Frisch geriebener Ingwer (1 cm)

Salz und Pfeffer

1. Hackfleisch, Ei, Haferflocken, Milch, Karotte, Rosenkohl, Zitronenschale, Cayennepfeffer, Minze, eine gute Prise Salz und reichlich Pfeffer mit einem Handmixer einige Minuten vermengen, bis eine glatte Masse entstanden ist.
2. Mit zwei Esslöffeln Frikadellen formen und in einer heißen Pfanne etwa 8 Minuten auf jeder Seite in etwas Olivenöl braten. Die Garzeit hängt von der Größe der Frikadellen ab, schneiden Sie zur Probe eine Frikadelle durch. Hähnchenfleisch muss stets durchgebraten sein.
3. Für den Coleslaw (amerikanischer Krautsalat) den Rotkohl fein raspeln und in einer großen, mit eiskaltem Wasser gefüllten Schüssel einweichen. Derweil das Dressing zubereiten. Schwedenmilch, Mayonnaise, Senf, Knoblauch, Ingwer, Salz und Pfeffer glatt rühren. Den Kohl abgießen und im Dressing wenden.

Leicht gemacht:

Kohl kann ebenso wie Salat in einer Salatschleuder getrocknet werden. Wer wenig Platz hat, kann sich auch eine faltbare Salatschleuder zulegen oder zu Salatschleuderbeuteln greifen. Letztere sind auch ideal, um gereinigten Salat im Kühlschrank aufzubewahren.

GEGRILLTE HÄHNCHENBRUST
mit Erbsenpüree, Lauch und in Folie gegartem Spitzkohl

Für 2 Personen

MARINADE

1 EL Olivenöl

Saft von ½ Zitrone

1 TL Balsamicoessig

frisch geriebener Ingwer (1 cm)

½ rote Chilischote, entkernt und fein gehackt

Salz und Pfeffer

IN FOLIE GEGARTER SPITZKOHL

½ roter Spitzkohl

Etwas Olivenöl

Abrieb von ½ Biozitrone

Meersalz, möglichst Meersalzflocken

20 g Parmesan (am Stück)

HÄHNCHENBRUST

2 Hähnchenbrustfilets

GEGRILLTER LAUCH

1 Stange Lauch

Etwas Olivenöl

Salz und Pfeffer

ERBSENPÜREE

150 g Erbsen (frisch oder aufgetaut)

1 EL Skyr

1 EL Olivenöl

1 Prise Salz

½ rote Chilischote, fein gehackt

1. In einem verschließbaren Gefäß alle Zutaten für die Marinade verquirlen. Die Hähnchenbrüste mehrmals tief einschneiden, in die Marinade legen und mindestens 1 Stunde im Kühlschrank marinieren.
2. Den Spitzkohl halbieren, leicht mit Öl beträufeln und mit Zitronenabrieb und einer großzügigen Prise Salz bestreuen. Einzeln in zwei Lagen Alufolie einwickeln und 30 Minuten möglichst bei indirekter Hitze grillen. Den Kohl auspacken und den Parmesan über den heißen Kohl reiben.
3. Die Hähnchenbrüste bei direkter Hitze 10–12 Minuten auf jeder Seite grillen.
4. Den Lauch gründlich reinigen. Hierzu zunächst den Wurzelstrunk und die Spitzen der grünen Blätter abschneiden. Die Stange einmal der Länge nach spalten, sie sollte unten aber noch zusammenhängen. Unter kaltem fließendem Wasser gründlich abspülen. Den Lauch dann vollständig halbieren und in etwa 10 cm lange Stücke zerteilen. Mit etwas Öl beträufeln und mit Salz und Pfeffer würzen. Bei direkter Hitze 6–7 Minuten auf jeder Seite grillen.
5. Für das Erbsenpüree die Erbsen mit Skyr, Olivenöl, 1 Prise Salz und der Chili pürieren oder zerstampfen.

Leicht gemacht:

Eine weitere Hähnchenbrust grillen und sofort in den Kühlschrank legen. Dann ist die Hauptzutat für den Hühnchenaufstrich (s. Seite 208) schon startklar.

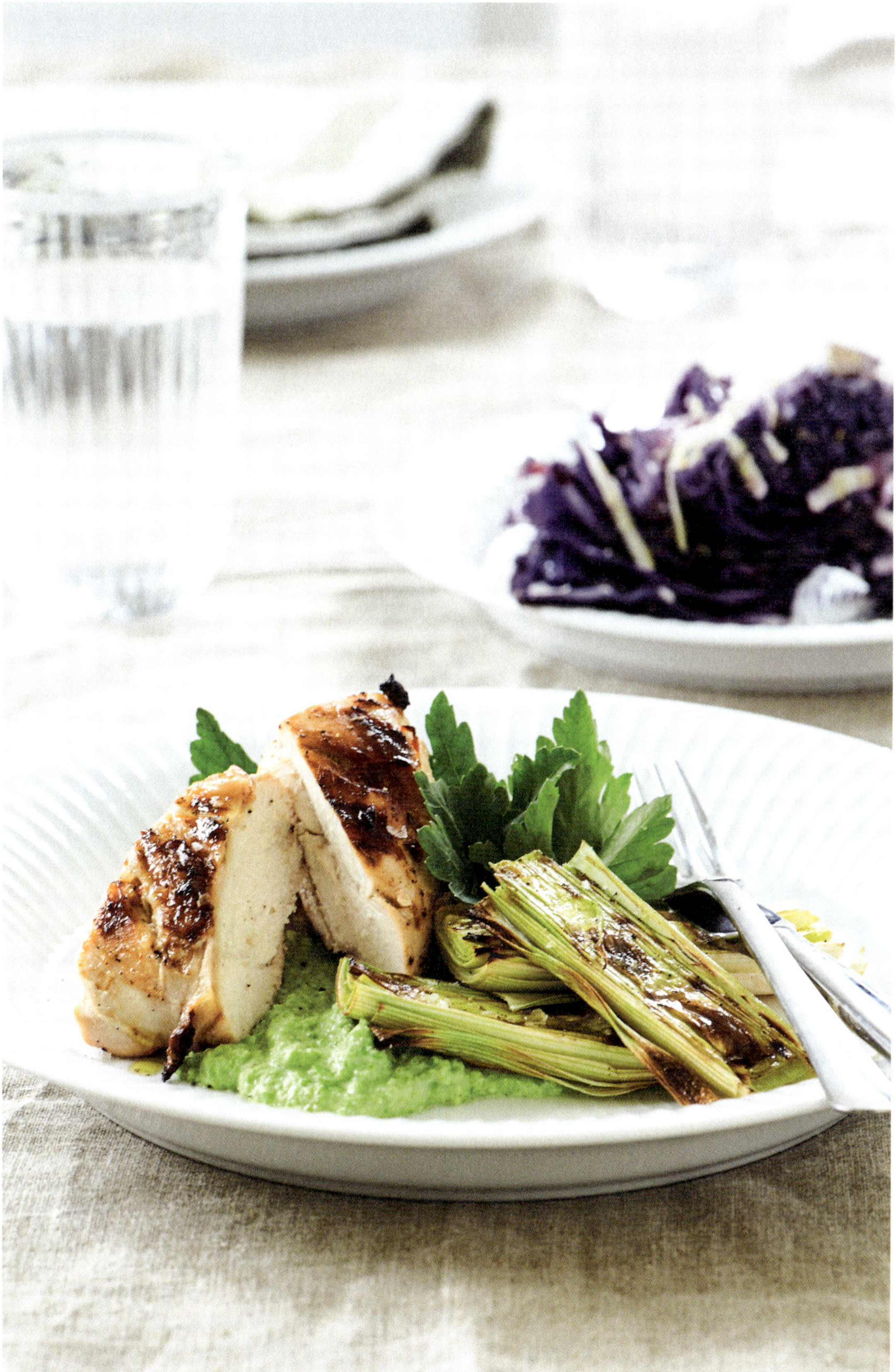

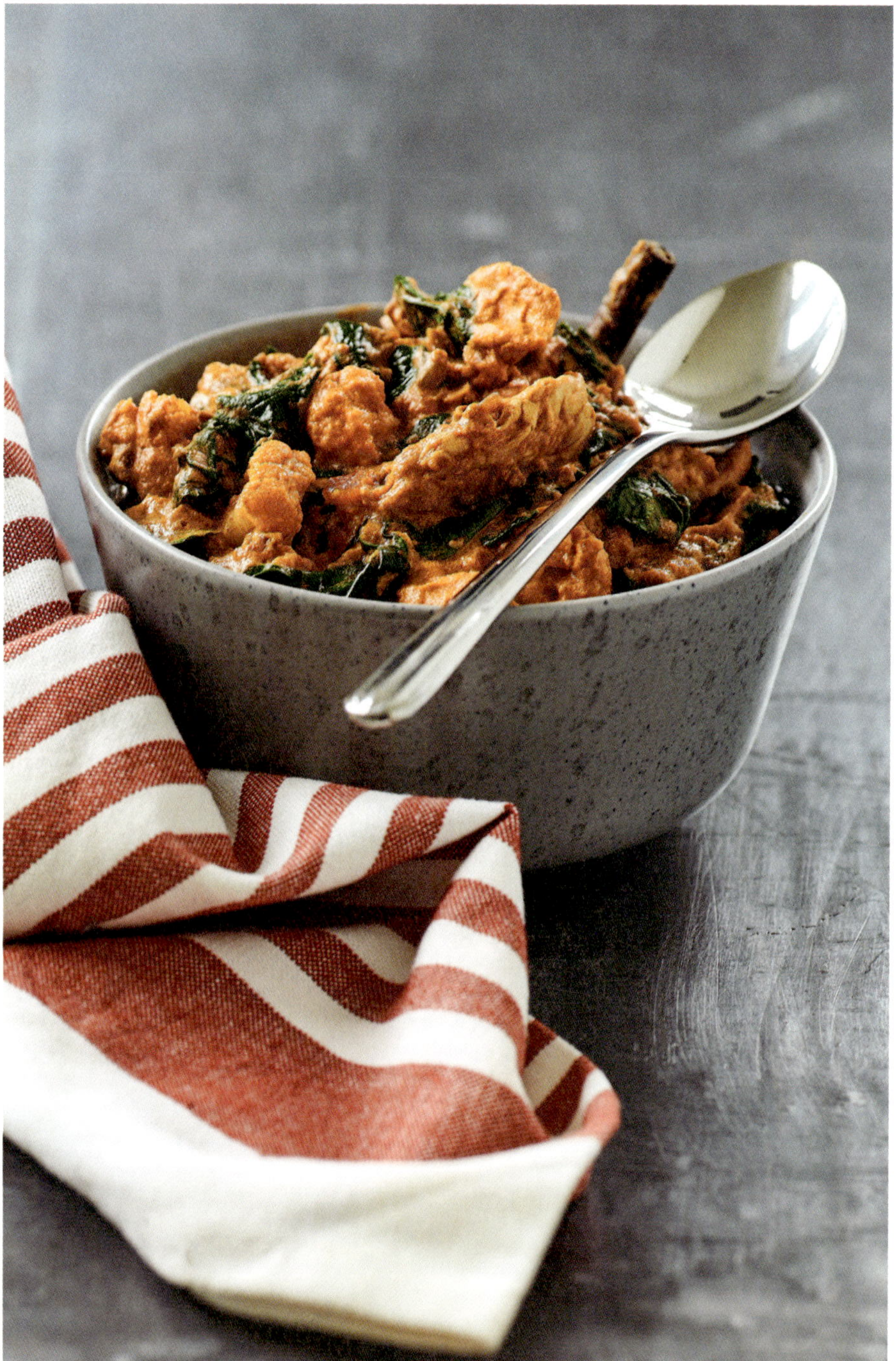

PUTENCURRY
mit Blumenkohl und grünen Linsen

Für 2 Personen

2 EL Olivenöl
1 rote Zwiebel, fein gehackt
2 Knoblauchzehen, fein gehackt
1 Kurkumawurzel, fein gehackt
Frischer Ingwer (2 cm), fein gehackt
1 EL scharfes Currypulver
1 Zimtstange
1 Dose Tomatenmark (70 g)
300 g Putenbrust
½ Blumenkohl
1 Dose Kokosmilch (400 g)
100 g grüne Linsen
Salz und Pfeffer
2 Handvoll frische Spinatblätter

1. Das Olivenöl in einem Topf erhitzen. Zwiebel, Knoblauch, Kurkuma und Ingwer dazugeben. Mit Curry, Zimtstange und Tomatenmark im Topf anschwitzen.
2. Das Fleisch in Würfel mit 3 cm Seitenlänge schneiden und mit der Zwiebelmischung anbräunen.
3. Den Blumenkohl in Röschen teilen und den Strunk fein würfeln. Beides mit Kokosmilch und den Linsen in einen Topf geben. Mit je einer guten Prise Salz und Pfeffer würzen und das Curry auf kleiner Stufe mindestens 30 Minuten, möglichst 60 Minuten köcheln lassen.
4. Vom Herd nehmen und kurz vor dem Servieren den Spinat unterrühren.

Leicht gemacht:

TK-Spinat verwenden und diesen in den letzten 5 Minuten mitgaren.

LASAGNE
mit Hähnchen und Weißkohl

Für 2 Personen

HACKFLEISCHSOSSE

2 EL Olivenöl

½ rote Zwiebel, fein gehackt

1 Knoblauchzehe, fein gehackt

200 g mageres Hähnchen-Hackfleisch

1 Dose Tomatenmark (70 g)

½ Dose geschälte Tomaten à 400 g

1 Karotte, fein geraspelt

½ Zucchini, fein geraspelt

Salz und Pfeffer

Basilikum, Oregano und/oder Thymian, frisch oder getrocknet, nach Geschmack

BECHAMELSOSSE

2 EL Rapsöl

2 EL helles Weizenvollkornmehl (aus weißem Weizen) oder normales Vollkornmehl

250 ml fettarme Milch

75 g fettarmer Käse, z.B. fettarmer geriebener Mozzarella

½ TL frisch geriebene Muskatnuss

Salz und Pfeffer

250 g Weißkohlblätter

1. Das Olivenöl in einem Topf erhitzen. Zwiebel und Knoblauch 1 Minute im Öl braten. Das Fleisch zufügen und anbräunen; dabei mit einem Pfannenwender in kleine Stücke zerteilen. Tomatenmark, Tomaten, Karotte und Zucchini sowie Salz, Pfeffer und Kräuter zufügen. Gut umrühren und 30 Minuten abgedeckt köcheln lassen.
2. Das Rapsöl auf kleiner Stufe in einem Topf erhitzen und das Mehl einrühren. Nach und nach die Milch eingießen und jedes Mal kräftig rühren, bis eine glatte Soße entstanden ist. Leichter geht dies, wenn man die Milch im Topf ein paar Sekunden anwärmen lässt, bevor man rührt. Käse, Muskat, Salz und Pfeffer zufügen und den Käse unter Rühren schmelzen.
3. Den Weißkohl in etwa 3 cm breite Streifen schneiden, in einer Schüssel mit kochendem Wasser übergießen und ein paar Minuten ziehen lassen. In einem Sieb abtropfen lassen.
4. Den Backofen auf 200 °C (Heißluft) vorheizen. Die Lasagne-Zutaten in eine eingefettete Auflaufform schichten (zuerst eine Lage Kohlblätter, gefolgt von Fleischsoße und Bechamelsoße). Dies wiederholen, bis alles aufgebraucht ist (mit Bechamelsoße enden). 20–25 Minuten goldbraun backen.

Leicht gemacht:

Machen Sie am besten gleich die doppelte Menge, dann haben Sie Essen für zwei Tage. Im Kühlschrank hält sie etwa drei Tage, ansonsten einfrieren.

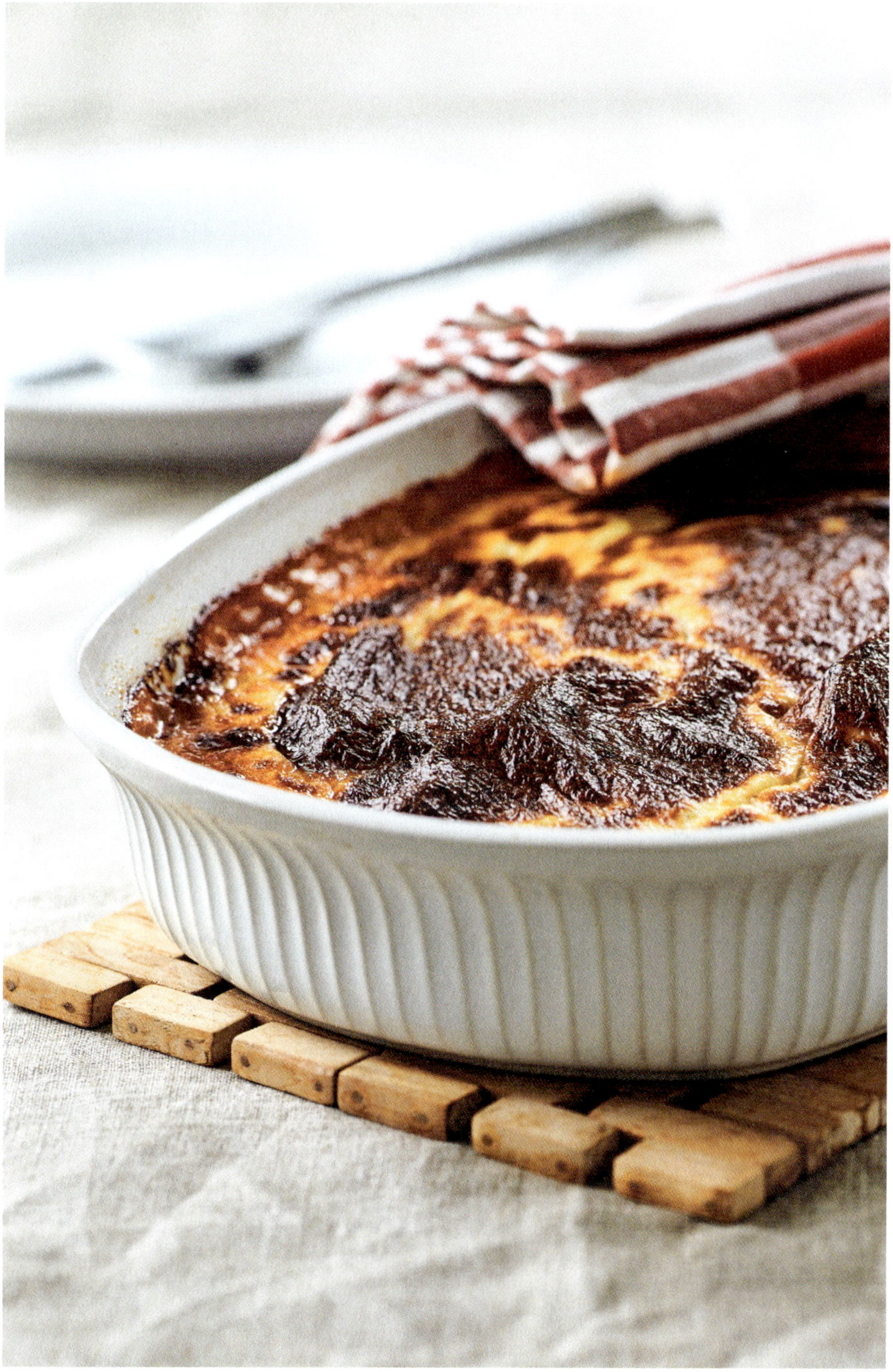

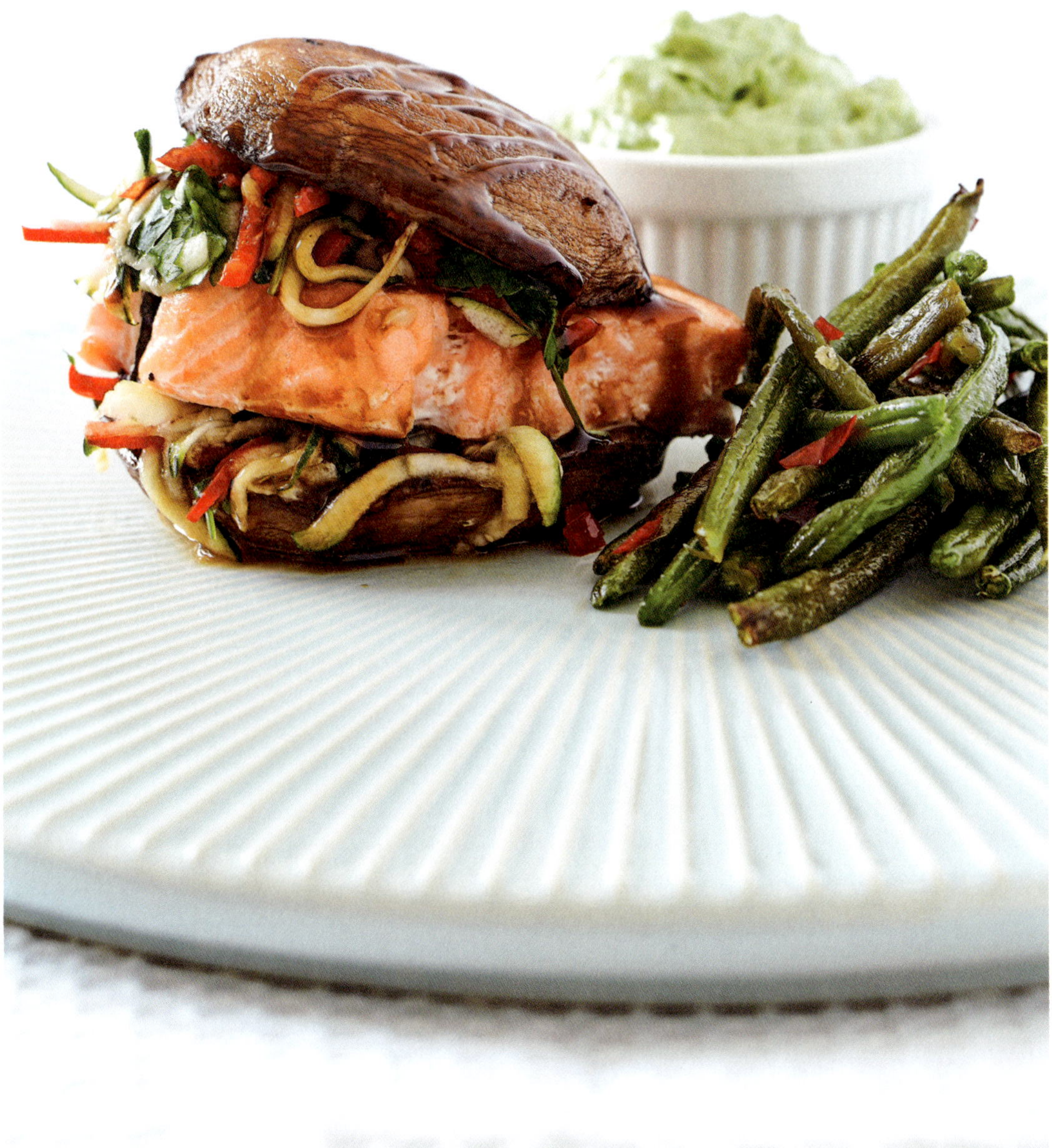

LACHSBURGER
mit gerösteten grünen Bohnen und Teriyaki-Soße

Für 2 Personen

GERÖSTETE BOHNEN

300 g grüne Bohnen (frisch oder aufgetaut)

1 EL Olivenöl

1 TL Meersalz, möglichst Meersalzflocken

1 rote Chilischote, fein gehackt

LACHSBURGER

4 Riesenchampignons (Portobello)

2 Stücke Lachsfilet à ca. 150 g, mit Haut

Etwas Salz, viel Pfeffer

TERIYAKI-SOSSE

100 ml Sojasoße

100 ml Mirin (süßer japanischer Reiswein; in Asia-Läden und gut sortierten Supermärkten erhältlich)

1 EL Honig

frischer Ingwer (4 cm), grob gerieben

1 TL Speisestärke

SALSA

¼ Zucchini

½ rote Paprikaschote

1 Handvoll frischer Koriander

Saft von ½ Limette

1 Msp. Salz

AVOCADODIP

½ Avocado

1 EL Mayonnaise

1 kleine Knoblauchzehe, zerdrückt

1 TL Limettensaft

1. Den Backofen auf 200 °C (Heißluft) vorheizen.
2. Bohnen, Olivenöl, Salz und Chili in einer Schüssel gut verrühren und gleichmäßig auf einem Backblech verteilen. 20–25 Minuten hellbraun rösten. Währenddessen mehrmals wenden.
3. Stiel und Lamellen der Pilze entfernen. Die Pilze in einer trockenen Grillpfanne oder in etwas Olivenöl in einer Pfanne 8–10 Minuten auf jeder Seite braten.
4. Die Lachsfilets mit der Hautseite nach unten in eine Auflaufform legen. Leicht salzen, gut pfeffern und etwa 15 Minuten im Ofen garen.
5. Sojasoße, Mirin, Honig und Ingwer in einem Topf aufkochen und 3–4 Minuten köcheln lassen. Abseihen, um den Ingwer zu entfernen. Die Speisestärke mit 1 Esslöffel Wasser glatt rühren. Unter die Soße rühren und köcheln lassen, bis die gewünschte Konsistenz erreicht ist.
6. Für die Salsa Zucchini und Paprika in hauchdünne Streifen schneiden und den Koriander grob hacken. Alles im Limettensaft wenden, salzen.
7. Die Avocado zerdrücken und mit Mayonnaise, Knoblauch und Limettensaft verrühren.

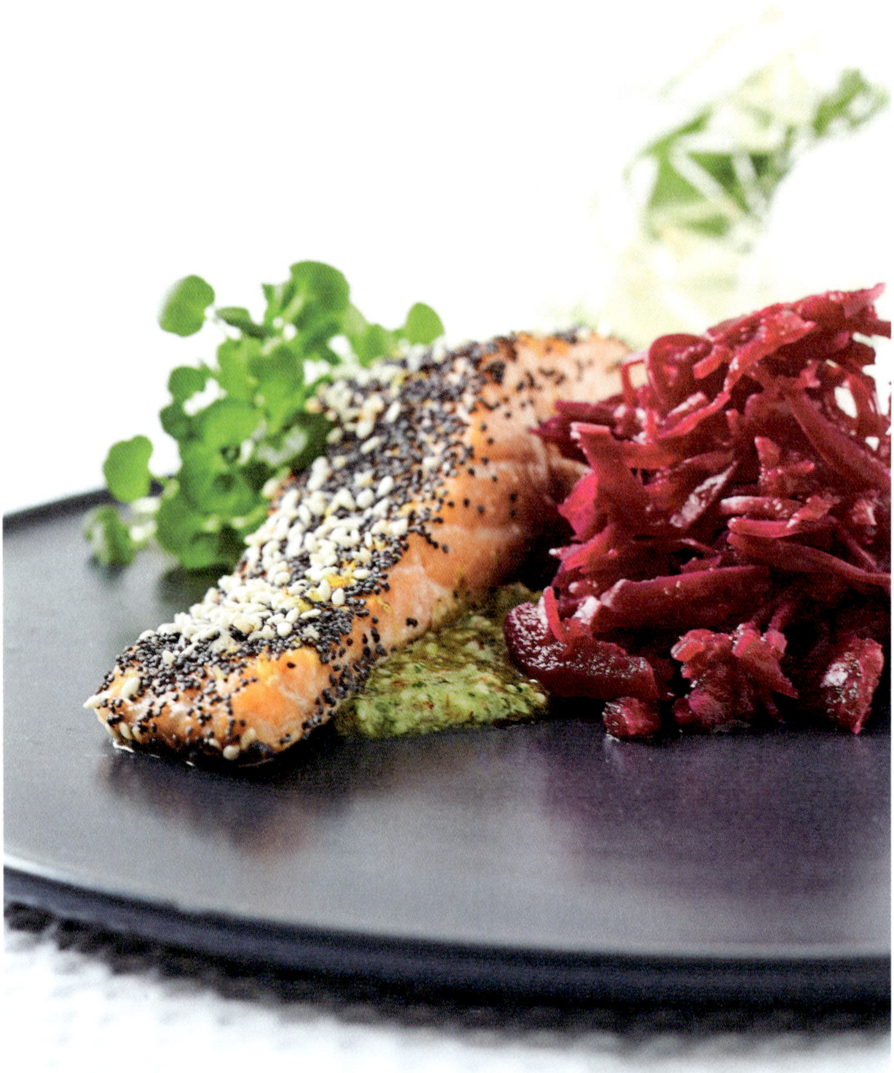

LACHS AUS DEM OFEN

mit rotem Sauerkraut und Brunnenkressepesto

Für 2 Personen

ROTES SAUERKRAUT

400 g Rotkohl
1 Apfel
Frischer Ingwer (2 cm)
1 Knoblauchzehe
2 TL Salz

HINWEIS: Wer nicht mehrere Wochen warten möchte, bis das Sauerkraut servierfertig ist, kann auch Sauerkraut aus der Dose kaufen und mit zerdrücktem Knoblauch und geriebenem Ingwer verfeinern.

1. Den Kohl fein raspeln, Apfel und Ingwer reiben und den Knoblauch fein hacken. Alles mit dem Salz in eine Rührschüssel füllen und einige Minuten mit den Händen gründlich durchmassieren. Dabei tritt Flüssigkeit aus.
2. In ein dicht schließendes, mit kochendem Wasser sterilisiertes Einmachglas füllen. Der Kohl muss komplett von Flüssigkeit bedeckt sein. Bei Bedarf mit leicht gesalzenem Wasser auffüllen.
3. 14 Tage an einen kühlen, dunklen Ort stellen und jeden Tag öffnen, damit die bei der Fermentation entstehende Kohlensäure entweicht. Andernfalls kann das Glas im schlimmsten Fall platzen.
4. Nun ist das Sauerkraut im Prinzip verzehrfertig, den vollen Effekt der Fermentation erhält man aber erst nach 3–4 Wochen.

LACHS AUS DEM OFEN

2 Stücke Lachsfilet à ca. 150 g
Saft und Schale von ½ Zitrone
2 EL schwarze Mohnsaat
2 EL Sesamsaat
Salz und Pfeffer

BRUNNENKRESSEPESTO

1 Handvoll Brunnenkresse
30 g Mandeln
30 g Parmesan (am Stück)
1 Knoblauchzehe
Frisch geriebener Ingwer (1 cm)
4 EL Olivenöl

1. Den Backofen auf 200 °C (Heißluft) vorheizen.
2. Den Fisch mit der Hautseite nach unten in eine Auflaufform legen. Zitronensaft und -schale darübergeben. Dann mit einer Mischung aus Mohn und Sesam bedecken, salzen und pfeffern. Etwa 15 Minuten im Ofen garen.
3. Brunnenkresse, Mandeln, Parmesan, Knoblauch, Ingwer und Olivenöl im Mixer oder in der Küchenmaschine fein pürieren. Das Rezept ergibt reichlich Pesto, servieren Sie aber nur 1 Esslöffel pro Portion.

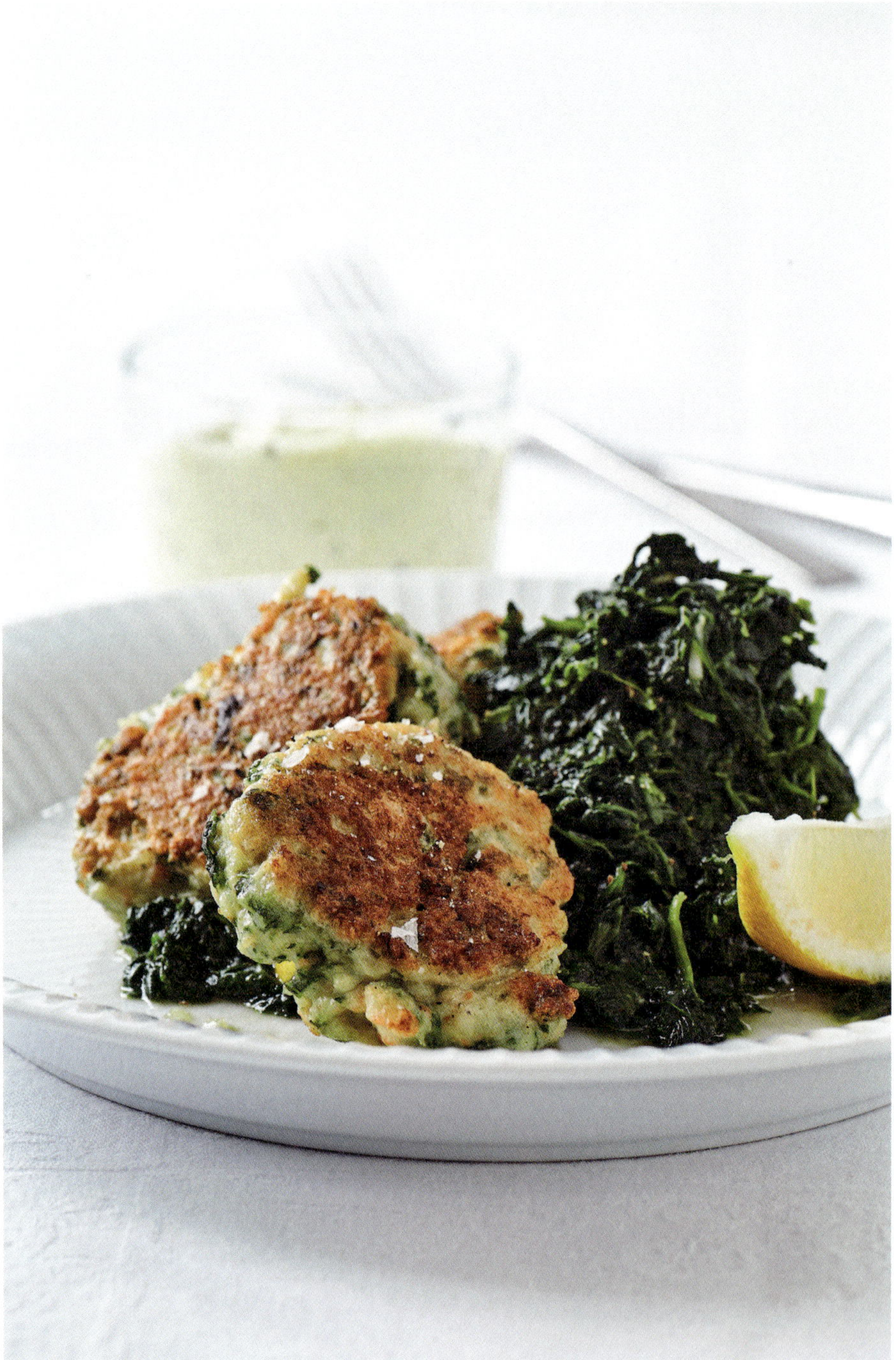

GRÜNE FISCHFRIKADELLEN
mit sautiertem Spinat

Für 2 Personen

FISCHFRIKADELLEN

100 g Grünkohl

300 g Dorschfilets, fein gehackt

1 Ei

50 ml fettarme Milch

3 EL feine Haferflocken

Frisch geriebener Ingwer (3 cm)

etwas Olivenöl

Salz und Pfeffer

SAUTIERTER SPINAT

1 Knoblauchzehe, fein gehackt

2 EL Olivenöl

200 g Spinat (frisch oder aufgetaut)

Abrieb von ½ Biozitrone

Etwas Salz, reichlich schwarzer Pfeffer

REMOULADEN-DRESSING

2 EL hochwertige Remoulade

2 EL fettarmer probiotischer Joghurt

1 EL Kapern

Zitronenspalten

Ein paar Scheiben Vollkornbrot

1. Den Grünkohl fein hacken. Den Fisch mit Ei, Milch und Haferflocken in der Küchenmaschine fein zerkleinern. Grünkohl, Fischfarce und Ingwer verrühren.
2. Aus der Masse mit 2 Esslöffeln Frikadellen formen und in einer Pfanne auf kleiner Stufe in etwas Olivenöl 6–7 Minuten auf jeder Seite braten. Währenddessen salzen und pfeffern.
3. Den Knoblauch kurz in einer Pfanne in Olivenöl anbraten. Den Spinat zufügen und gut wenden. Mit Zitronenschale, etwas Salz und reichlich Pfeffer würzen. Sautieren, bis der Spinat zusammengefallen ist.
4. Remoulade, Joghurt und Kapern verrühren. Die Frikadellen mit Remoulade, Spinat, Zitronenspalten und Vollkornbrot servieren.

GEBRATENES MAKRELENFILET
mit Blumenkohlsalat und süßer Chilisoße

Für 2 Personen

SÜSSE CHILISOSSE

2 EL Reisessig

2 EL flüssiger Honig

1 TL Fischsoße

150 ml Wasser

1 kleine Knoblauchzehe, zerdrückt

2 Msp. rote Chiliflocken

½ TL Speisestärke

MAKRELENFILET

300 g Makrelenfilets mit Haut

Salz und Pfeffer

2 TL Olivenöl

Reichlich Zitronensaft

300 g Blumenkohl

1. Reisessig, Honig, Fischsoße, Wasser, Knoblauch und Chiliflocken in einem Topf aufkochen und 10 Minuten köcheln lassen, bis der Essig verdampft ist und die Chili die Soße langsam verfärbt. Die Speisestärke in 1 Teelöffel Wasser glatt rühren, unter die Soße rühren und aufkochen. Vom Herd nehmen und abkühlen lassen.
2. Den Fisch von eventuellen Gräten befreien und die Haut 3–4 Mal einschneiden. Auf der Fleischseite großzügig salzen und pfeffern.
3. Das Öl in einer Pfanne erhitzen und die Filets mit der Hautseite nach unten hineinlegen. Sofort mit einem Palettmesser flach drücken, damit sie sich nicht zusammenziehen. 6–7 Minuten auf der Hautseite braten, dann wenden und noch ½ Minute braten. Mit Zitronensaft beträufeln.
4. Den Blumenkohl mit einem scharfen Messer oder einem Gemüsehobel in hauchdünne Scheiben schneiden und in der Chilisoße wenden.

Leicht gemacht:

Makrelen sind für ihre vielen Gräten berüchtigt, doch diese befinden sich mittig in einer Reihe und lassen sich leicht mit einem V-förmigen Schnitt entfernen.

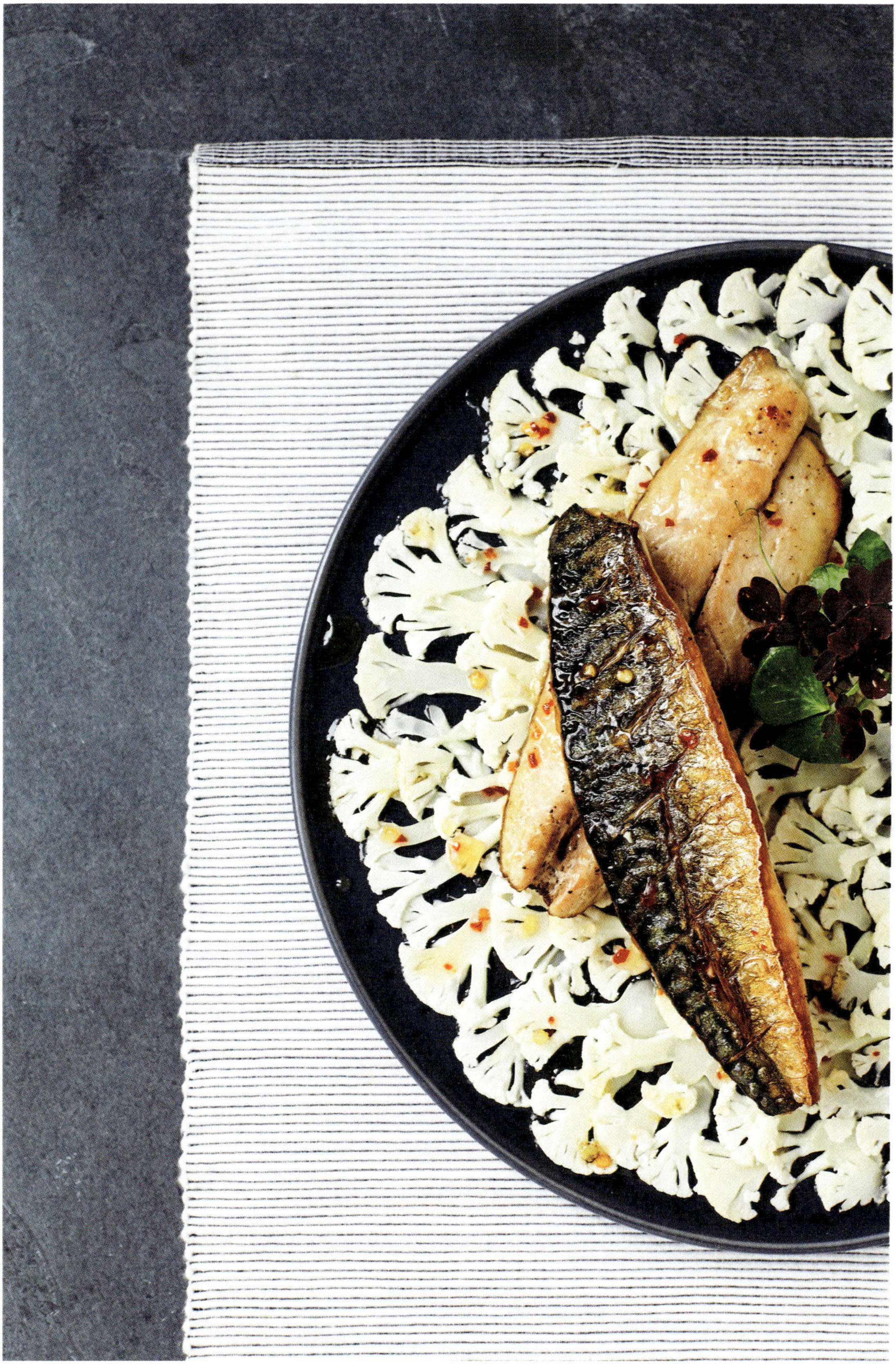

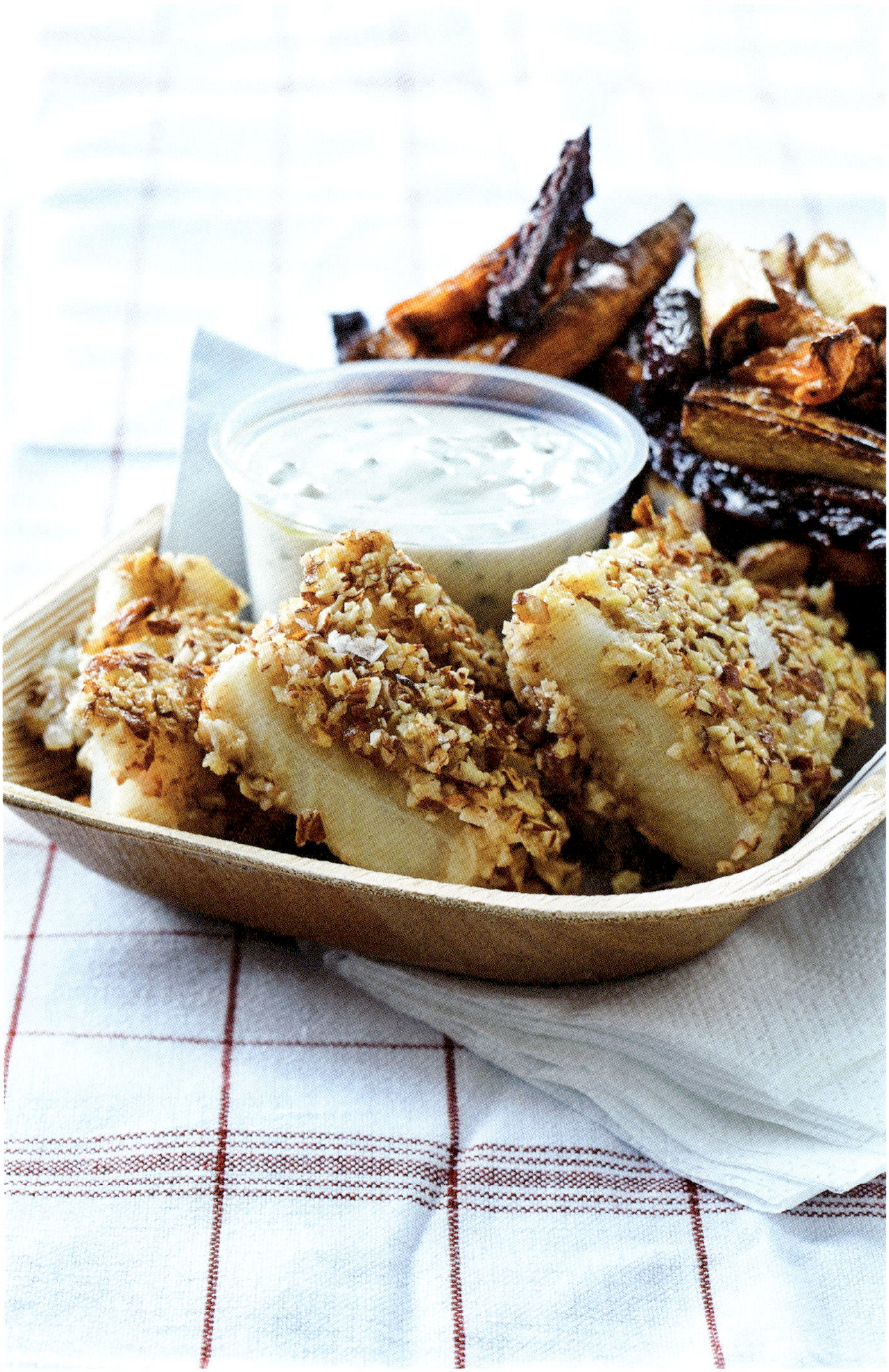

HEILBUTT MIT MANDELKRUSTE
und geröstetem Wurzelgemüse

Für 2 Personen

GERÖSTETES WURZELGEMÜSE

500 g gemischtes Wurzelgemüse, z. B. Karotten, Rote Bete, Petersilienwurzeln und Pastinaken

3 EL Olivenöl

Je 1 große Prise Salz und Pfeffer

HEILBUTT MIT MANDELKRUSTE

250 g Heilbuttfilet

2 EL Roggenmehl

1 Eiweiß

50 g Mandeln

SAUCE TARTARE

1 TL fein gehackte Kapern

1 TL fein gehackte Cornichons

1 TL fein gehackte Schalotte

1 TL fein gehackter Schnittlauch

1 EL Mayonnaise

1 EL Skyr

½ TL Dijonsenf

Salz und Pfeffer

1. Den Backofen auf 200 °C (Heißluft) vorheizen. Das Gemüse schälen, in Spalten schneiden und in Olivenöl, Salz und Pfeffer wenden. Auf einem Backblech verteilen und etwa 40 Minuten goldbraun und knusprig backen. Währenddessen mehrmals wenden.
2. Die Fischfilets in 2–3 Stücke schneiden und zuerst im Mehl, dann im Eiweiß und schließlich in den Mandeln wenden. Bei mittlerer Hitze in einer Pfanne in etwas Olivenöl 2–3 Minuten auf jeder Seite braten.
3. Kapern, Cornichons, Schalotten, Schnittlauch, Mayonnaise, Skyr und Senf verrühren. Mit Salz und reichlich Pfeffer abschmecken.

Bonus-Info:

Seit Mitte des 19. Jahrhunderts ist Fish and Chips in Großbritannien ein beliebtes Fastfood. Unsere Variante ist keine ganz so fettige Angelegenheit und daher deutlich gesünder.

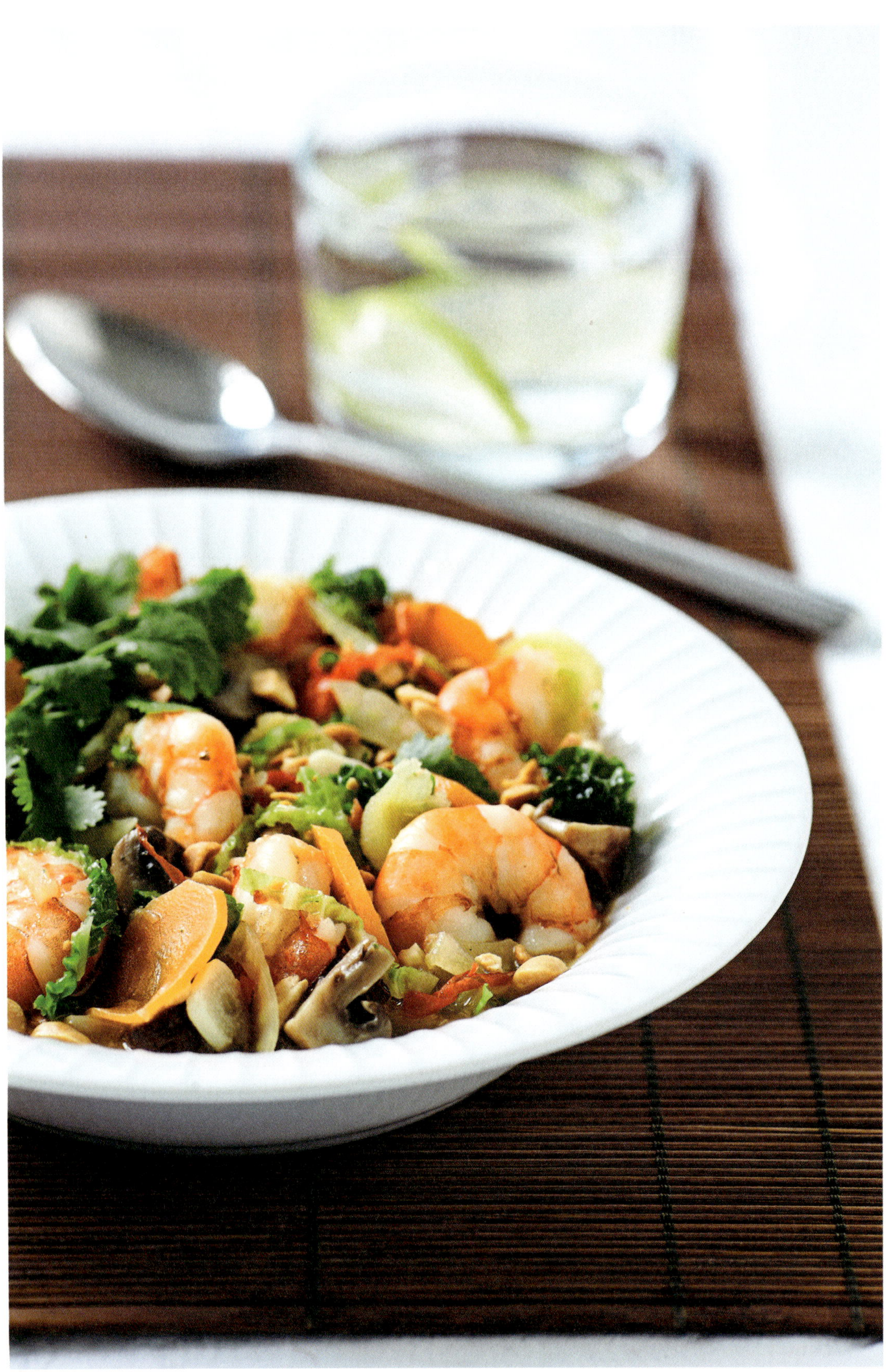

ASIATISCHE SUPPE
mit Riesengarnelen und Wirsing

Für 2 Personen

3 EL Olivenöl
2 Schalotten, fein gehackt
3 Frühlingszwiebeln, fein gehackt
1 Knoblauchzehe, in feinen Scheiben
1 rote Chilischote, in feinen Ringen
Frischer Ingwer (2 cm), in feinen Scheiben
600 ml Gemüsebrühe
1 Karotte
150 g Wirsing
50 g Fenchelknolle
100 g Champignons
250 g rohe TK-Riesengarnelen (aufgetaut)
2 EL gesalzene Erdnüsse
1 Handvoll frischer Koriander

1. Das Öl in einem großen Topf erhitzen. Schalotten, Frühlingszwiebeln, Knoblauch, Chili und Ingwer darin einige Minuten braten. Die Brühe eingießen und die Suppe aufkochen.
2. Die Karotte schälen und in dünne Scheiben schneiden. Wirsing und Fenchel fein zerkleinern. Alles in die Suppe geben und 5 Minuten mitköcheln. Die Champignons vierteln, die Garnelen auslösen und 5 Minuten in der Suppe garen. Gut salzen und pfeffern.
3. Die Erdnüsse grob hacken und ein paar Minuten trocken rösten. Zum Servieren reichlich Koriander über die Suppe streuen.

Tipp:

Wenn man die Ingwerschale mit einem Löffel abschabt und nicht mit einem Messer abschneidet, vermeidet man, dass die vielen Knubbel des Ingwers im Abfall landen.

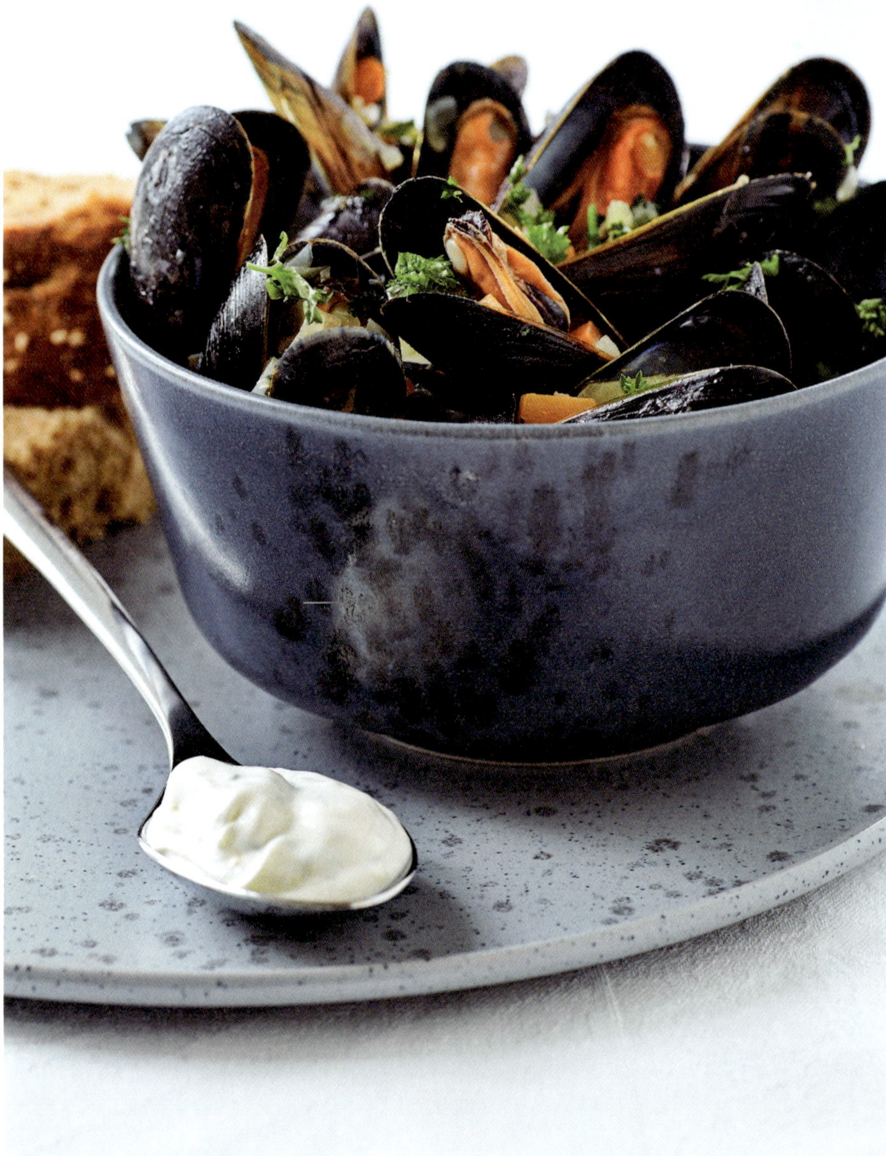

MIESMUSCHELN
mit Gemüse und Zitronen-Aioli

Für 2 Personen

ZITRONEN-AIOLI

3 EL hochwertige Mayonnaise (aus Rapsöl)

2 EL Skyr

1 EL Zitronensaft

Abrieb von ½ Biozitrone

1 EL fein gehackter Schnittlauch

2 Knoblauchzehen, zerdrückt

MIESMUSCHELN

2 EL Olivenöl

2 Schalotten, fein gehackt

2 Knoblauchzehen, in feinen Scheiben

2 Karotten, fein gewürfelt

1 Fenchelknolle, fein gewürfelt

200 g Weißkohl, fein gehackt

200 ml Gemüsebrühe

1 kg Miesmuscheln

1 Handvoll Petersilie, gehackt

Schwarzer Pfeffer aus der Mühle

1–2 Scheiben Körnerbrot oder -baguette

1. Aus Mayonnaise, Skyr, Zitronensaft und -schale, Schnittlauch und Knoblauch eine schnelle Aioli anrühren.
2. Das Öl in einem großen Topf erhitzen. Die Schalotten und den Knoblauch 1 Minute im Öl anbraten. Karotten, Fenchel und Kohl in den Topf geben. 7–8 Minuten unter Rühren sautieren. Mit Brühe ablöschen und aufkochen.
3. Die Muscheln prüfen. Exemplare, die sich beim Tippen auf die Schale nicht schließen, entsorgen. Die restlichen Muscheln nebeneinander in den Topf legen, abdecken und 3 Minuten dämpfen. Die Muscheln servieren, solange sie heiß und saftig sind. Mit ein paar Esslöffeln Suppe, Gemüse, Aioli, etwas Petersilie und 1 Scheibe Körnerbrot reichen.

Leicht gemacht:

Viele Fischhändler und Supermärkte verkaufen küchenfertige Miesmuscheln, die direkt in den Topf wandern können. Das spart Zeit und Nerven.

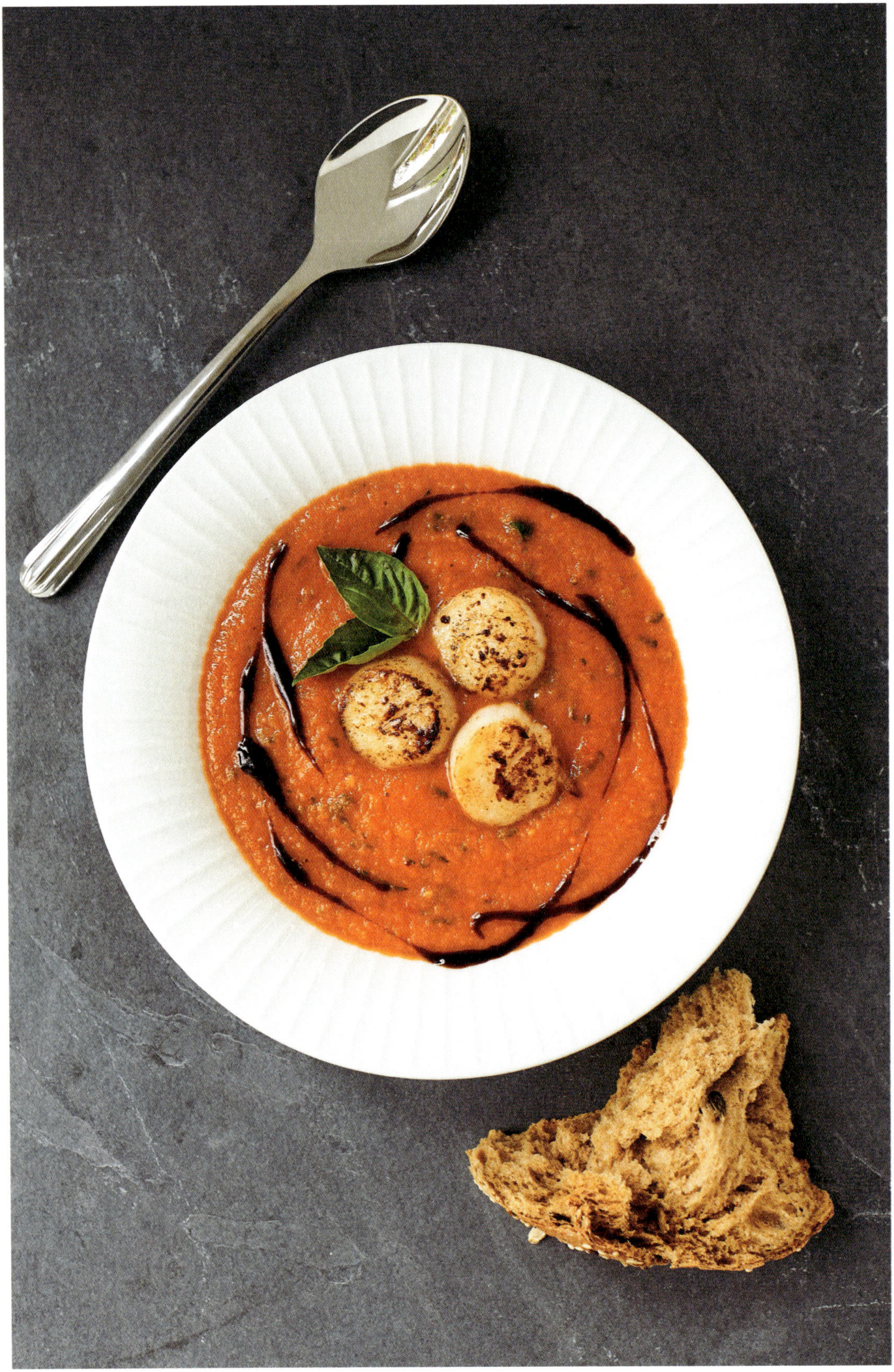

TOMATEN-PAPRIKA-SUPPE
mit Jakobsmuscheln

Für 2 Personen

TOMATEN-PAPRIKA-SUPPE

2 Knoblauchzehen

1 rote Zwiebel

½ rote Chilischote

100 g Knollensellerie

1 rote Paprikaschote

3 EL Olivenöl

400 g frische Tomaten (oder 1 Dose à 400 g gehackte Tomaten)

120 g weiße Bohnen (½ Dose à 240 g)

400 ml Wasser

1 große Handvoll frisches Basilikum

1 TL Honig

½ TL Salz

1 großzügige Prise schwarzer Pfeffer

JAKOBSMUSCHELN

Etwas Olivenöl zum Braten

150 g Jakobsmuscheln (frisch oder TK)

Salz und Pfeffer

Etwas Balsamico-Glace

1. Knoblauch, Zwiebel und Chili grob hacken. Den Sellerie schälen und klein würfeln. Die Paprikaschote von Kernen befreien und fein würfeln. Das Öl in einem großen Topf erhitzen und alles ein paar Minuten darin sautieren.
2. Die Tomaten vierteln und in den Topf geben. Bohnen und Wasser zufügen und die Suppe auf kleiner Stufe 20 Minuten köcheln.
3. Basilikum zugeben und alles mit einem Stabmixer glatt pürieren. Mit Honig, Salz und reichlich Pfeffer würzen.
4. Für die Muscheln eine Pfanne auf hoher Stufe erhitzen und das Öl hineingießen. Die Muscheln mit Küchenpapier abtupfen, salzen und pfeffern und 1 Minute auf jeder Seite braten. Zum Servieren auf die Suppe legen und mit Balsamico-Glace beträufeln.

Selbst gemacht:

Balsamico-Glace ist einreduzierter Balsamicoessig. Hierzu normalen Balsamico einfach auf kleiner Stufe köcheln, bis eine honigartige Konsistenz erreicht ist.

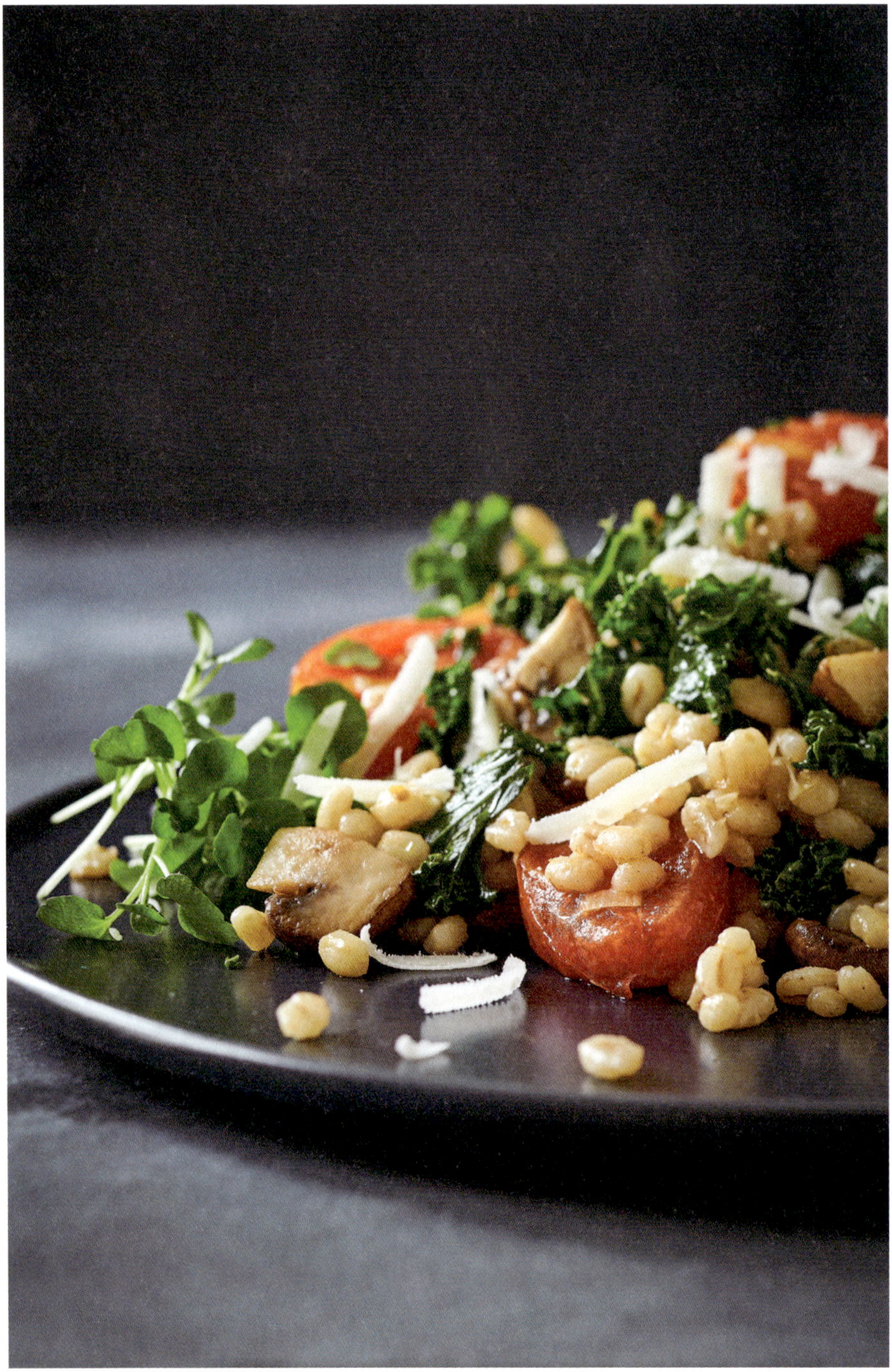

GRAUPENRISOTTO
mit sautiertem Grünkohl und Champignons

Für 2 Personen

150 g Perlgraupen
150 g Grünkohl
100 g Wiesenchampignons
150 g Cherrytomaten
3 EL Olivenöl
¼ Stange Lauch
1 Knoblauchzehe
1 TL Apfelessig
250 ml Gemüsebrühe
30 g Parmesan (am Stück)
schwarzer Pfeffer aus der Mühle

1. Die Graupen abspülen und in reichlich Wasser 20 Minuten gar kochen. Durch ein Sieb abgießen und abtropfen lassen.
2. Den Grünkohl in kleine Stücke reißen. Die Pilze putzen und vierteln, die Tomaten halbieren. Alles in einer sehr heißen Pfanne 2–3 Minuten in etwas Öl sautieren. Das Gemüse beiseitestellen.
3. Erneut Öl in die Pfanne gießen. Lauch und Knoblauch in feine Scheiben schneiden und 1 Minute darin anbraten. Die gegarten Graupen zufügen und 2 Minuten mitbraten. Essig und Brühe verrühren und in drei Portionen nach und nach zu den Graupen geben. Regelmäßig umrühren, bis die Graupen die Flüssigkeit aufgesogen haben.
4. Den Parmesan grob reiben und den Großteil davon unter das Risotto rühren. Das Gemüse untermengen, gut mit Pfeffer würzen, mit dem restlichen Parmesan bestreuen und sofort servieren.

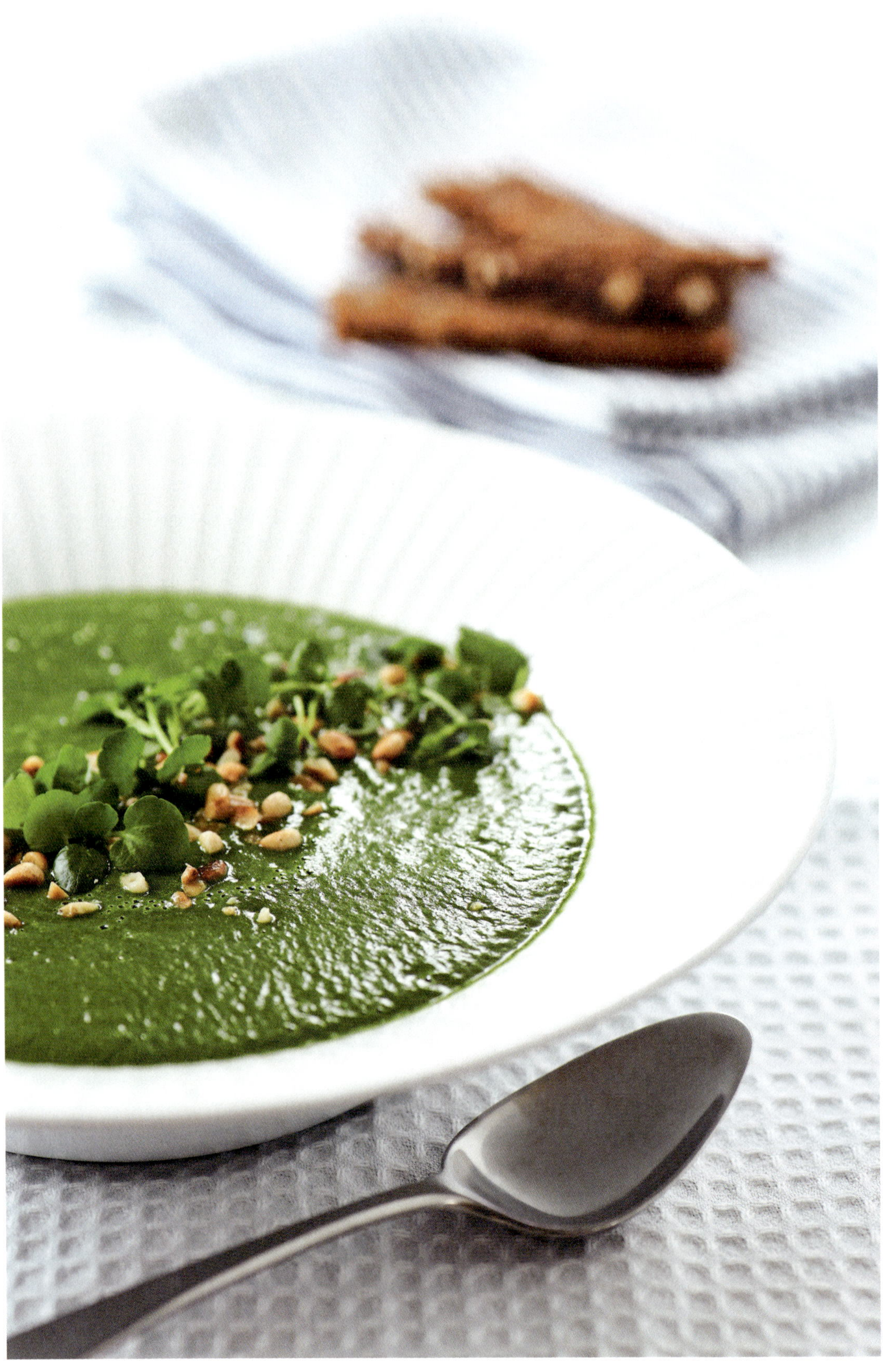

WÜRZIGE SPINATSUPPE
mit Pinienkernen und Brunnenkresse

Für 2 Personen

SPINATSUPPE

2 Schalotten

2 Knoblauchzehen

½ rote Chilischote

½ TL Currypulver

½ TL Cayennepfeffer

¼ TL gemahlener Kreuzkümmel

1 EL Olivenöl

250 g Spinat (frisch oder TK)

300 ml Gemüsebrühe

½ Dose Kokosmilch (200 ml)

Salz und Pfeffer

TOPPING

Etwas Olivenöl

Salz

2 dünne Scheiben Vollkornbrot

Schwarzer Pfeffer aus der Mühle

1 EL Pinienkerne

1 Handvoll Brunnenkresse

1. Schalotten und Knoblauch grob hacken. Die Chili von den Kernen befreien und fein hacken. Schalotten, Knoblauch und Chili mit den Gewürzen in einem Topf mit dickem Boden in Öl anbraten. Auf kleine Stufe stellen, den Spinat zufügen und rühren, bis er zusammengefallen (frischer Spinat) oder aufgetaut ist (TK-Spinat).
2. Brühe und Kokosmilch zugießen und etwa 15 Minuten köcheln lassen. Mit einem Stabmixer glatt pürieren und mit Salz und Pfeffer würzen.
3. Die Brotscheiben mit etwas Olivenöl beträufeln und leicht salzen. In einer Pfanne oder im Ofen ein paar Minuten auf jeder Seite knusprig rösten und in Streifen schneiden.
4. Die Pinienkerne in einer trockenen Pfanne goldgelb rösten. Grob hacken und über die Suppe streuen. Die Suppe mit reichlich Brunnenkresse garnieren und mit dem Brot servieren.

FALAFEL
mit Vollkorn-Taboulé

Für 2 Personen

FALAFEL
1 Dose Kichererbsen (400 g)
1 EL Tahini (Sesampaste)
1 Schalotte
1 Ei
1 große Knoblauchzehe
1 TL Kurkuma
1 Msp. Cayennepfeffer
1 TL gemahlener Kreuzkümmel
½ TL Salz
1 Handvoll Petersilie
1 Handvoll Grünkohl
Abrieb von ¼ Biozitrone
Olivenöl zum Bestreichen

TABOULÉ
75 g Vollkornbulgur
1 Handvoll krause Petersilie
1 Handvoll Minze
1 Handvoll Grünkohl
1 große Tomate
½ rote Paprikaschote
1 kleine rote Zwiebel
8 Trockenaprikosen
3 EL Olivenöl
Saft von ½ Zitrone
Salz und Pfeffer

SCHNITTLAUCHDRESSING
1 EL fein gehackter Schnittlauch
2 EL Joghurt
2 TL Zitronensaft
¼ TL Dijonsenf
Salz und Pfeffer

1. Den Backofen auf 200 °C (Heißluft) vorheizen. Für die Falafeln alle Zutaten bis auf das Öl in einem Mixer oder einer Küchenmaschine zu einer glatten Masse verarbeiten. Daraus mit zwei Esslöffeln Kugeln formen und auf einem mit Backpapier ausgelegten Backblech verteilen. Mit Olivenöl bestreichen und 15–20 Minuten backen, bis sie an den Rändern hellbraun geworden sind.
2. Den Bulgur 12 Minuten in 200 ml Wasser garen und abkühlen lassen. Petersilie, Minze und Grünkohl fein hacken. Tomate und Paprikaschote von Kernen befreien und fein würfeln. Zwiebel und Aprikosen fein hacken. Alles mit dem abgekühlten Bulgur sowie Olivenöl, Zitronensaft, 1 Prise Salz und reichlich Pfeffer vermengen.
3. Für das Schnittlauchdressing alle Zutaten miteinander verrühren.

Bonus-Info:

Trockenaprikosen behalten ihre schöne gelbe Farbe nur, wenn sie geschwefelt werden (mit Schwefeldioxid behandelt). Allerdings werden Vitamine und Folsäure bei dieser Prozedur zerstört. Die ungeschwefelten braunen Trockenaprikosen sind deshalb die gesündere Wahl.

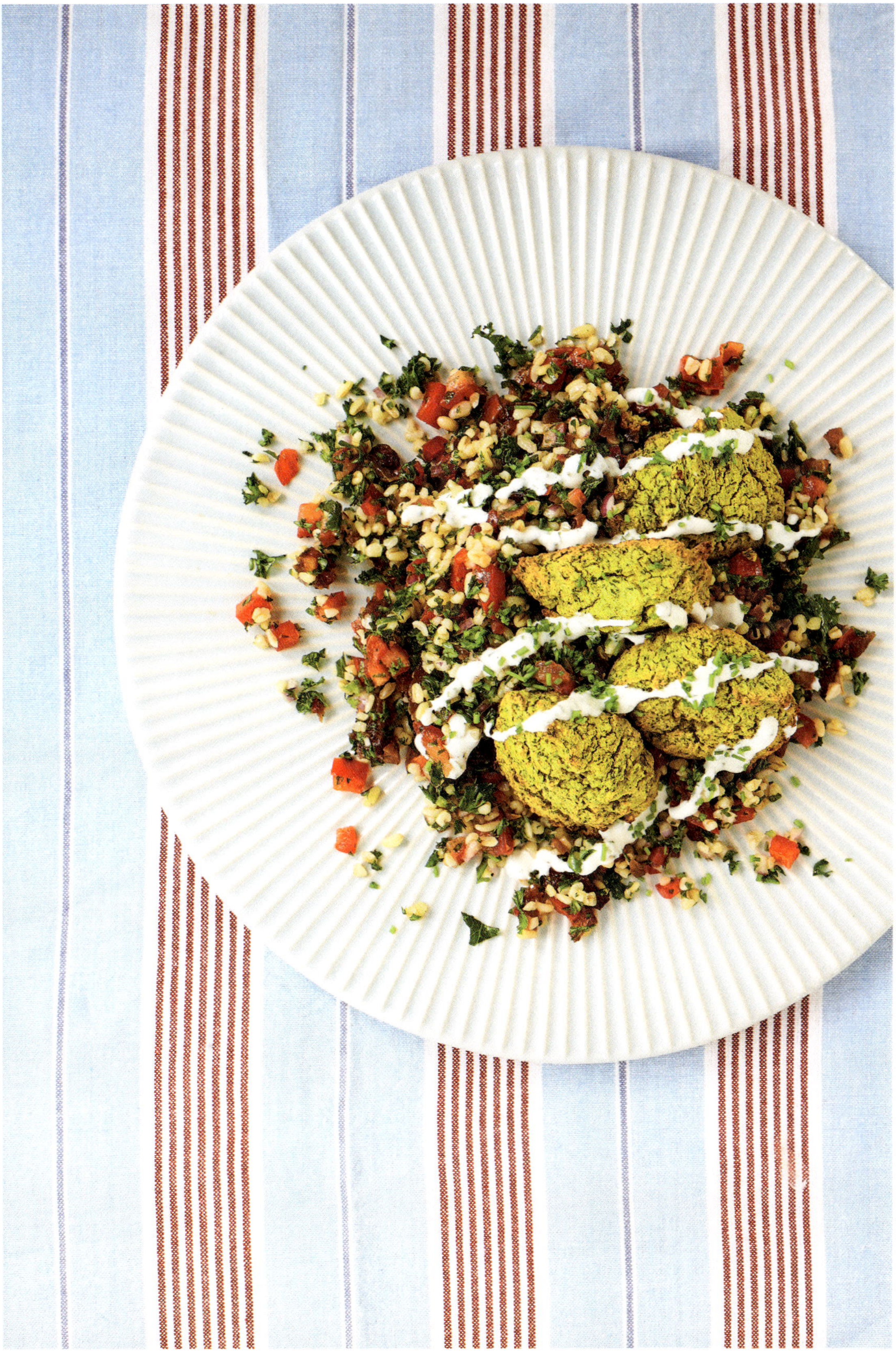

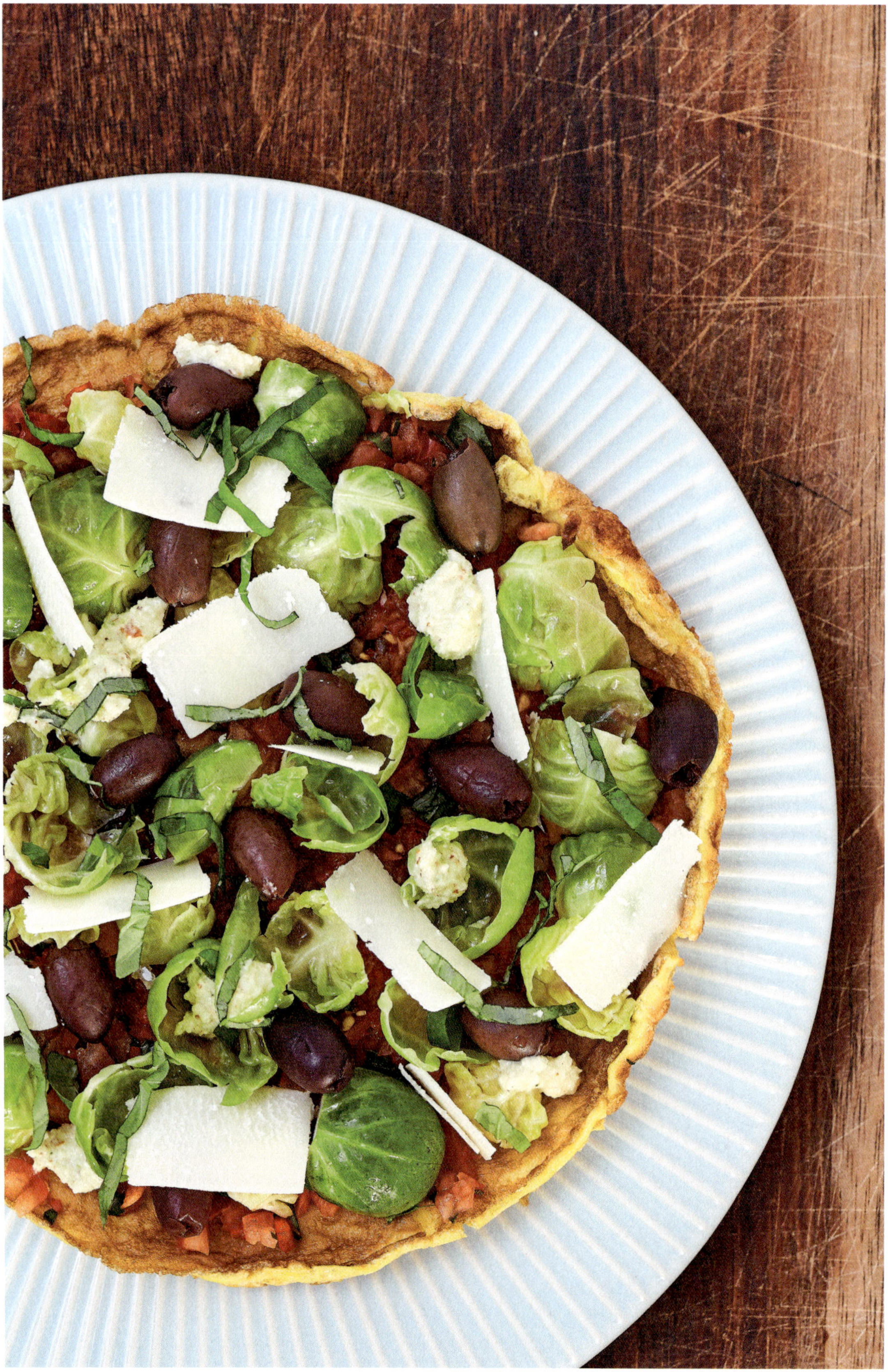

PIZZA-OMELETTE
mit Tomaten-Relish, Rosenkohl, Oliven und Brokkoli-Mandel-Pesto

Für 2 Personen

TOPPING
100 g Rosenkohlblätter (ca. 15 Röschen)
Saft von ½ Zitrone
2 EL Olivenöl

TOMATEN-RELISH
1 Tomate
1 Paprikaschote
6–7 frische Basilikumblätter
1 TL Balsamicoessig

BROKKOLI-MANDEL-PESTO
50 g Brokkolistrunk und -stiele
15 Mandelkerne
10 g Parmesan, gerieben
½ Knoblauchzehe
2 EL Olivenöl
2 EL Wasser

PIZZA-OMELETTE
Olivenöl zum Braten
4 Eier

ZUM GARNIEREN
1 Handvoll Kalamata-Oliven
20 g Parmesan, gehobelt

1. Die Blätter vorsichtig von den Rosenkohlröschen lösen und in einer Schüssel in Olivenöl und Zitronensaft wenden. Marinieren lassen und derweil das restliche Rezept zubereiten.
2. Tomate und Paprika sehr fein hacken, das Basilikum in feine Streifen schneiden und alles im Balsamico wenden.
3. Den Brokkolistrunk schälen, klein schneiden und mit Stielen, Mandeln, Parmesan, Knoblauch, Öl und Wasser glatt pürieren.
4. Für das Omelette eine Pfanne mit etwas Öl erhitzen. Die Eier verquirlen und in der Pfanne 2 dünne Omeletts ausbacken.
5. Die Omeletts mit dem Relish bestreichen. Rosenkohl, Oliven und Parmesan darüber verteilen (den Parmesan z. B. mit einem Sparschäler hobeln). Die »Pizza« mit dem Pesto beträufeln und servieren.

Selbst gemacht:

Wer einen guten Mixer besitzt, kann fast jedes Gemüse zu einem leckeren Pesto verarbeiten. Ein Pesto besteht aus fünf Zutaten: Gemüse, Nüsse, Käse, Knoblauch und Öl. Geeignet sind beispielsweise der Strunk des Brokkolis, grobe Petersilienstiele oder das Grün von Frühlingszwiebeln. Man kann jede Nusssorte verwenden, und der Parmesan lässt sich auch durch Emmentaler oder Feta ersetzen.

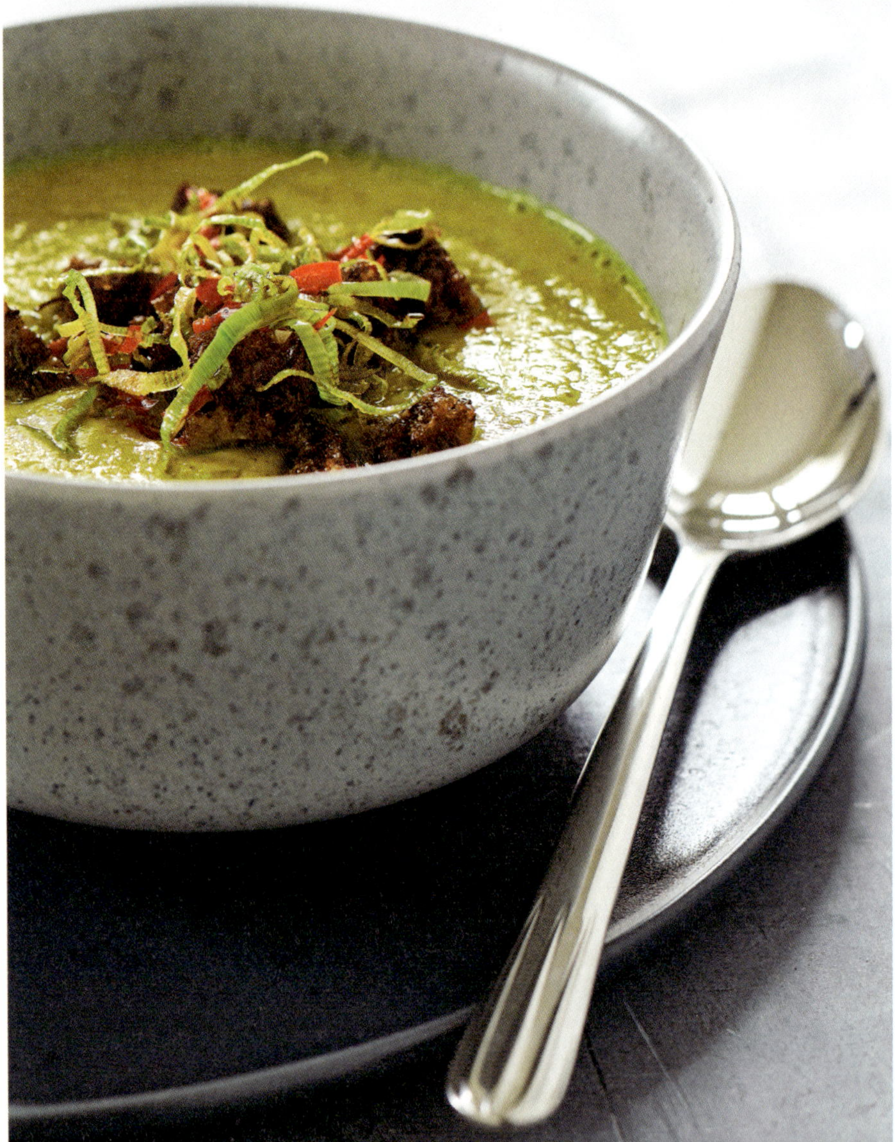

LAUCHSUPPE
mit Ingwer, Kurkuma und Knuspertopping

Für 2 Personen

LAUCHSUPPE

3 EL Olivenöl
10 frische Minzeblätter
1–2 frische Thymianzweige
2 TL Kurkumapulver
Frischer, fein gehackter Ingwer (2 cm)
400 g Lauch (3–4 Stangen)
500 ml kochendes Wasser
½ TL Salz
Reichlich schwarzer Pfeffer aus der Mühle

KNUSPERTOPPING

½ rote Chilischote
1 Scheibe Vollkornbrot
25 g Lauch
1 EL Olivenöl
1 Msp. Salz

1. Das Olivenöl in einem großen Topf erhitzen. Die Minze in dünne Streifen schneiden und mit Thymianblättern, Kurkuma und Ingwer im Topf anschwitzen.
2. Den Lauch putzen und in dünne Ringe schneiden. Etwa 2 Esslöffel für das Topping beiseitelegen. Den Rest mit dem kochenden Wasser in den Topf geben und 10 Minuten kochen. Die Suppe mit einem Stabmixer pürieren und mit Salz und Pfeffer würzen.
3. Die Chili fein hacken und das Brot fein würfeln. Das Öl in einer Pfanne auf mittlerer Stufe erhitzen und Chili, Brot und Lauch darin etwa 5 Minuten rösten. Leicht salzen. Das Topping kurz vor dem Servieren auf die Suppe streuen.

CHILI SIN CARNE
mit Roter Bete, Blumenkohl und Guacamole

Für 2 Personen

2 Knoblauchzehen
1 rote Zwiebel
1 rote und 1 grüne Chilischote
1 Kurkumawurzel
3 EL Olivenöl
½ TL gemahlener Kreuzkümmel
½ TL Cayennepfeffer
1 Dose Tomatenmark (70 g)
1 Dose stückige Tomaten (400 g)
200 g Rote Bete
200 g Blumenkohl
1 große Karotte
½ Dose Kidneybohnen oder weiße Bohnen (120 g)
1 orangefarbene Paprikaschote
1 Dose Mais (150 g)
Salz und schwarzer Pfeffer

GUACAMOLE
2 reife Avocados
1 kleine Knoblauchzehe
¼ rote Zwiebel
½ rote Chilischote
4 Cherrytomaten
Saft von ½ Limette
¼ TL gemahlener Kreuzkümmel
¼ TL feines Salz
1 EL grob gehackter frischer Koriander

1. Knoblauch und Zwiebel fein hacken. Die Chilis halbieren, von Kernen und Scheidewänden befreien und fein hacken. Die Kurkuma schälen und fein hacken. Das Olivenöl in einem großen Topf erhitzen und Zwiebel, Chili, Kurkuma, Kreuzkümmel und Cayennepfeffer darin etwa 1 Minute anbraten. Tomatenmark und Tomaten zufügen.
2. Die Rote Bete schälen und klein würfeln. Den Blumenkohl in Röschen teilen und den Strunk würfeln. Die Karotte schälen und in Scheiben schneiden. Das Gemüse mit den Bohnen in den Topf geben und alles auf kleiner Stufe mindestens 30 Minuten köcheln.
3. Die Paprika von Stiel und Kernen befreien, würfeln und in den Topf geben. Den Mais abtropfen lassen und unterrühren. Gut mit Salz und Pfeffer würzen und 5 Minuten weiterköcheln.
4. Die Avocados in einem tiefen Teller zerdrücken. Knoblauch, Zwiebel und Chili fein hacken und unterrühren. Die Tomaten halbieren, die Kerne entfernen und das Fruchtfleisch fein hacken. Mit Limettensaft, Kreuzkümmel, Salz und Koriander unter die Guacamole rühren.

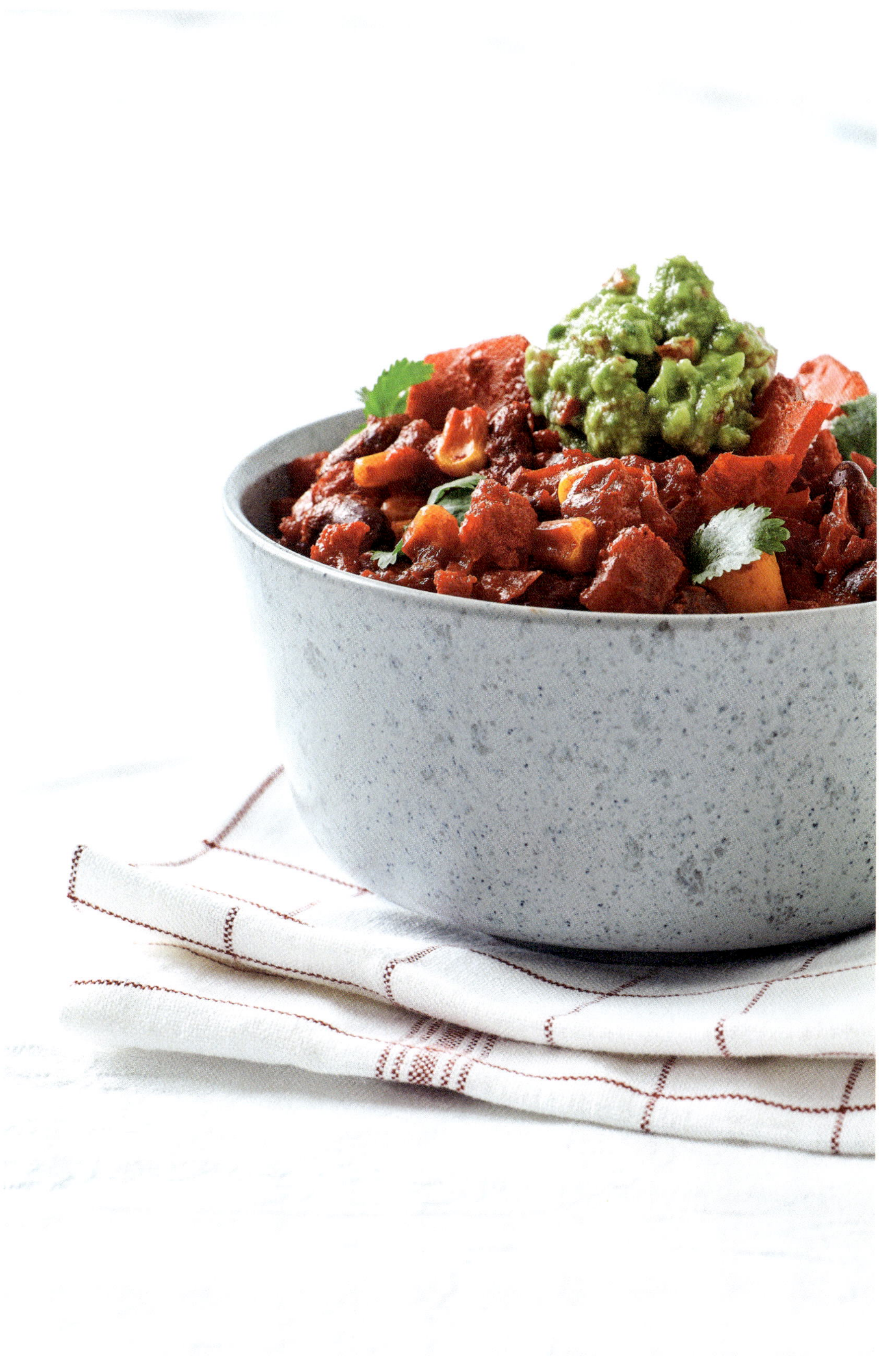

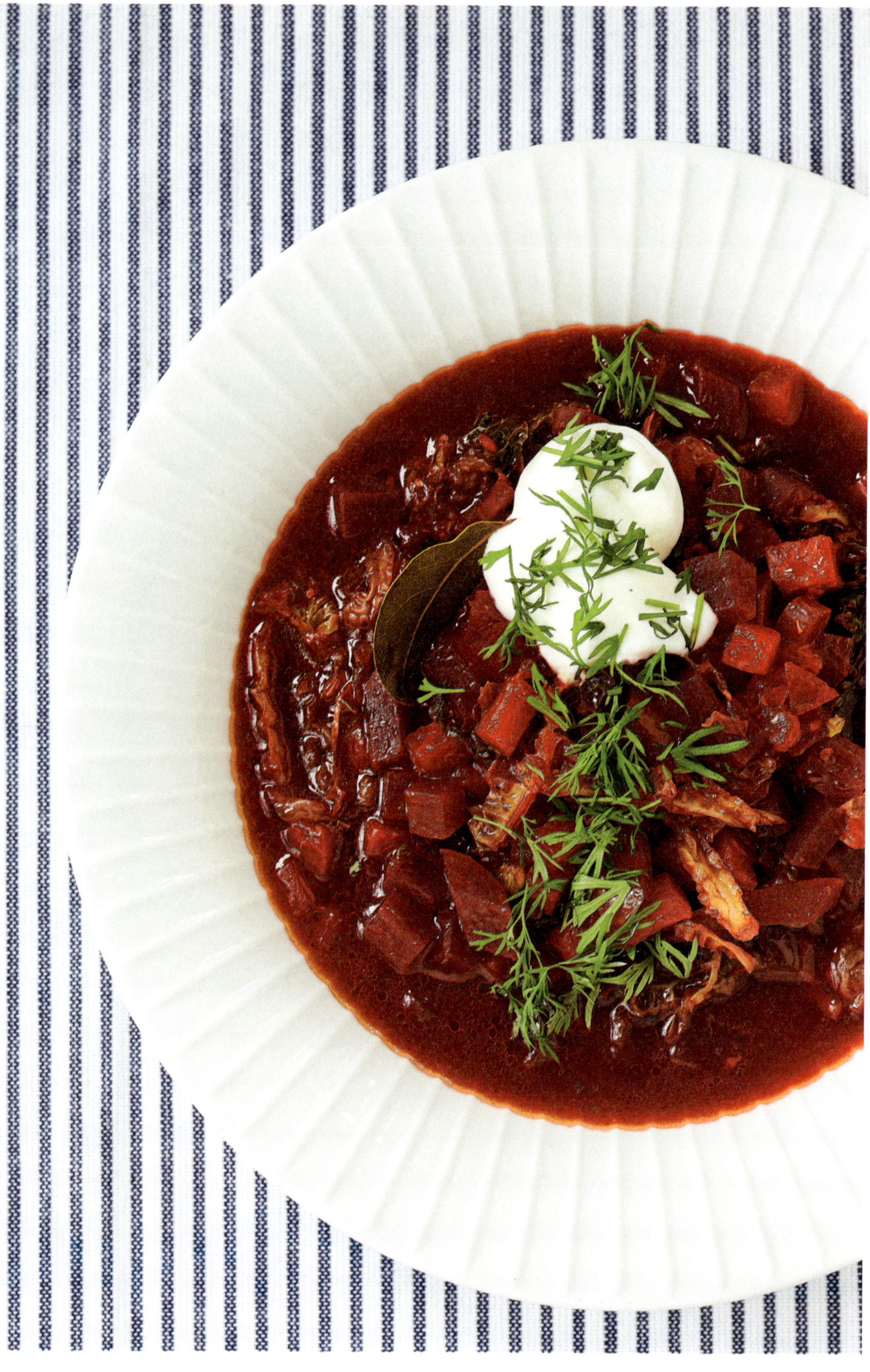

ROTE-BETE-SUPPE
mit Wirsing

Für 2 Personen

1 frische Kurkumawurzel
1 mittelgroße rote Zwiebel
2 Knoblauchzehen
200 g Rote Bete
100 g Knollensellerie
1 Karotte
3 EL Olivenöl
1 Lorbeerblatt
600 ml Hühnerbrühe
Salz und schwarzer Pfeffer
100 g Wirsing
1 große Tomate
2 EL fettarmer griechischer Joghurt
1 EL frisch gehackter Dill

1. Kurkuma, Zwiebel und Knoblauch schälen und fein hacken. Rote Bete, Sellerie und Karotte schälen und würfeln. Das Olivenöl in einem großen Topf erhitzen und Kurkuma, Zwiebel, Knoblauch, Rote Bete, Sellerie, Karotte und Lorbeerblatt darin 5 Minuten unter gelegentlichem Rühren braten.
2. Brühe, etwas Salz und eine gute Prise Pfeffer zufügen und die Suppe 15 Minuten köcheln lassen.
3. Den Wirsing in feine Streifen schneiden, die Tomate grob hacken. Beides in die Suppe geben und weitere 20 Minuten köcheln. Mit je 1 Esslöffel Joghurt pro Portion und gehacktem Dill servieren.

Vegetarische Variante:

Der osteuropäische Borschtsch wird eigentlich mit einer Fleischbrühe zubereitet. Wer lieber eine vegetarische Suppe kochen möchte, kann die Hühnerbrühe durch Gemüsebrühe ersetzen. Falls Sie keine Zeit haben, die Brühe selbst zu machen, greifen Sie möglichst zu einer Biovariante.

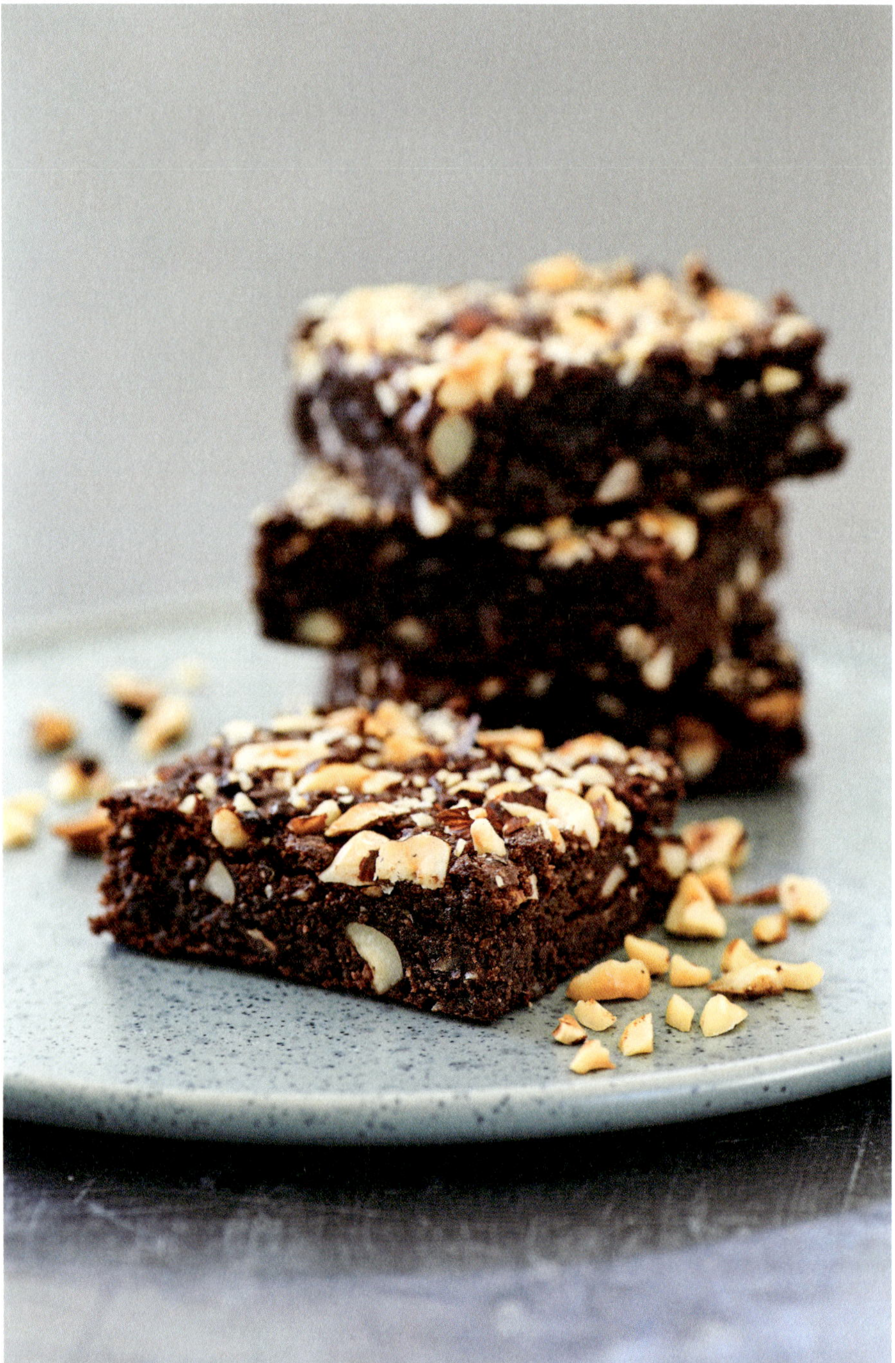

BROWNIES
ohne Mehl und Zucker

Ergibt ca. 20 Stück

75 g Rapsöl

150 g Zartbitterschokolade (70 % Kakaoanteil)

100 g Haselnusskerne

200 g Datteln (ohne Stein)

50 g flüssiger Honig

100 g Mandelmehl (oder fein gemahlene Mandeln, möglichst mit der braunen Haut)

1 TL Backpulver

½ TL Meersalzflocken

25 g ungesüßtes Kakaopulver

2 Eier

1 kleine Banane, zerdrückt

1. Den Backofen auf 175 °C (Heißluft) vorheizen. Das Rapsöl in einem Topf leicht erhitzen. Die Schokolade hacken oder in Stücke brechen. Den Topf vom Herd nehmen, die Schokolade hineingeben und im Öl schmelzen. Die Nüsse grob hacken und etwa 80 g davon in den Topf geben.
2. Datteln und Honig pürieren und unter die Schokoladenmasse rühren. Mandelmehl, Backpulver, Salz, Kakao, Eier und Banane untermengen.
3. Den Teig in einer mit Backpapier ausgelegten rechteckigen Backform (ca. 15 x 25 cm) verstreichen. Mit den restlichen Nüssen bestreuen und 20 Minuten backen.
4. Den fertigen, noch heißen Kuchen leicht zusammenpressen, damit er noch kompakter und saftiger wird. Hierzu zum Beispiel ein Schneidebrett auflegen. (Vorsicht, der Kuchen ist heiß!) Ganz auskühlen lassen, dann in Stücke teilen.

Bonus-Info:

Diese Brownies sind zuckerfrei, aber dennoch kalorienreich. Dank des intensiven Geschmacks reicht zum Dessert jedoch schon ein kleines Stück aus. Reste halten sich problemlos eine Woche.

GEWÜRZKUCHEN
mit Süßkartoffeln

Ergibt ca. 12 Stücke

100 g Datteln (ohne Stein)
50 g Honig
4 Eier
400 g Süßkartoffeln
1 Apfel
150 g Rapsöl
150 g helles Weizenvollkornmehl (aus weißem Weizen) oder normales Vollkornmehl
50 g Weizenvollkornmehl
1 TL Backpulver
1 TL Natron
1 TL gemahlener Kardamom
2 TL gemahlener Zimt
1 TL Ingwerpulver
½ TL Salz
50 g Walnusskerne, grob gehackt

ÜBERZUG
50 g Zartbitterschokolade (70 % Kakaoanteil)
½ TL Ingwerpulver
Fein gehackte Walnusskerne

1. Den Backofen auf 175 °C (Heißluft) vorheizen. Datteln und Honig glatt pürieren und mit den Eiern in einer Schüssel gründlich verrühren. Die Süßkartoffeln schälen und fein reiben. Auch den Apfel (mit Schale) fein reiben. Beides mit dem Öl unter den Teig rühren.
2. Die trockenen Zutaten – Mehl, Backpulver, Natron, Gewürze und Salz – in einer separaten Schüssel mischen. Mit den Walnüssen unter den Teig rühren.
3. Den Teig in eine eingefettete oder mit Backpapier ausgelegte Springform (24 cm) füllen und etwa 40 Minuten goldbraun backen. Zur Garprobe einen Spieß einstechen (es darf nichts haften bleiben) oder mit dem Ofenthermometer prüfen (über 90 °C).
4. Die Schokolade über einem Wasserbad oder in der Mikrowelle schmelzen und den Ingwer unterrühren. Auf dem Kuchen verstreichen und mit ein paar Nüssen bestreuen.

Tipp:

Vollkornmehl ist gesünder, es lässt sich allerdings schwerer verbacken. Inzwischen gibt es jedoch auch ein helles Vollkornmehl im Handel, das wie normales Mehl aussieht und sich auch so verhält, das aber dennoch ein Vollkornmehl mit all seinen Vorzügen ist.

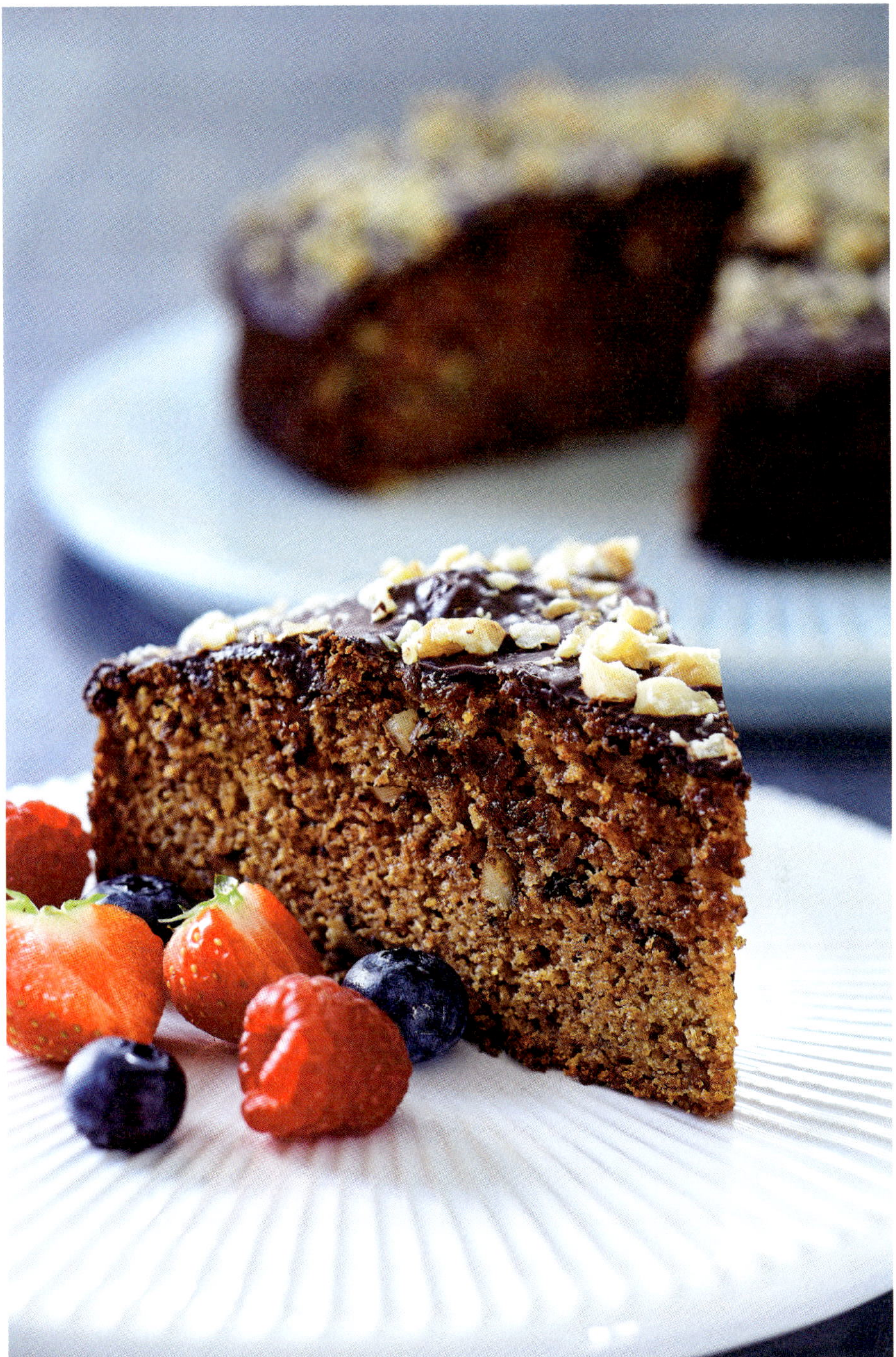

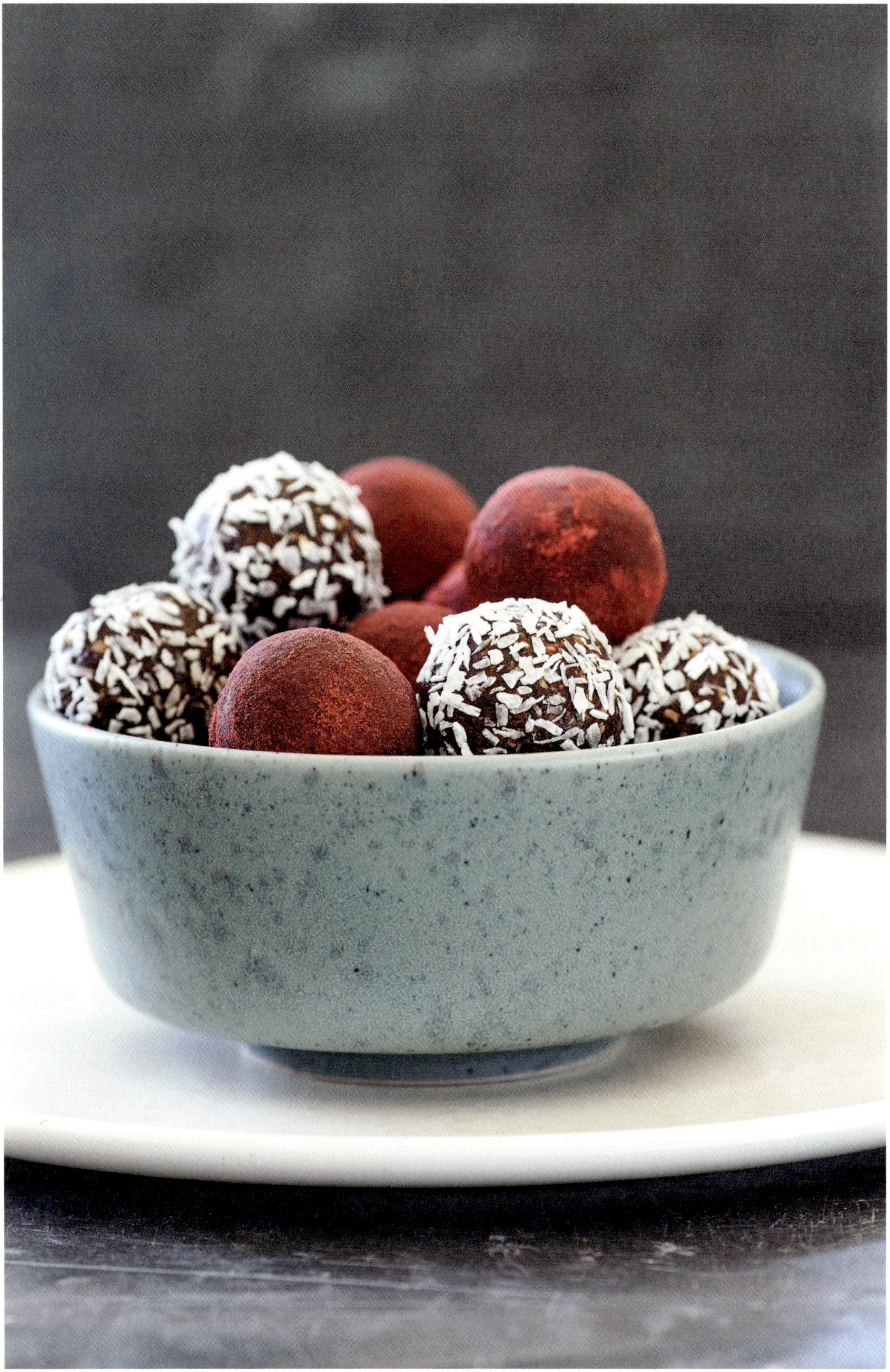

NUGATKUGELN
mit Datteln und Zartbitterschokolade

Ergibt ca. 25 Kugeln

100 g Haselnusskerne
100 g Haferflocken
50 g Zartbitterschokolade (70 % Kakaoanteil)
100 g Datteln (ohne Stein)
50 g Rapsöl
50 g Honig
1 EL ungesüßtes Kakaopulver
1 Msp. Salz
Gefriergetrocknetes Beerenpulver und Kokosraspel zum Dekorieren

1. Den Backofen auf 200 °C vorheizen und die Haselnüsse darin 8–10 Minuten rösten. Die braune Haut mit einem Geschirrtuch abrubbeln und die Nüsse mit den Haferflocken in der Küchenmaschine fein mahlen.
2. Die Schokolade über einem Wasserbad oder in der Mikrowelle schmelzen und mit Datteln, Öl, Honig, Kakao und Salz glatt pürieren.
3. Die Masse zu kleinen Kugeln formen und im Beerenpulver oder in Kokosraspeln wälzen.

Für einen intensiveren Geschmack:

Für süße Speisen empfehlen sich Zutaten mit intensivem Geschmack. Zum Beispiel Zartbitterschokolade mit einem Kakaoanteil von mindestens 70 Prozent, geröstete Haselnüsse (schmecken wie Nugat) oder auch aromatische Gewürze wie Zimt und Ingwer. Je kräftiger das Dessert schmeckt, desto geringer ist der Drang nach mehr.

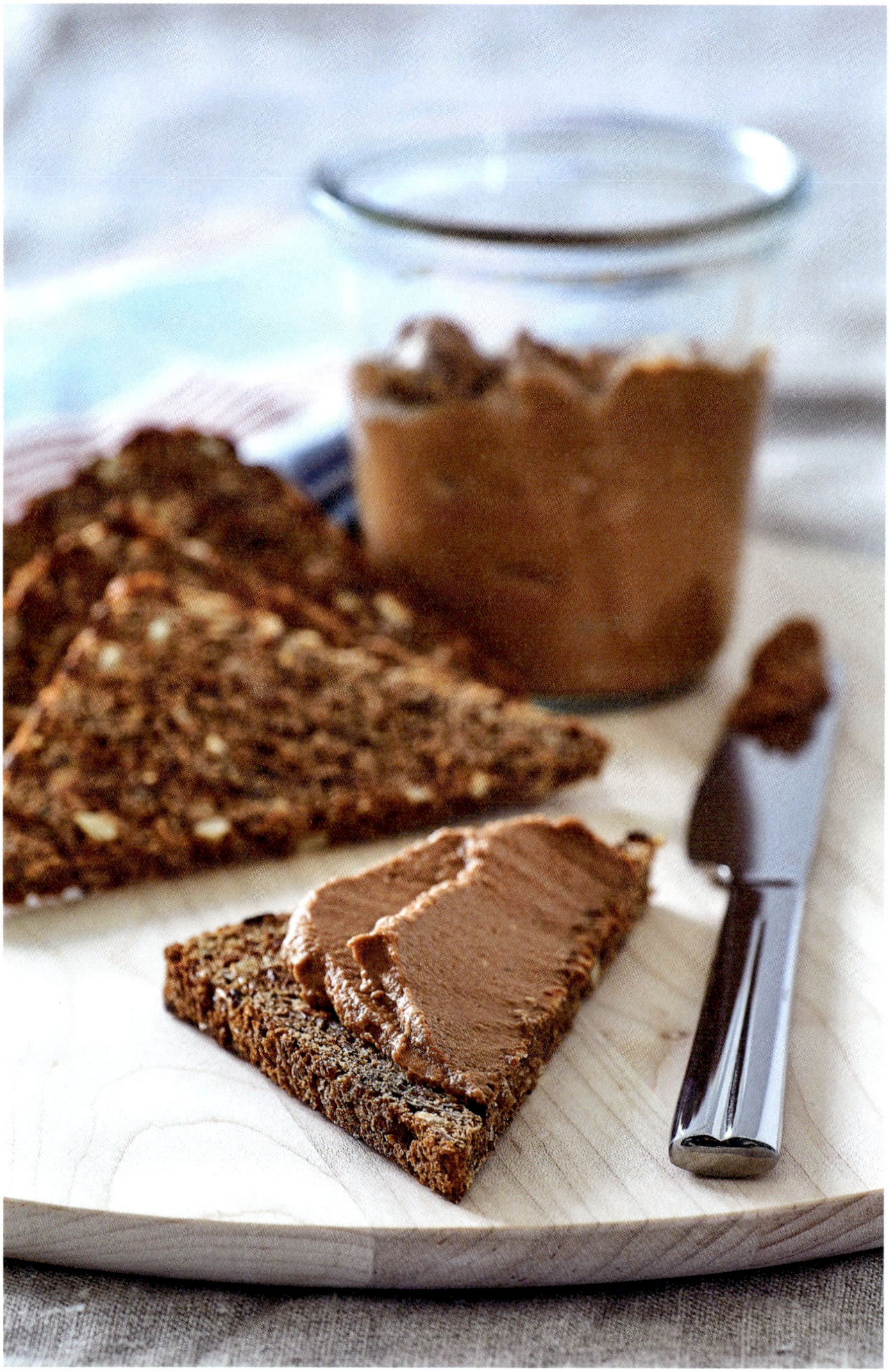

HASELNUSSCREME
mit Vanille und Kürbis

150 g Kürbis (Hokkaido oder Butternut)
25 g Zartbitterschokolade (70 % Kakaoanteil)
25 g Honig
1 EL Haselnussbutter (s. Rezept Seite 189)
Mark von ½ Vanillestange

1. Den Kürbis schälen, von Kernen befreien und klein schneiden. Ein paar Esslöffel Wasser in einem Topf aufkochen und den Kürbis darin 15–20 Minuten gar dämpfen. Vom Herd nehmen und mit einem Stabmixer pürieren oder mit einer Gabel zerdrücken.
2. Die Schokolade grob hacken und im warmen Kürbispüree schmelzen lassen. Honig, Nussbutter und Vanillemark gut unterrühren. Schmeckt herrlich auf leicht geröstetem Vollkornbrot.

Leicht gemacht:

Kaufen Sie möglichst einen Bio-Hokkaido, denn dann reicht gründliches Waschen völlig aus und Sie können sich das Schälen sparen. Neben der hübschen Farbe wartet die Schale mit vielen wertvollen Ballaststoffen auf.

MOUSSE AU CHOCOLAT
mit Avocado und Birne

Für 2 Personen

50 g Datteln (ohne Stein)
25 g flüssiger Honig
1 reife Avocado
1 reife Birne
3 EL Dickmilch (3,5 %)
½ TL Ingwerpulver
3 TL ungesüßtes Kakaopulver
2 EL Pistazienkerne, fein gehackt

1. Datteln und Honig in einer Küchenmaschine fein pürieren. Die Avocado halbieren, entkernen und das Fruchtfleisch mit einem Löffel aus der Schale schaben. Die Birne schälen und vom Kerngehäuse befreien. Avocado, Birne, Dickmilch, Ingwer und Kakao zur Dattelmischung in die Küchenmaschine geben und nochmals glatt pürieren.
2. Die Creme auf 2 Serviergläser verteilen und mindestens 1 Stunde in den Kühlschrank stellen. Mit Pistazien garnieren.

Süßen ohne Zucker:

Es gibt viele Möglichkeiten, ohne Zucker zu süßen – meist ist dies auch viel gesünder. Flüssiger Honig süßt etwa 1,5-mal so stark wie Zucker und versorgt Sie zudem mit ein paar Vitaminen, Mineralien und anderen wertvollen Stoffen. Frisches Obst, insbesondere Birnen, Äpfel und Bananen, sind ebenfalls eine gute Wahl. Und süße Trockenfrüchte wie Datteln, Feigen, Aprikosen und Rosinen stecken randvoll mit Ballaststoffen, Vitaminen und Mineralien.

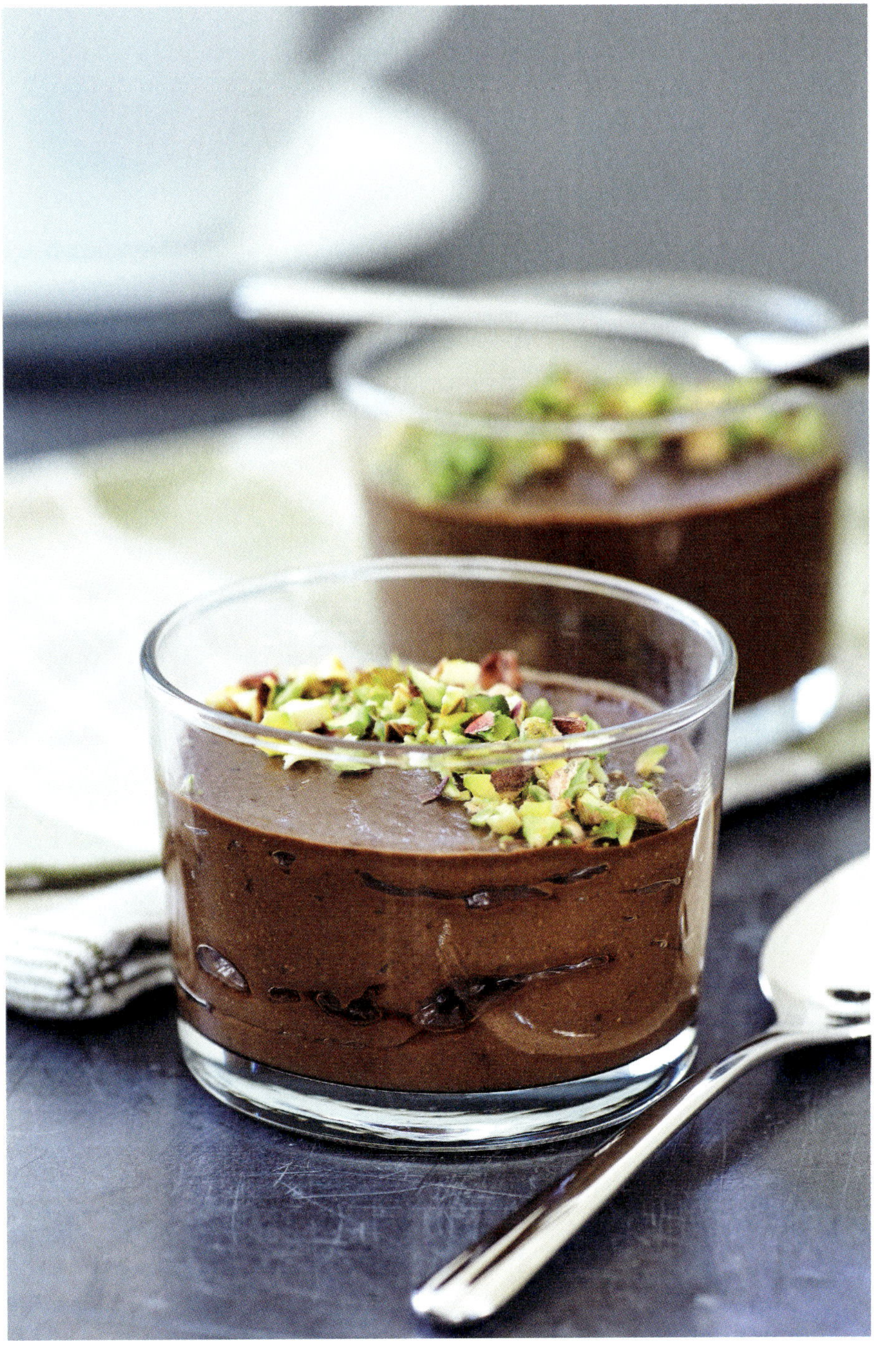

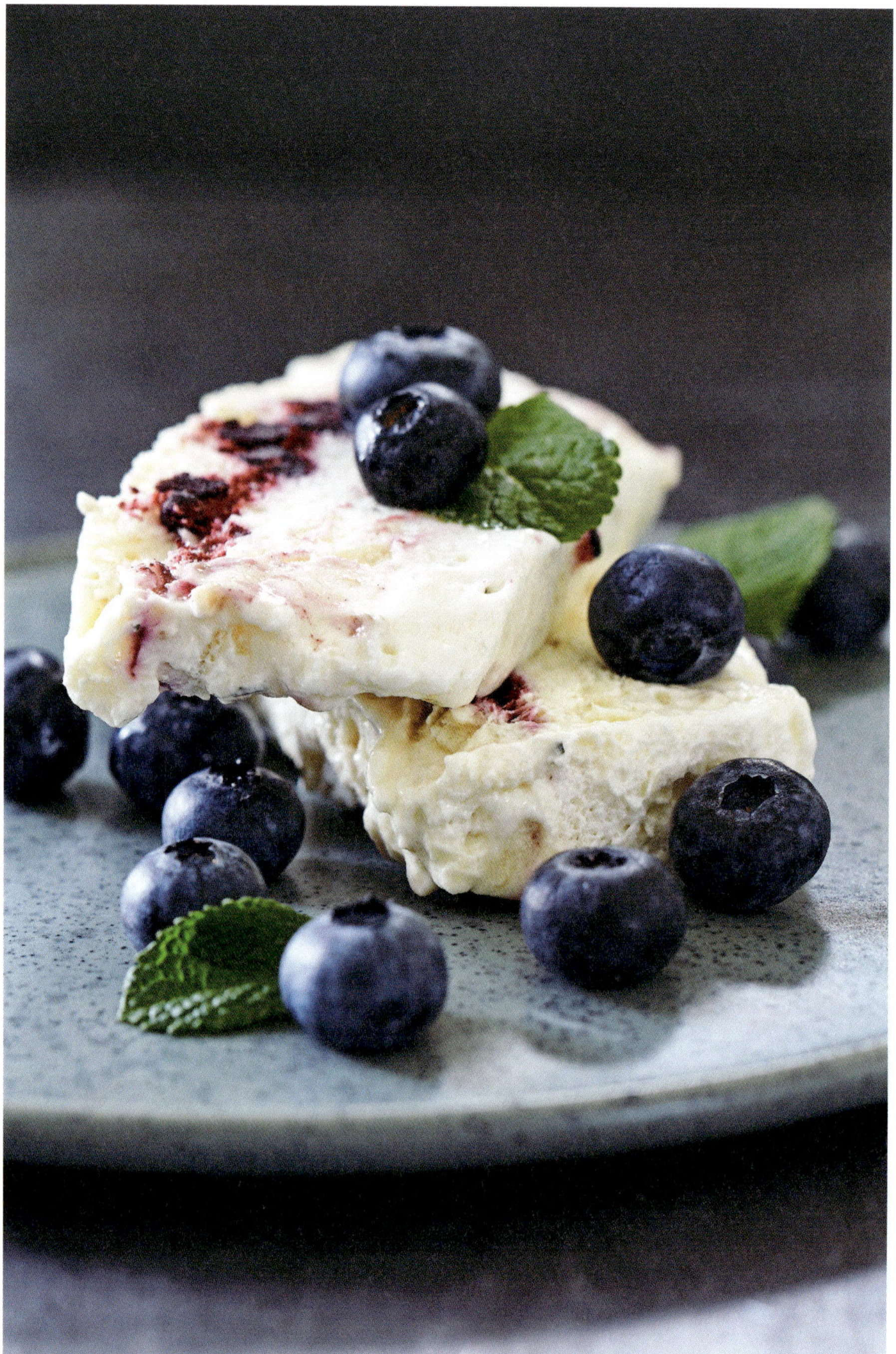

SEMIFREDDO
mit Heidelbeeren und Minze

Für 2 Personen

3 Eiweiß
75 g Honig
1–2 Tropfen Zitronensaft
1 Msp. Salz
400 g Skyr
1 große Banane, zerdrückt
2 Eigelb
5–6 frische Minzeblätter
100 g Heidelbeeren (evtl. TK)
Zusätzliche Heidelbeeren und Minze zum Garnieren

1. Eiweiß, Honig, Zitronensaft und Salz in einer hitzebeständigen Schüssel verrühren. Die Schüssel über einem Wasserbad langsam erhitzen, bis der Honig so eben geschmolzen ist. Dann sofort vom Topf nehmen. Die Eiweiß mit einem Handmixer 3–4 Minuten sehr steif schlagen.
2. Skyr, Banane, Eigelbe und fein gehackte Minze in einer separaten Schüssel verrühren, dann den Eischnee vorsichtig unterheben.
3. Eine Kastenform mit Backpapier auslegen und die Hälfte der Eismasse hineinfüllen. Die Heidelbeeren darauf verteilen und mit der restlichen Masse bedecken. Die Masse sollte etwa 1–1½ cm dick sein.
4. Die Form mit Frischhaltefolie abdecken und mindestens 4 Stunden einfrieren. 30 Minuten vor dem Servieren herausnehmen, damit es leicht antaut. Zum Servieren mit Heidelbeeren und Minze dekorieren.

Bonus-Info:

Semifreddo ist ein italienischer Eisklassiker, der ohne Eismaschine zubereitet wird. Übersetzt bedeutet Semifreddo »halb gefroren«.

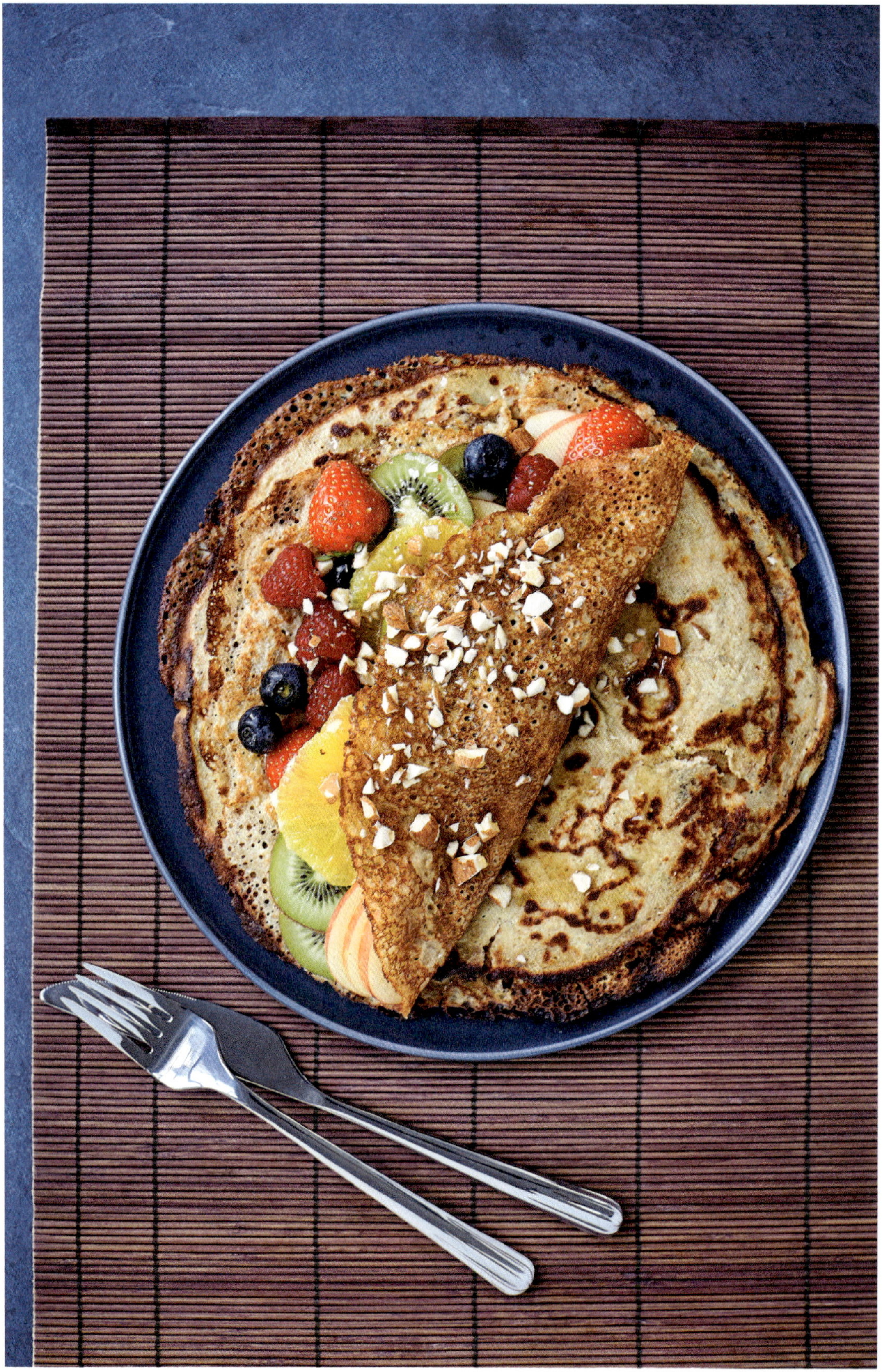

VOLLKORN-PFANNKUCHEN
mit frischen Früchten und Mandeln

Ergibt ca. 8 Stück

2 Eier
2 EL Skyr
300 ml fettarme Milch
100 g Weizenvollkornmehl
1 TL Ingwerpulver
2 TL gemahlener Kardamom
1 Msp. Salz
Etwas Rapsöl zum Braten
Frische Früchte nach Gusto
20 g Mandelkerne, gehackt
Etwas flüssiger Honig

1. Eier, Skyr und Milch mit einem Schneebesen verrühren. Nach und nach das Mehl unterrühren, am Schluss auch Ingwer, Kardamom und Salz unterrühren. Den Teig 30 Minuten im Kühlschrank ruhen lassen.
2. Etwas Rapsöl in einer Pfanne erhitzen und darin nacheinander dünne Pfannkuchen ausbacken. Mit verschiedenen Früchten und Beeren, Mandeln und ein paar Tropfen Honig servieren.

NUSSBRUCH
mit Leinsamen, Ingwer und Vanille

Ergibt ca. 8–10 Stücke

50 g Haselnusskerne
50 g Walnusskerne
50 g Mandelkerne
25 g Pistazienkerne
50 g Pekannusskerne
20 g Leinsamen
Frisch geriebener Ingwer (2 cm)
Mark von ½ Vanillestange
100 g flüssiger Honig

1. Den Backofen auf 175 °C (Heißluft) vorheizen. Alle Nüsse grob hacken und mit Leinsamen, Ingwer und Vanillemark mischen. Den Honig unterrühren.
2. Die Masse in eine mit Backpapier ausgelegte Springform geben und gut zusammenpressen (1½ cm dick). Etwa 20 Minuten backen, dann vollständig auskühlen lassen. Anschließend in Stücke schneiden oder brechen.

Tipp:

Den Nussbruch in einer dicht schließenden Keksdose lagern und nach und nach genießen. Er bleibt mindestens eine Woche lang schön knackig.

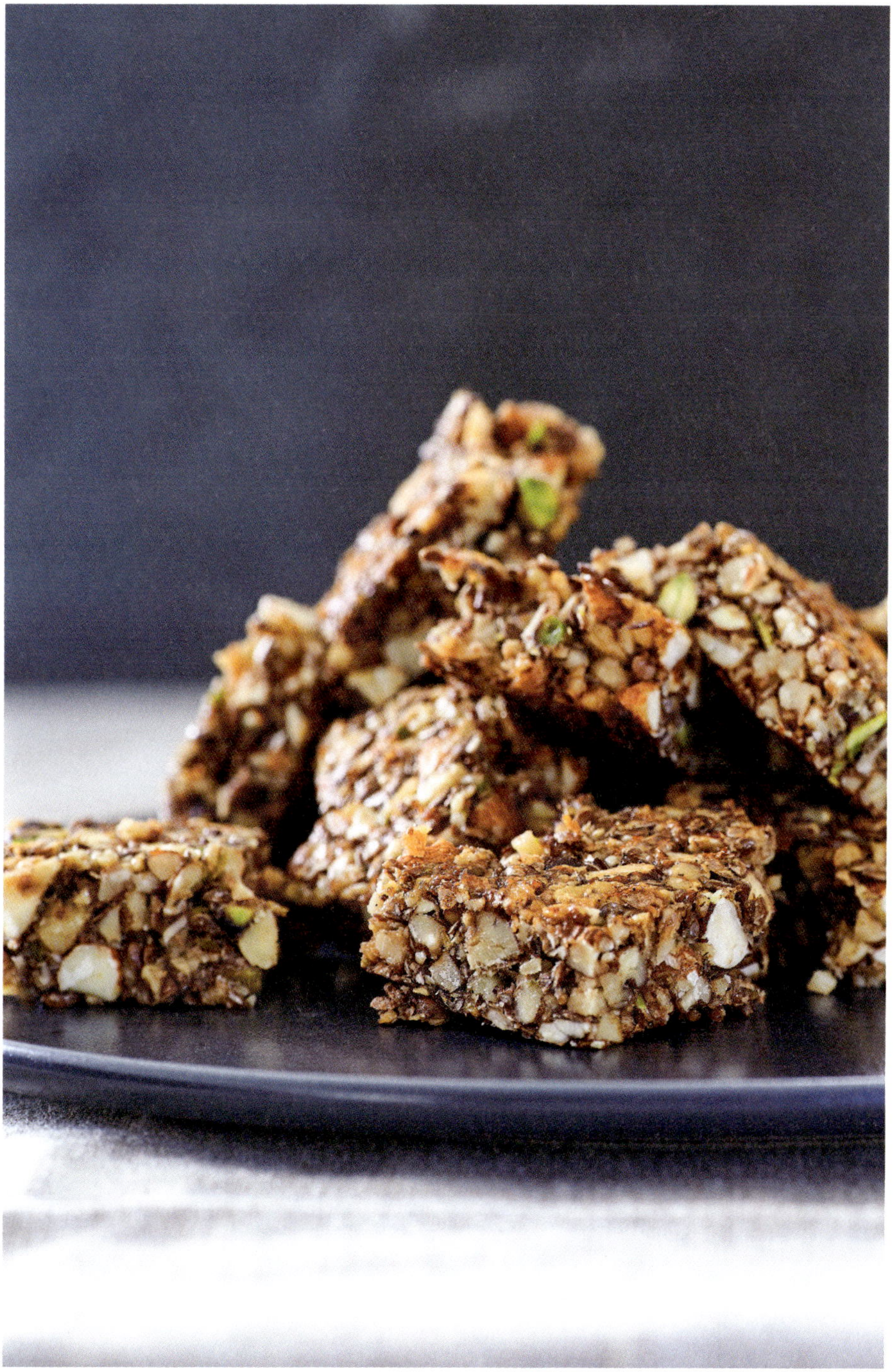

GEMÜSECHIPS

Ein Mix aus z. B. Aubergine, Süßkartoffel, Karotte, Zucchini und Grünkohl

Olivenöl

Knoblauch nach Geschmack, zerdrückt

Meersalz, möglichst Meersalzflocken

1. Den Backofen auf 200 °C (Heißluft) vorheizen.
2. Das Gemüse in hauchdünne Scheiben oder Streifen schneiden. Den Grünkohl in mundgerechte Stücke reißen. Etwas Olivenöl, Knoblauch und Salz nach Geschmack verrühren und das Gemüse darin wenden.
3. Das Gemüse auf einem mit Backpapier ausgelegten Backblech verteilen. Im Ofen backen und nach und nach die fertigen Stücke herausnehmen. Grünkohl ist schon nach 8–10 Minuten fertig, danach kommen Aubergine, Zucchini, Süßkartoffel und schließlich die Karotte.

Bonus-Info:

Zwischen gewöhnlichen Chips – nährstoffarmen Kartoffeln, die in ungesundem Fett bis zur Unkenntlichkeit frittiert werden – und diesen kleinen Gesundheitsbomben liegen Welten. Wer sie einmal probiert hat, wird Kartoffelchips fortan verschmähen.

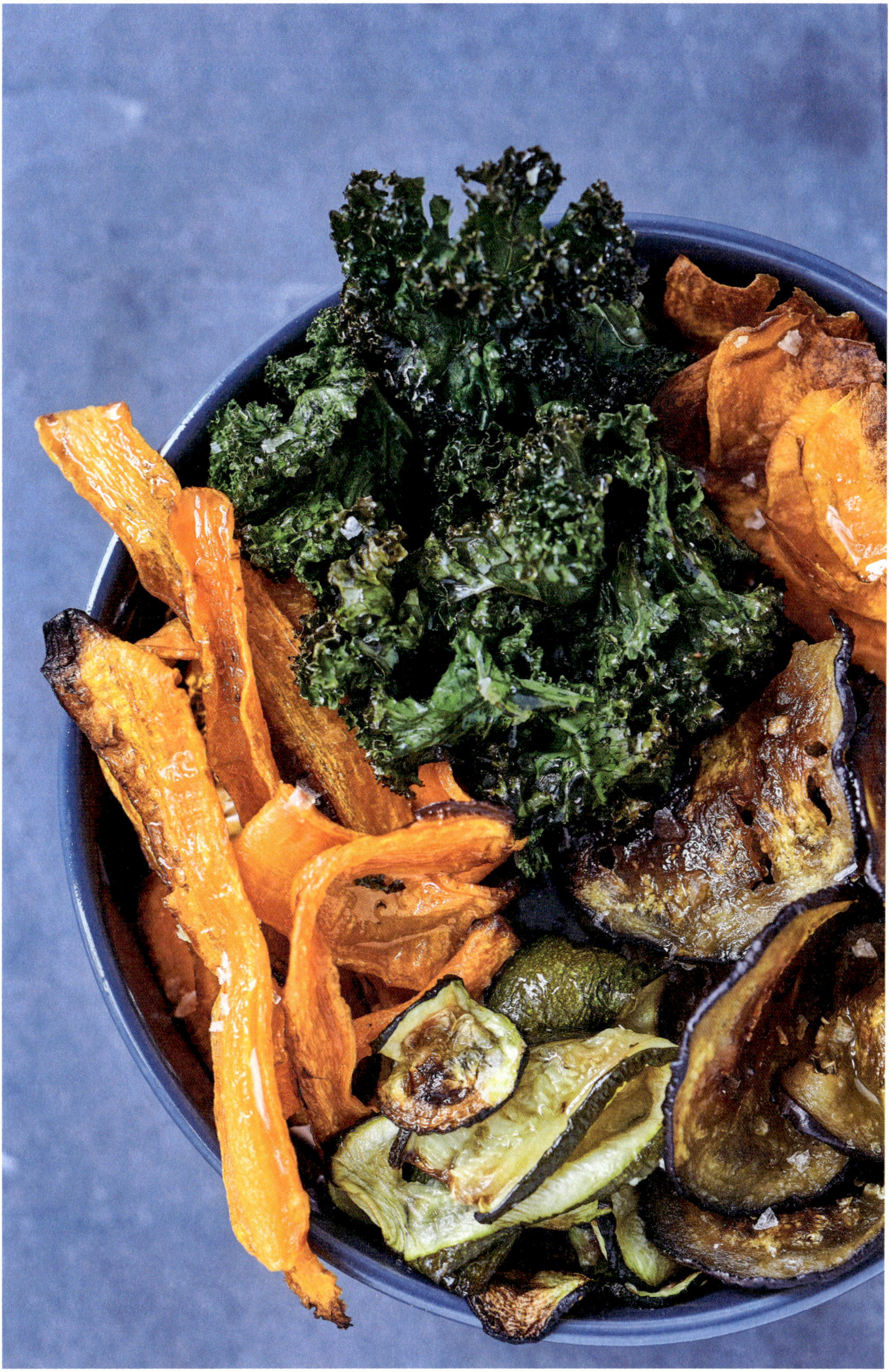

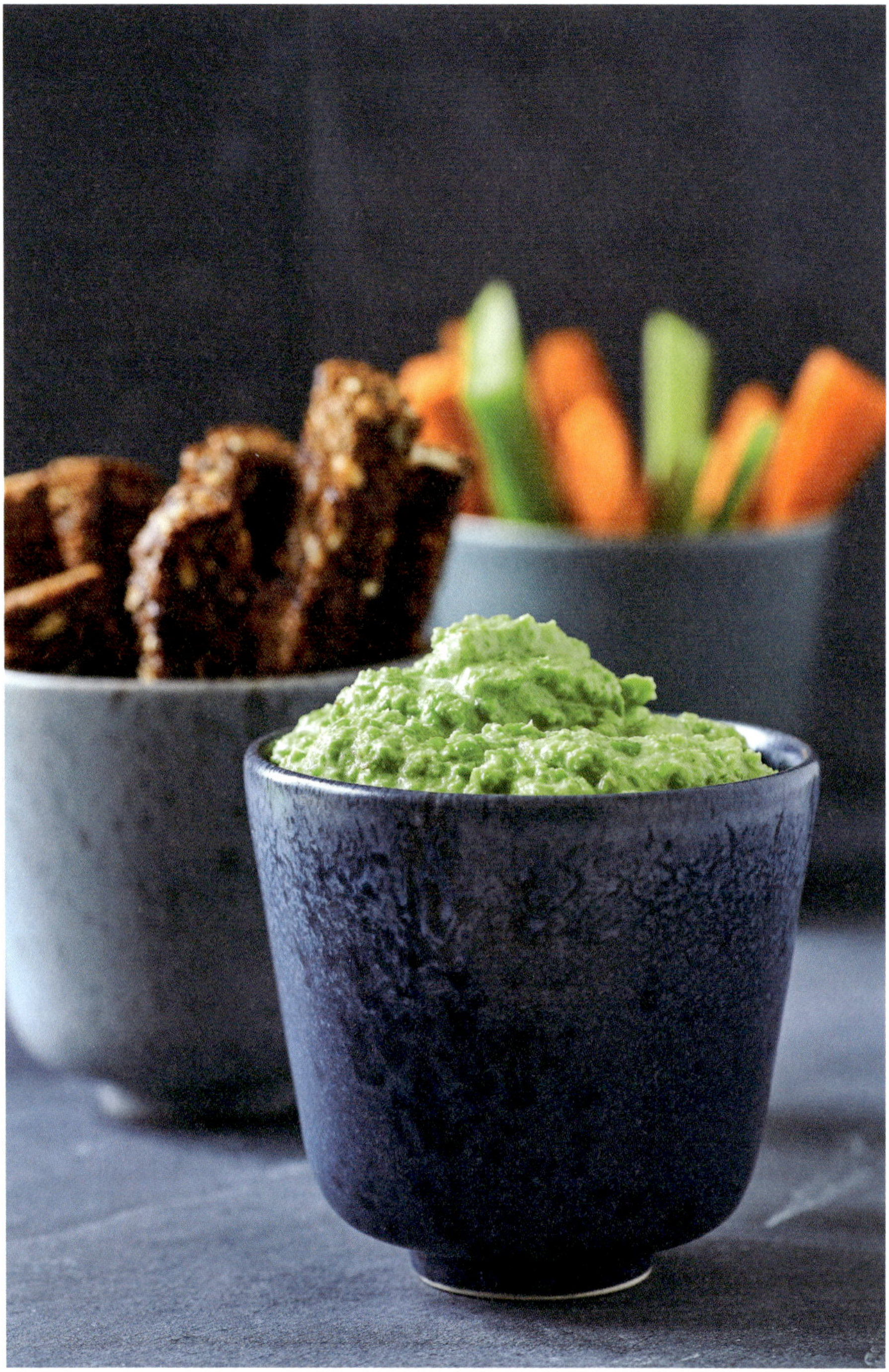

ERBSENDIP
mit Vollkornbrotsticks

Für 2 Personen

150 g frische Erbsen
1 Knoblauchzehe, fein gehackt
3 EL probiotischer Joghurt (1,5 %)
1 TL gemahlener Kreuzkümmel
2 daumendicke Scheiben Vollkornbrot
1 EL Olivenöl
1 Msp. Salz

1. Erbsen, Knoblauch, Joghurt und Kreuzkümmel pürieren oder zerstampfen.
2. Das Brot in dicke Streifen schneiden, mit Olivenöl bestreichen und leicht salzen. In einer trockenen Pfanne 1 Minute auf jeder Seite rösten oder grillen.

Leicht gemacht:

Zu diesem Dip passen auch Gemüsesticks ganz wunderbar. Schneiden Sie also am besten ein paar Karotten, Selleriestangen oder Gurken in Stäbe und servieren Sie sie dazu. Ihre Gäste werden sich freuen!

STICHWORTVERZEICHNIS

REZEPTVERZEICHNIS

Fisch und Meeresfrüchte

Fleisch und Geflügel

Gemüsegerichte

Breie

Salate

Suppen

QUELLEN UND ANMERKUNGEN

1 https://www.dge.de/fileadmin/public/doc/pm/2016/DGE-Pressemeldung-aktuell-09-2016-Fisch.pdf

2 https://www.dge.de/presse/pm/bunte-pillen-fuers-gute-gewissen-was-bringen-nahrungsergaenzungsmittel/
[...] bringt Prof. Dr. Helmut Heseker, Präsident der DGE, es auf den Punkt: »Wir nehmen Nahrungsergänzungsmittel meist zur Gewissensberuhigung. Aber Ernährungsfehler lassen sich nicht durch Pillen ausgleichen. Und damit nicht genug: Dem fehlenden Nutzen der Einnahme von Vitaminpräparaten steht sogar das Gesundheitsrisiko durch zu hohe Zufuhrmengen gegenüber, insbesondere dann, wenn hoch dosierte Präparate über eine längere Zeit eingenommen und zusätzlich angereicherte Lebensmittel verzehrt werden.«

3 https://www.laves.niedersachsen.de/startseite/lebensmittel/lebensmittelgruppen/fisch_fischerzeugnisse/arzneimittelrueckstaende-und-schwermetalle-in-fisch-73500.html

4 https://www.laves.niedersachsen.de/startseite/lebensmittel/lebensmittelgruppen/fisch_fischerzeugnisse/arzneimittelrueckstaende-und-schwermetalle-in-fisch-73500.html

5 Ihren persönlichen Body-Mass-Index (BMI) können Sie mit der folgenden Formel errechnen: Körpergewicht in Kilogramm geteilt durch das Quadrat der Körpergröße in Metern.

6 Weitere Informationen finden Sie unter: https://www.rheuma-liga.de/funktionstraining/

ÜBER DIE AUTOREN

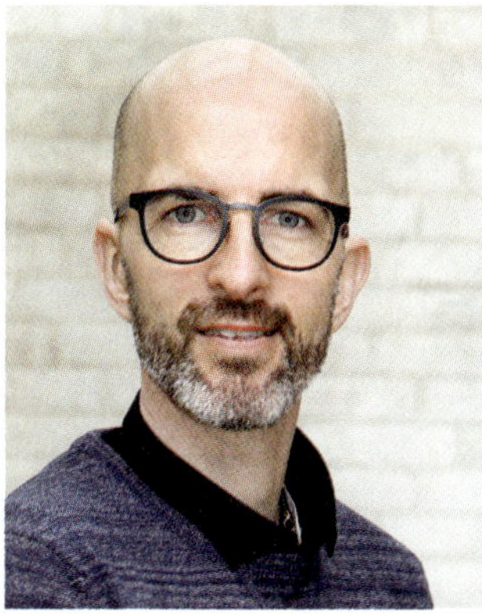

MARTIN KREUTZER

Ernährungs- und Trainingsexperte. Autor zahlreicher Bestseller zum Thema Ernährung und Lebensstil, hierunter *Die Anti-Entzündungs-Diät* und *Das Anti-Entzündungs-Kochbuch*. Nach einer zehnjährigen Tätigkeit in der naturwissenschaftlichen Forschung machte sich Kreutzer als Gesundheitsberater selbstständig und hat im Lauf der Jahre schon Tausenden von Klienten zu einem besseren Leben verholfen. Darüber hinaus ist er als Autor für die Gesundheitsmagazine *I FORM* und *Aktiv Træning* tätig, unterrichtet Krankenschwestern und -pfleger im Bereich Lebensstilkrankheiten und hält landesweit Vorträge und Workshops (u. a. über Rheumalinderung).

Foto: Tina Brok Hansen

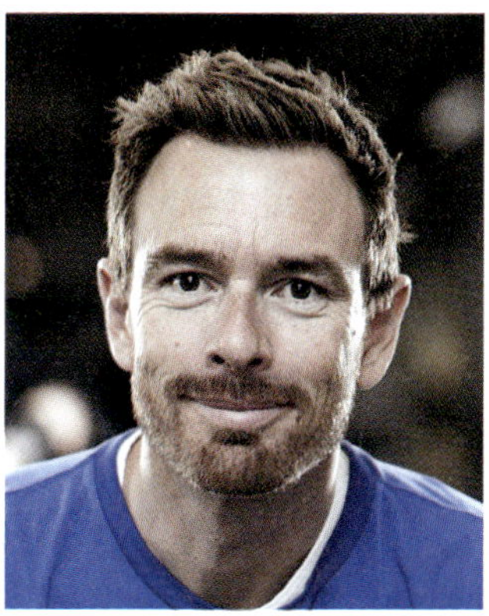

SIMON WEISDORF

Nach langjähriger Tätigkeit als Grafik- und Redaktionsleiter bei den Gesundheitsmagazinen *Aktiv Træning* und *I FORM* machte Weisdorf seine Liebe zu gesundem Essen zum Beruf und schuf in Dänemark mit seiner Website und Facebookseite *cookingclub.dk* innerhalb kürzester Zeit eine beliebte Quelle für gesunde Koch- und Backrezepte. Sein Motto lautet: Essen soll nicht nur gesund, sondern auch lecker sein, und Lebensstiländerungen müssen nicht gleichbedeutend mit Verzicht und Einschränkungen sein.

Foto: Jakob Helbig

Bibliografische Information der Deutschen Nationalbibliothek
Die Deutsche Nationalbibliothek verzeichnet diese Publikation in der Deutschen Nationalbibliografie. Detaillierte bibliografische Daten sind im Internet über https://dnb.de abrufbar.

Für Fragen und Anregungen
info@m-vg.de

Wichtige Hinweise
Dieses Buch ist für Lernzwecke gedacht. Es stellt keinen Ersatz für eine individuelle medizinische Beratung dar und sollte auch nicht als solcher benutzt werden. Wenn Sie medizinischen Rat einholen wollen, konsultieren Sie bitte einen qualifizierten Arzt. Der Verlag und der Autor haften für keine nachteiligen Auswirkungen, die in einem direkten oder indirekten Zusammenhang mit den Informationen stehen, die in diesem Buch enthalten sind. Ausschließlich zum Zweck der besseren Lesbarkeit wurde auf eine genderspezifische Schreibweise sowie eine Mehrfachbezeichnung verzichtet. Alle personenbezogenen Bezeichnungen sind somit geschlechtsneutral zu verstehen.

3. Auflage 2025

Türkenstraße 89
80799 München
Tel.: 089 651285-0

Übersetzung: Melanie Schirdewahn
Redaktion: Silke Panten
Umschlaggestaltung: Manuela Amode
Umschlagabbildung: Andreas Mikkel Hansen
Satz: Melanie Kitt/Satzwerk Huber, Germering
Druck: Florjancic Tisk d.o.o., Slowenien
Printed in the EU

ISBN Print 978-3-7423-2034-6
ISBN E-Book (PDF) 978-3-7453-1786-2
ISBN E-Book (EPUB, Mobi) 978-3-7453-1787-9